肺部 CT 精解

Radiology Illustrated: Chest Radiology

肺部 CT 精解

Radiology Illustrated:
Chest Radiology

原　著　Kyung Soo Lee
　　　　Joungho Han
　　　　Man Pyo Chung
　　　　Yeon Joo Jeong
主　审　许乙凯　王贵生
主　译　吴元魁　蔡开灿

北京大学医学出版社

FEIBU CT JINGJIE

图书在版编目（CIP）数据

肺部CT精解/（韩）李京洙等原著；吴元魁，
蔡开灿主译．—北京：北京大学医学出版社，2020.10
书名原文：Radiology Illstrated：Chest
Radiology
ISBN 978-7-5659-1578-9

Ⅰ．①肺…　Ⅱ．①李…②吴…③蔡…　Ⅲ．①肺疾病
—计算机X线扫描体层摄影—诊断学　Ⅳ．①R816.41

中国版本图书馆CIP数据核字（2019）第036230号

北京市版权局著作权合同登记号：图字：01-2017-1909

Translation from the English language edition：
Radiology Illustrated：Chest Radiology
by Kyung Soo Lee，Joungho Han，Man Pyo Chung and Yeon Joo Jeong
Copyright © Springer-Verlag Berlin Heidelberg 2014
This work is published by Springer Nature
The registered company is Springer-Verlag GmbH
All Rights Reserved

肺部CT精解

主　　译：吴元魁　蔡开灿
出版发行：北京大学医学出版社
地　　址：（100083）北京市海淀区学院路38号　北京大学医学部院内
电　　话：发行部 010-82802230；图书邮购 010-82802495
网　　址：http://www.pumpress.com.cn
E - mail：booksale@bjmu.edu.cn
印　　刷：北京强华印刷厂
经　　销：新华书店
责任编辑：高　瑾　武翔靓　　责任校对：靳新强　　责任印制：李　啸
开　　本：889 mm×1194 mm　1/16　　印张：18　　字数：550千字
版　　次：2020年10月第1版　2020年10月第1次印刷
书　　号：ISBN 978-7-5659-1578-9
定　　价：180.00元
版权所有，违者必究
（凡属质量问题请与本社发行部联系退换）

译者名单

主　　审　许乙凯　王贵生

主　　译　吴元魁　蔡开灿

副 主 译　李晓丹　熊　刚　王昊飞　饶旭光　肖　翔

参译人员　（按姓氏笔画排序）

刁定伟（南方医科大学南方医院）

马立超（南方医科大学南方医院）

王昊飞（南方医科大学南方医院）

王贵生（中国人民解放军总医院第三医学中心）

方挺松（广州中医药大学附属佛山市中医院）

卢晓丹（南方医科大学南方医院）

卢　笛（南方医科大学南方医院）

史晓瞬（南方医科大学南方医院）

冯思阳（南方医科大学南方医院）

冯　婕（南方医科大学南方医院）

任鹏飞（南方医科大学南方医院）

刘昭国（南方医科大学南方医院）

刘　香（南方医科大学南方医院）

刘曦光（南方医科大学南方医院）

许乙凯（南方医科大学南方医院）

麦世杰（南方医科大学南方医院）

严承功（南方医科大学南方医院）

李少彬（南方医科大学南方医院）

李志嘉（南方医科大学皮肤病医院）

李晓丹（南方医科大学南方医院）

李维粤（广东省深圳市人民医院）

肖　翔（南方医科大学南方医院）

吴元魁（南方医科大学南方医院）

吴　华（南方医科大学南方医院）

张　静（南方医科大学南方医院）

张嘉君（中国医学科学院肿瘤医院深圳医院）

陈晓霞（中国人民解放军总医院第三医学中心）

陈婉琪（广东省揭阳市人民医院）

陈瑞莹（南方医科大学南方医院）

陈燕萍（南方医科大学南方医院）

陈　翌（南方医科大学南方医院）

周　芳（南方医科大学南方医院）

赵茜茜（南方医科大学南方医院）

郝　鹏（南方医科大学南方医院）

胡仰玲（南方医科大学南方医院）

思治广（云南省德宏州人民医院）

饶旭光（广州医科大学附属肿瘤医院）

郭柳姬（南方医科大学南方医院）

黄志勇（南方医科大学南方医院）

黄莲花（南方医科大学南方医院）

董晓颖（南方医科大学南方医院）

韩文娟（中国人民解放军总医院第三医学中心）

蔡开灿（南方医科大学南方医院）

蔡瑞君（南方医科大学南方医院）

廖书坤（赣南医学院第一附属医院）

谭相良（南方医科大学南方医院）

熊　刚（南方医科大学南方医院）

熊　伟（南方医科大学南方医院）

译者前言

　　国内外关于肺部 CT 诊断的各种图书已经很丰富了，其中不乏特色鲜明、高水平的学术专著。一个偶然的机会，我们读到了由韩国学者编写的 *Radiology Illustrated*：*Chest Radiology*，其独特的思路和精美的图片让人相见恨晚。爱不释手之余，我们觉得有义务把它分享给国内的诸位读者。

　　本书以常见肺部病变的 CT 征象为切入点，从病例入手，涵盖了肺部常见病的组织病理学、临床表现、CT 表现、CT-病理对照及预后，并对每类 CT 征象进行了鉴别诊断总结。

　　全书彩色印刷，图片质量非常精良。虽然本书的成本高，但在一个"呼唤精益求精的匠人精神"年代，精品应是我们的追求。

　　本书的翻译工作开始于 2015 年 3 月，美国 Johns Hopkins 大学的图书馆。我们用了两年多的时间对原著进行精读、翻译和多次校对之后才交付出版社。北京大学医学出版社是国内众多出版社中的佼佼者，拥有一支眼界卓尔不群、朝气蓬勃、兢兢业业、恪守专业精神的工作团队。本书由他们来出版，不仅仅是译者的幸运，也是原著及其作者和广大读者的幸运。

　　辛苦了这么久，出版之际，心中难免有些感慨。在"科研才是王道"的当下，耗费这么长的时间、精力和物力来翻译一本书似乎是一件不识时务的事情，但作为临床医学工作者，我们不忘初心。世间之事，正因为艰难，才要坚持，或许也更有意义。三月的羊城春寒料峭，校园里的木棉花正在悄悄地绽放……

译者
2017 年于广州

原著前言

多排螺旋 CT 扫描在肺部检查中的应用变得越来越普及。在不久的将来，CT 扫描有望取代肺部 X 线检查，特别是在门诊，甚至可能成为常规的入院检查项目。

在 MEDLINE 数据库或其他搜索引擎，只要输入几个正确的关于肺部疾病的《医学主题词表》(MeSH) 关键词就可以搜到一些疾病信息，从中选择与患者症状和体征最相符的疾病，把它作为正确的诊断。同理，笔者希望出版这样一本书，当读者使用正确的描述肺部病变的 CT 影像特征的 MeSH 词或关键词时，即可获得正确诊断。当遇到相似的 CT 特征或分布特点时，读者可能需要列举很多的鉴别诊断。为此，本书提供了基于肺部病变的 CT 特征及分布特点的诊断策略及最为相关的疾病。但由于不能把所有疾病都列为鉴别诊断，我们只能把具有相似 CT 特征和分布特点的常见疾病尽量囊括进来。因此，熟悉描述肺部病变术语的正确分类法，是有效阅读本书、更有收获并对所见病变做出正确诊断的前提条件。

在内容编排上，本书先是罗列呈现某一 CT 特征或分布特点的各种疾病，然后阐述基于临床和影像特征的鉴别诊断要点，并用表格的形式来呈现各种疾病的 CT 经典表现。对于每一种疾病，简要描述其组织病理学、临床症状和体征、CT-病理对照及预后。因此，本书可用作放射诊断专业住院医师、胸部影像的专科医生、胸科医师和全科医师学习肺部疾病影像诊断的指导用书。而且，由于很多病例都配有相应的病理图片及解释，肺部的病理诊断医师也有可能喜欢本书。若能把本书常带在手边，将书中的案例与我们工作中所遇见的病例相互对照，将有助于缩小鉴别诊断的范围。

身处于移动网络和智能手机的时代，人们在期待这样一种可自动诊断的应用 App 软件——只要医生从患者影像资料中挑选一张典型图像，用手机拍摄，然后就能在手机 App 里检索到参考答案，从而明确或印证肺部病变的影像学诊断。我们认为，通过不停地扩大影像数据库，并采用病变的 CT 特征检索策略，有望实现这种愿景。我们希望，在不久的将来本书会成为这种 App 的基石。

最后，我们要感谢 Young Joo Moon 女士在编辑方面的热情帮助，还要感谢 Springer 公司的 Ute Heilmann 博士和 Lauren Kim 女士鼓励我们来编撰这本宝贵的图书。

Kyung Soo Lee
Joungho Han
Man Pyo Chung
Yeon Joo Jeong
韩国首尔，釜山
2013 年 8 月

肺部影像的构成

挂线表"局限性受累"和"弥漫性受累"见下页。

局限性受累

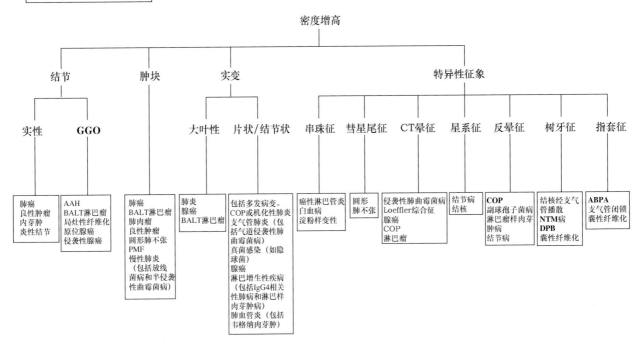

缩写：GGO，磨玻璃密度影；AAH，不典型腺瘤样增生；BALT，支气管相关淋巴组织；PMF，进行性块状纤维化；COP，隐源性机化性肺炎；ABPA，变应性支气管肺曲霉菌病；NTM，非结核分枝杆菌；DPB，弥漫性泛细支气管炎

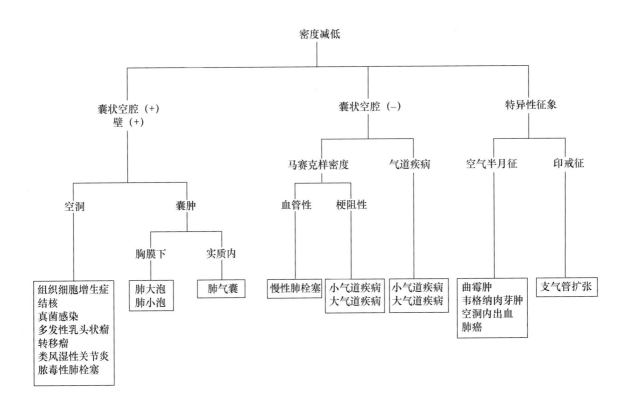

弥漫性受累

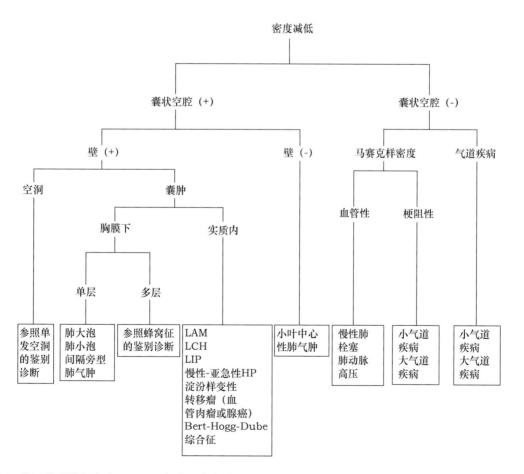

密度增高
- 网格影
  - 小叶间隔增厚
    - 光滑型：水肿 出血 肺炎
    - 结节型：癌性淋巴管炎 结节病 硅肺病 淀粉样变性
  - 蜂窝征
    - 肺底胸膜下：UIP NSIP 石棉肺
    - 上肺：结节病 慢性HP 家族性肺纤维化
- 结节/多发肿块
  - 小结节
    - 小叶中央型：感染经支气管播散 DPB BO 肺血管炎 亚急性HP
    - 淋巴管周围型：结节病 硅肺病 癌性淋巴管炎
    - 随机型（粟粒）：血行性转移 真菌感染 粟粒性肺结核
  - 多发结节/肿块：血行性转移 淀粉样变 真菌感染 淋巴增生性疾病 结节病 肺血管炎 脓毒性肺栓塞 郎格汉斯组织细胞增生症
- GGO
  - 伴网格
    - 伴纤维化铺路石：UIP NSIP
    - PAP AIP 出血 HP 肺炎 COP水肿
  - 不伴网格
    - 外周片状：富细胞性NSIP DIP COP 嗜酸性细胞肺炎
    - 结节：亚急性HP CMV 出血 肺血管炎
    - 弥漫性：急性HP PCP CMV 水肿 出血 AIP
- 实变
  - 弥漫性：肺炎 AIP ARDS 水肿 出血
  - 胸膜下：CEP COP 间质性肺炎

缩写：UIP，普通型间质性肺炎；NSIP，非特异性间质性肺炎；DPB，弥漫性泛细支气管炎；BO，闭塞性细支气管炎；HP，慢性过敏性肺炎；PAP，肺泡蛋白沉着症；AIP，急性间质性肺炎；PCP，卡氏肺囊虫肺炎；CMV，巨细胞病毒；ARDS，急性呼吸窘迫综合征；CEP，慢性嗜酸细胞性肺炎；DIP，脱屑性间质性肺炎；COP，隐源性机化性肺炎

密度减低
- 囊状空腔（+）
  - 壁（+）
    - 空洞：参照单发空洞的鉴别诊断
    - 囊肿
      - 胸膜下
        - 单层：肺大泡 肺小泡 间隔旁型肺气肿
        - 多层：参照蜂窝征的鉴别诊断
      - 实质内：LAM LCH LIP 慢性-亚急性HP 淀汾样变性 转移瘤（血管肉瘤或腺癌）Bert-Hogg-Dube综合征
  - 壁（-）：小叶中心性肺气肿
- 囊状空腔（-）
  - 马赛克样密度
    - 血管性：慢性肺栓塞 肺动脉高压
    - 梗阻性：小气道疾病 大气道疾病
  - 气道疾病：小气道疾病 大气道疾病

缩写：LAM，淋巴管平滑肌瘤病；LCH，朗格汉斯细胞组织细胞增生症；LIP，淋巴细胞间质性肺炎；HP，慢性过敏性肺炎

目　　录

第一篇　局灶性肺疾病

第二篇　弥漫性肺疾病

第三篇　疾病模式、分布和放射学征象在肺部疾病鉴别诊断中的应用

第一篇
局灶性肺疾病

结 节
Nodule

1

孤立性肺结节（solitary pulmonary nodule，SPN），实性

定义

肺内局灶性圆形或卵圆形、直径≤3 cm 的密度增高影称为孤立性肺结节（SPN）[1]（图 1.1），且肺内不伴有肺炎、肺不张或淋巴结病。

当结节直径＜10 mm 时，为小结节（图 1.2）；

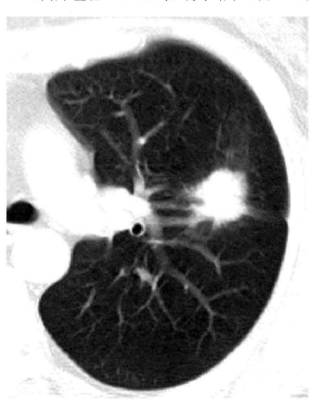

图 1.1 女，52 岁。薄层 CT（层厚＝2.5 mm）显示左肺上叶（气管水平）一直径为 22 mm 的结节，可见分叶和毛刺。病理证实为腺泡样及乳头状生长为主的肺腺癌

直径＜3 mm 时，为微结节[2]。

常见疾病

恶性肿瘤是孤立性肺结节最常见的病因，包括肺癌（图 1.3）、类癌（图 1.4）、支气管相关淋巴组织（BALT）淋巴瘤（图 1.5）和孤立的肺转移瘤。良性肿瘤也可表现为 SPN，如肉芽肿（图 1.6）、错构瘤（图 1.7）、硬化性血管瘤（图 1.8）、炎性肌纤维母细胞瘤（IMT，炎性假瘤）（图 1.9）、类风湿性结节（图 1.2）、寄生虫感染（卫氏并殖吸虫）和抗中性粒细胞胞质抗体（ANCA）相关肉芽肿性血管炎（曾名为韦格纳肉芽肿）的结节（图 1.10，表 1.1）。

分布

恶性肿瘤在肺上叶和肺中叶的似然比为 1.22，而在肺下叶为 0.66[3]。

临床意义

提示恶性结节的放射学和临床表现包括（按可能性从大到小排列）：直径大于 16 mm 的厚壁空洞、计算机断层显像（CT）上不规则或分叶状轮廓、咯血、有恶性肿瘤病史、年龄在 70 岁以上、结节直径为 21～30 mm、结节生长速度为 7～464 天、X 线平片上不明确的结节、正在吸烟的患者以及 CT 示其伴有模糊不定型钙化[3]。

> **鉴别诊断要点**
> 1. 小结节的生长速度用一系列的容积参数去评估，而不是测量直径。目前已研发出用于临床的计算机辅助 3D 定量测量方法[4-6]。
> 2. 多参数分析发现，边缘分叶或毛刺和缺乏卫星病灶均与恶性结节存在很高的相关性[7]。

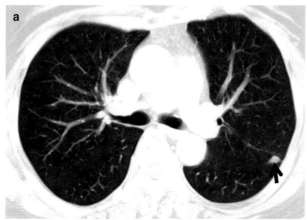

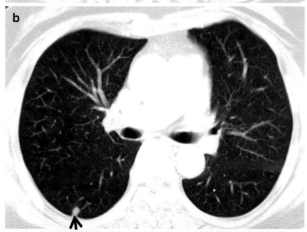

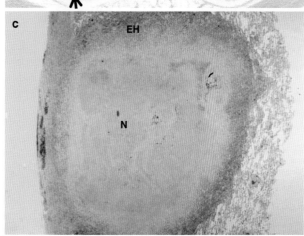

图 1.2 类风湿结节。女，70 岁，类风湿关节炎患者。CT 扫描（层厚＝5.0 mm）显示左肺上叶（**a**，主支气管水平）和右肺下叶（**b**，气管分叉水平）各有一毫米级结节（箭头所示）。右下肺病灶活检标本于低倍光镜图（×2）（**c**）显示中央坏死区（N）由一圈上皮样组织细胞（EH）和纤维组织包裹

3. 结节内部如出现弥漫、层状型、中央结节状和爆米花样钙化提示良性。相反，偏心性、细点样钙化见于恶性结节[1]。

4. 30%～50%的肺错构瘤可见脂肪或钙化[8]。

5. 基于动态增强 CT（＞25 HU）的强化曲线分析联合形态学特征，如分叶或毛刺、缺乏卫星灶，是对 SPN 进行定性诊断最有效的方法[9]。

6. 氟［18F］脱氧葡萄糖（18FDG）正电子发射计算机断层显像（PET-CT）能同时提供形态学和代谢信息，比单独使用 CT 或 PET 具有更高的特异性。在定性诊断上，PET 和 PET-CT 均比 CT 具有更高的诊断可信度。但由于成本昂贵和高辐射剂量，所以当动态增强 CT 和形态学分析的定性诊断相互不一致时，再选择性使用 PET 或 PET-CT[1]。

7. 对于直径小于 10 mm 的小结节来说，容积参数评估法最为可靠[1]。

肺癌（实性腺癌）

病理学

在很多国家，腺癌是肺癌最常见的组织学类型。腺癌是一种具有腺样分化或多种产物的恶性上皮肿瘤，可分为伏壁型、腺泡状、乳头状、实性和微乳头型或兼有上述诸多形式的混合型[11]（图 1.1 和图 1.3）。

症状与体征

肺癌患者仅表现为 SPN 时，通常没有临床症状，体格检查结果没有特异性。在大多数情况下，SPN 是在常规胸部影像检查时发现的。

CT 表现

实性腺癌的特征性 CT 表现是具有毛刺或分叶边缘的孤立性结节或肿块。在多参数分析时，分叶或毛刺边缘以及缺乏卫星灶的表现，均与恶性结节具有高关联性[7]。增强扫描时结节出现强化。动态 CT 上大于 25 HU 的强化幅度加上恶性形态学特征，似乎是定性恶性结节最有效的方法[9]。

CT-病理对照

引起毛刺征的组织病理学改变有很多种，包括：线状纤维组织从肿瘤边缘向肺内延伸；肿瘤直接浸润邻近肺组织；肿瘤进展引起细支气管梗阻，导致

小灶性肺泡塌陷；肿瘤细胞向淋巴管和间质扩散，包括邻近血管、支气管或小叶间隔[12]。结节的强化被认为是存在肿瘤间质血管[13]。

预后

在实性或部分实性的孤立性腺癌，预后取决于

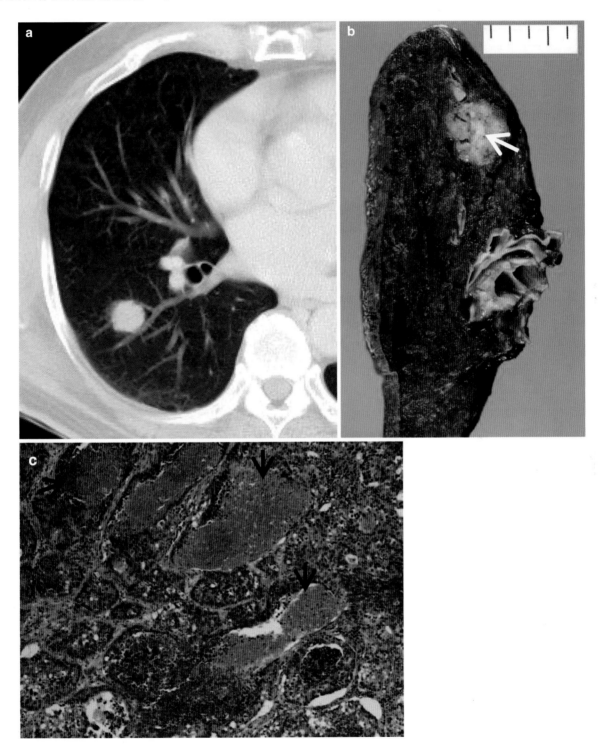

图 1.3　高级别肺腺癌，表现与转移瘤相近。男，65 岁，结肠癌患者。CT 扫描（**a**，层厚＝5.0 mm）在胸部基底部水平显示右肺下叶背段一直径为 21 mm 的结节，大体病理标本（**b**）见一圆形的灰黄色结节，中央可见黄色坏死区（箭头所示），高倍光镜下（**c**，×200）示其为高级别的肠型肺腺癌，可见腺样结构和多发的脏坏死（dirty necrosis）（箭头所示），形似转移性结肠腺癌

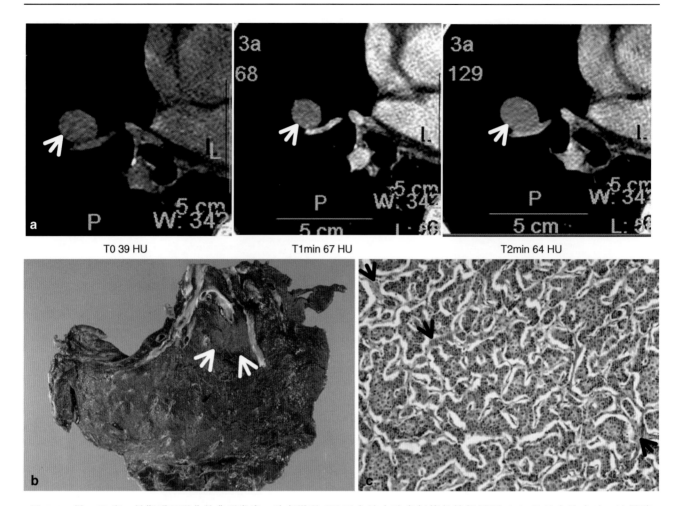

T0 39 HU　　　　　　　　　T1min 67 HU　　　　　　　　T2min 64 HU

图 1.4　男，58 岁，早期明显强化的典型类癌。动态增强 CT 于右肺中叶支气管起始部层面（**a**）显示右肺中叶一边界清楚、直径为 18 mm 大小的结节（箭头所示），明显强化（平扫、增强后 1 min、增强后 2 min 其密度分别为 39 HU、67 HU 和 64 HU）；右肺中叶大体病理标本（**b**）示靠近段支气管的一边界清晰的结节（箭头所示）；高倍光镜（**c**，×100）显示巢状排列的肿瘤细胞，以及大量薄壁的血管间质间隔（箭头所示）

淋巴结及远处的转移情况。实性肿瘤呈现更为恶性的临床表现，预后比部分实性的肿瘤要差[14]。

类癌或不典型类癌

病理学

　　类癌是一种生长缓慢的神经内分泌肿瘤，肿瘤细胞排列颇具特征性（器官样结构、小梁状排列、岛状、栅栏样或缎带样、菊花样排列）。根据有丝分裂计数或有无坏死，分为典型类癌和不典型类癌。类癌是一个独立的病种，与肺部的其他神经内分泌肿瘤（如大细胞神经内分泌癌或小细胞癌）不同[15]（图 1.4）。

症状与体征

　　典型的类癌可出现激素相关的临床症候群。不到 5% 的患者出现类癌综合征（皮肤潮红、支气管痉挛、腹泻）。还可并发库欣（Cushing）综合征。不典型类癌则不同，约 1/2 的患者可伴有淋巴结及远处转移。

CT 表现

　　类癌的最常见影像表现是肺结节或肿块。表现为 SPN 的周围型类癌的 CT 特征包括：高密度的分叶状结节、增强扫描时明显强化；出现钙化（30%）（图 1.4）；薄层扫描可显示亚段支气管受累、结节伴远端肺气肿、支气管扩张或肺不张[16]。典型的类癌常小于不典型类癌，其平均直径分别为 2 cm 和 4 cm[17]。不典型类癌较少出现远端肺组织的继发性改变（如远端肺气肿）。

CT-病理对照

类癌的肿瘤细胞呈小巢状或小梁状排列，并由明显的血管间质分隔开（图 1.4）。正是由于存在血管间质，大多数的类癌在增强扫描时出现明显的强化[18]。气道的部分或完全梗阻可引起肺段或肺叶的不张、阻塞性肺炎及肺段灌注减少。

预后

由于典型类癌生长非常缓慢，完全切除后长期预后很好。然而，尽管进展缓慢，所有类癌都是恶性肿瘤。淋巴结转移可明显改变生存率[19]。不典型类癌患者的 5 年期生存率只有 57%。

支气管相关淋巴组织（BALT）淋巴瘤

病理学

肺边缘区的支气管相关淋巴组织的 B 细胞淋巴瘤是一种结外淋巴瘤，被认为其来源是继发于炎症或自身免疫性疾病的获得性黏膜相关淋巴组织。肿瘤细胞浸润支气管上皮，形成淋巴上皮样病变[20]（图 1.5）。

症状与体征

SPN 形式的 BALT 淋巴瘤极少引起肺部症状。患者可有消瘦和盗汗的症状，也可以出现干燥综合征、系统性红斑狼疮及类风湿关节炎等结缔组织疾病的肺外症状与体征。

CT 表现

BALT 淋巴瘤的典型 CT 表现包括孤立（图 1.5）或多发的结节或肿块及区域性实变（伴空气支气管征）[20-21]。磨玻璃密度影（ground-glass opacity，GGO）、小叶间隔增厚、小叶中心性结节及支气管壁增厚、胸腔积液等比较少见。

CT-病理对照

BALT 淋巴瘤的 CT 征象：孤立、多发结节或肿块和区域性实变，与间质内肿瘤细胞浸润引起肺泡腔及过渡气道闭塞相关[22]（图 1.5）。因为支气管和支气管黏膜通常不受累，空气支气管征常见。CT 上所见的小叶间隔增厚、小叶中心性结节和支气管壁增厚则与肿瘤细胞在淋巴管周围间质的浸润有关。

CT 表现

结核球表现为圆形或卵圆形、边界锐利，直径 $0.5 \sim 4.0$ cm[10,25]。然而，与血管、小叶间隔或结节邻近实质相连的纤维可使结节呈分叶状。20%～30% 的病灶内部可见钙化，多达 80% 的结核球周围可见卫星结节[26]。增强扫描时，通常不强化或轻微强化，有时呈环状强化[27]（图 1.6）。

预后

BALT 淋巴瘤表现为惰性的临床过程，5 年和 10 年的总体生存率分别为 90% 和 72%[23]。年龄和身体状况是影响预后的因素。

结核瘤

病理学

结核瘤是一种肺实质结节状的组织学反应，主要包括肉芽肿、坏死，并常见空洞。肉芽肿内可见栅栏样组织细胞、大量上皮细胞或朗格汉斯细胞。这些坏死性肉芽肿可机化并钙化[24]（图 1.6）。

症状与体征

在活动性结核球患者中，全身症状（发热、全身乏力、盗汗、消瘦和纳差）和呼吸系统症状（咳嗽、咳血丝痰）不常见。大多数非活动性结核球患者没有临床症状。

CT 表现

结核球表现为圆形或卵圆形、边界锐利，直径 $0.5 \sim 4.0$ cm[10,25]。然而，与血管、小叶间隔或结节邻近肺实质相连的纤维可使结节呈分叶状。20%～30% 的病灶内部可见钙化，多达 80% 的结核球周围可见卫星结节[26]。增强扫描时，通常不强化或轻微强化，有时呈环状强化[27]（图 1.6）。

CT-病理对照

结核球的中央部分由干酪样物质组成，外围则由上皮样组织细胞和多核巨细胞及不同数量的胶原

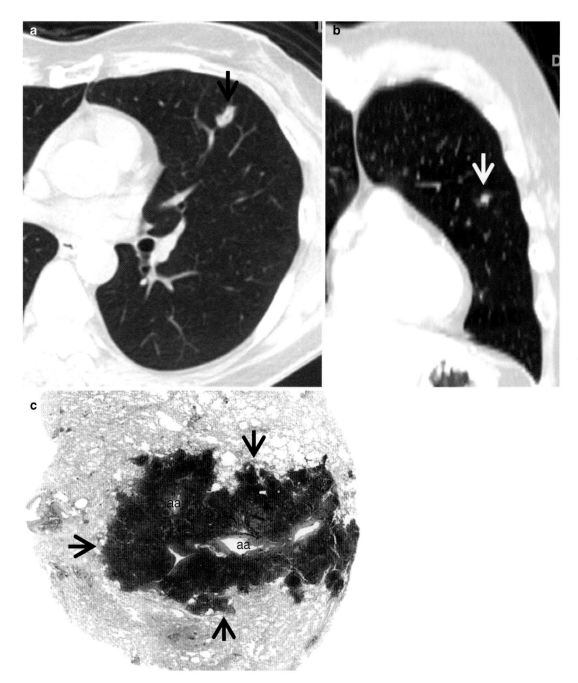

图 1.5　BALT 淋巴瘤。女，51 岁。CT 扫描横断位（**a**，层厚＝2.5 mm）和冠状面重建（**b**）示左肺上叶舌段一直径为 13 mm 大小的多边形结节（箭头所示），其内部可见空气支气管征；低倍光镜图（**c**，×2）可见淋巴上皮样病变（箭头所示）包绕肺动脉（aa）及其伴行的支气管（管腔被压迫而闭塞）

蛋白组成。环状强化对应炎性肉芽肿性包膜，而无强化区域则对应中央坏死物质[27]。

预后

据报道，大多数的结核球在抗结核治疗后体积缩小，但超过 15％的病例在药物治疗后未见缩小[28]。

错构瘤

病理学

错构瘤是良性肿瘤，由不同比例的间质组织构成，如软骨、脂肪、平滑肌和结缔组织，通常可见到裹入的呼吸上皮。基因研究提示其属于肿瘤而非

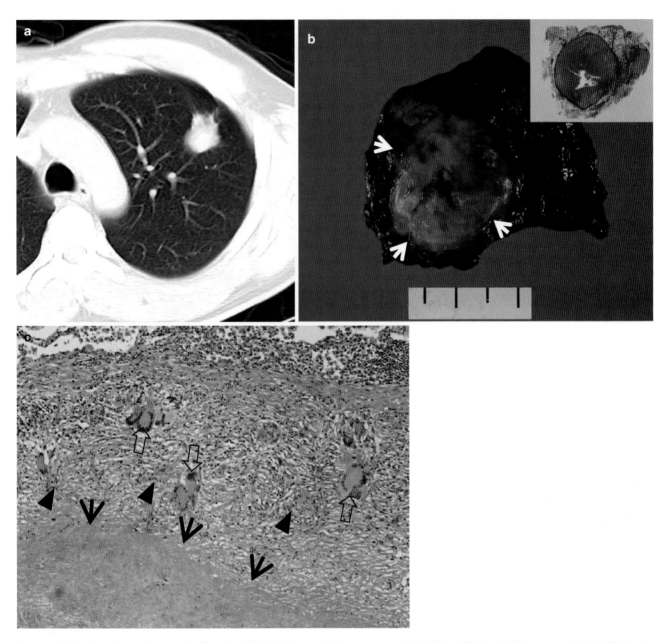

图1.6 结核球。女，47 岁。CT 扫描于主动脉弓水平（**a**，层厚＝5.0 mm）示左肺上叶前段一直径为 27 mm 大小的结节；大体病理标本（**b**）可见一边界清楚的圆形结节（箭头所示），插图显示中央干酪样坏死、周围上皮样组织细胞、多核巨细胞核和胶原组织；高倍光镜（×100）（**c**）下示肺坏死灶（箭头所示）被一层上皮样组织细胞（楔形箭头所示）和散在的巨细胞（空心箭头所示）包围，炎性肉芽肿附近可见大量的淋巴细胞和胶原组织

错构瘤[29]（图1.7）。

症状与体征

肺错构瘤多无症状，常在因其他原因进行胸部影像学检查时偶然发现。偶见咯血、支气管阻塞及咳嗽（特别是支气管内型）[30]。

CT 表现

错构瘤的特征性CT 表现包括结节直径≤2.5 cm、边缘光滑、局灶性脂肪密度（CT 值在−40～−120 HU 之间）或钙化[8]。然而，这些征象仅见于30％～50％的病例（图1.7）。近期 MRI 和动态 CT 研究发现肺错构瘤可出现分隔或裂隙样强化[31-32]。

CT-病理对照

错构瘤含有成熟的软骨和脂肪组织，常被薄层的疏松间质组织包裹。MRI 及动态 CT 上所见分隔或裂隙样强化在病理上对应多种间质组织成分[31-32]。这些

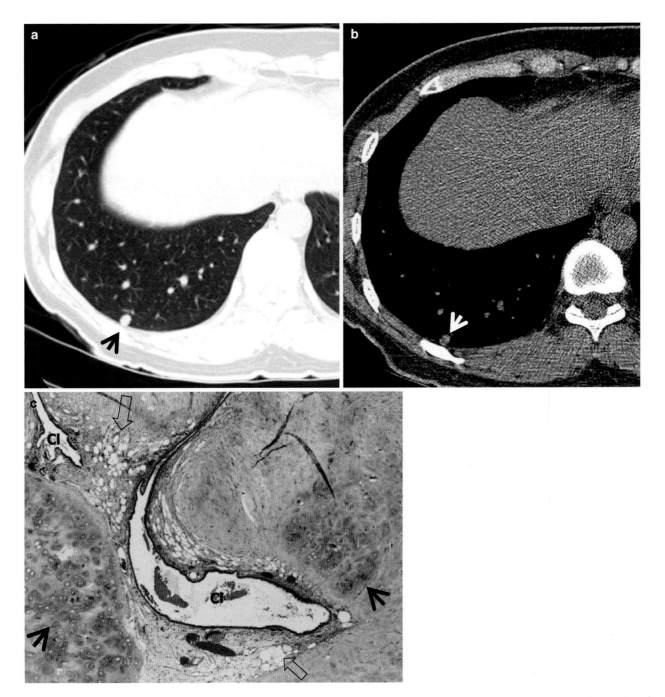

图 1.7　软骨型错构瘤。女，40 岁。CT 扫描于膈顶水平的肺窗（**a**，层厚＝5 mm）和纵隔窗（**b**）显示右肺下叶后基底段一边界清晰、直径为 8 mm 大小的结节（箭头所示）。请留意其内部脂肪和钙化的区域。（**c**）右肺下叶楔形切除术后于低倍光镜（×10）下可见成熟的软骨岛（箭头所示）和脂肪组织（空心箭头所示）。注意被裹入病灶的细支气管上皮裂隙（Cl）。

间质成分沿着内衬于裂隙的呼吸上皮细胞排列，其内血管含量比错构瘤的软骨组织更丰富。

预后

　　手术切除可治愈，极少发生恶变或复发。

硬化性血管瘤

病理学

　　硬化性血管瘤（sclerosing hemangioma，SH）曾被认为是血管瘤的一种变异，现在公认其为上皮

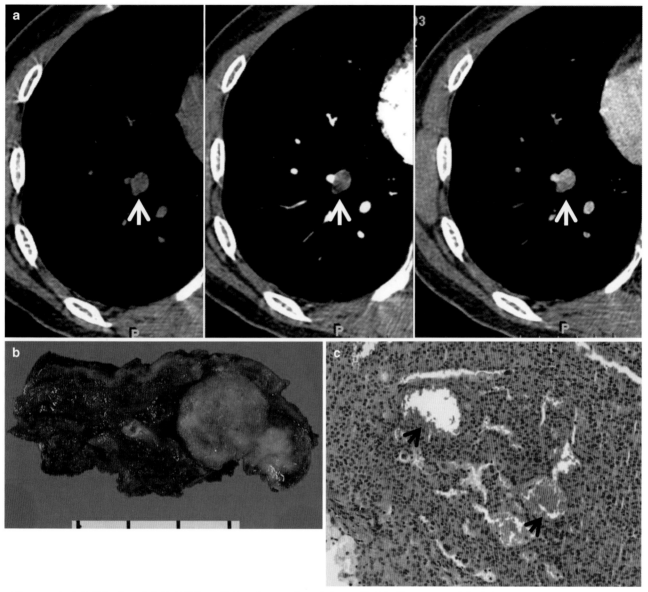

图 1.8　表现为早期明显强化的硬化性血管瘤。女，50 岁。动态 CT 增强扫描于肝上下腔静脉水平（a）示右肺下叶一边界清晰、直径为 16 mm 大小的结节（箭头所示），呈快速明显强化（平扫、增强后 1 min、增强后 2 min 其密度分别为 19 HU、38 HU 和 69 HU）；右肺下叶楔形切除术后的大体病理标本（b）可见一边界清楚的圆形黄色结节；高倍光镜（c，×200）下可见呈密集排列的多角形细胞，内部可见数个出血区（箭头所示）

性肿瘤，由乳头、硬化、实变和出血这 4 种病理改变组成[33]（图 1.8）。

症状与体征

大多数患者没有临床症状。

CT 表现

CT 平扫中，硬化性血管瘤表现为位于胸膜下的边缘光滑、境界清楚、圆形或卵圆形、密度均匀的孤立性肿块[34]；动态增强时，出现快速显著强化[35]（图 1.8）。少见征象包括：纵隔肿块、囊性肿块、肿块周围气体潴留、多发肿块或肿块周围有多发子结节（同一肺叶内），还可伴肺门淋巴结转移[36-40]。

CT-病理对照

动态增强 CT 上硬化性血管瘤的表现取决于出血或乳头（早期明显强化）和实性或硬化（对比剂廓清慢，缓慢持续地强化）等各种成分的比例[35]（图 1.8）。

预后

表现为 SPN 的硬化性血管瘤的患者，其预后都

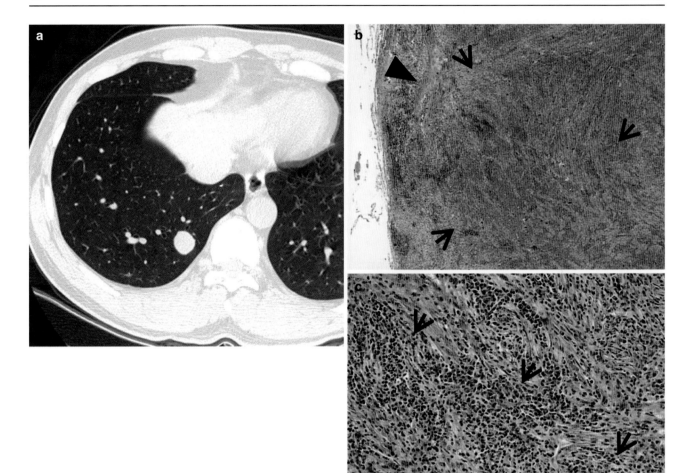

图 1.9　炎性肌纤维母细胞瘤。男，29 岁。薄层 CT 扫描于肝上下腔静脉水平（**a**，层厚＝2.5 mm）示右肺下叶一直径为19 mm、边界清楚的结节；右肺下叶楔形切除术后标本于低倍光镜下（**b**，×2）示区域性炎症细胞浸润（箭头所示，主要为浆细胞）和纤维组织（楔形箭头所示）；高倍光镜（**c**，×100）下清晰显示成簇的梭形细胞，淋巴细胞和浆细胞混杂其中（箭头所示）

很好，与是否行手术切除无关。

炎性肌纤维母细胞瘤

病理学

炎性肌纤维母细胞瘤（IMT）是广义炎性假瘤的一个亚类，由不同比例的胶原纤维、炎症细胞和分化的肌纤维母细胞型梭形细胞组成[41]（图 1.9）。

症状与体征

大多数患者没有临床症状。

CT 表现

CT 上，IMT 通常表现为边界清楚、单发的周围型肺结节或肿块，强化程度不一，均匀或不均匀[41-42]（图 1.9）。15％ 的病例可见瘤内钙化，10％～80％可累及气道内。

CT-病理对照

根据最新的研究发现，肿瘤可能起源于气道结缔组织的成纤维细胞[43]。一个关于 IMT 的 CT-病理对照系列研究发现，高达 80％的病例可累及气道内[41]。周围型孤立性结节也与邻近的细支气管有关（图 1.9）。因此，当 CT 上表现为一个边界清楚、息肉样的支气管内结节或与邻近气道毗邻的周围型 SPN，鉴别诊断应包括 IMT。

预后

由于不完全切除后肿瘤复发和局部侵犯的可能性很高，完全切除是预防复发的唯一治疗方法。

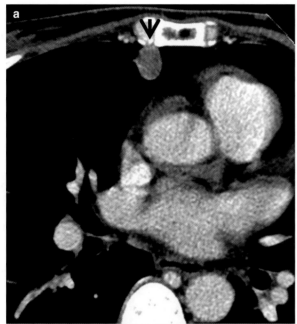

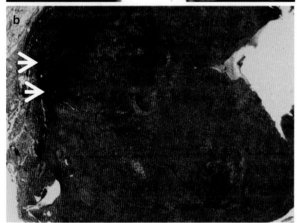

图 1.10 韦格纳肉芽肿。女，51 岁。CT 扫描于右肺中叶支气管水平纵隔窗（**a**，层厚＝5.0 mm）显示右肺中叶一直径为 13 mm 大小的结节（箭头所示）；右中叶肿瘤楔形切除标本于低倍光镜下（**b**，×40）显示嗜碱性炎性结节内多个地图样坏死区（箭头所示）

韦格纳肉芽肿

病理学

韦格纳肉芽肿累及肺部时的典型表现是多发结节，易见空洞。亦常可见到伴有细点状或地图样坏死灶的结节状实变区，伴肉芽肿性炎症及血管炎[44]（图 1.10）。

症状与体征

当以 SPN 形式出现时，通常缺乏全身症状。患

表 1.1　表现为 SPN 的常见疾病

疾病	鉴别要点
恶性结节	
肺癌	强化幅度＞25 HU，分叶或毛刺征，缺乏卫星灶
类癌	分叶状，明显强化
BALT 淋巴瘤	实变或结节，伴空气支气管征
单发转移瘤	
良性结节	
肉芽肿	无或微弱强化，有卫星灶
错构瘤	局灶性脂肪或钙化，分隔或裂隙样强化
硬化性血管瘤	胸膜下密度均匀的肿块，快速和明显强化
炎性肌纤维母细胞瘤	
类风湿结节	
寄生虫感染	空洞型结节或肿块，位于胸膜下或叶间裂下方
韦格纳肉芽肿	多发、双侧胸膜下结节或肿块

注：HU，CT 值单位；BALT，支气管相关淋巴组织

者可有咳嗽或咳血丝痰。

CT 表现

初次就诊时最常见的 CT 表现是结节或肿块，占 90%[45]（图 1.10）。85% 的病例为多发，67% 为双侧发病，89% 位于胸膜下，41% 位于支气管血管束周围。气道受累亦常见，70% 可见段或亚段支气管，30% 累及大气道。另一个常见征象是随机或斑片管壁增厚状分布的实变和 GGO，占 25%～50%。约 10% 的患者可见小叶中心结节和树芽征，常伴其他变化。

CT-病理对照

韦格纳肉芽肿累及肺部的最常见影像表现是双侧多发结节，常伴空洞，病理上对应的是大的区域性肺实质坏死、肉芽肿性炎症和血管炎[45]。随机或斑片状分布的实变和 GGO 被认为是坏死性毛细血管炎所引起的弥漫性肺泡出血。小叶中心性结节和枝芽征可能源于细支气管的炎性改变，而不是血管炎。

预后

孤立结节型的韦格纳肉芽肿的预后较好[46]。使用环磷酰胺治疗（免疫抑制疗法）后，70%～90% 的患者可完全缓解，但也易复发。伴有弥漫性肺泡出血、严重的氮质血症、高龄及抗中性粒细胞胞质

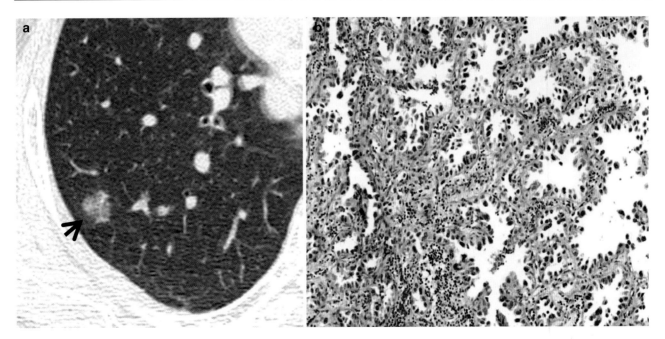

图 1.11 女，45 岁，纯磨玻璃结节为原位腺癌（支气管肺泡癌）。薄层放大 CT 扫描（**a**，层厚 = 1.5 mm）于支气管基底段显示右肺下叶背段一直径为 13 mm 的 GGN（箭头所示）；高倍光镜（**b**）下显示肿瘤细胞沿肺气腔表面扩散，其底下结构完好（所谓伏壁型生长）。请注意增厚的肺泡壁

抗体的特异性抗原蛋白酶 3 阳性时预后不佳[47]。

磨玻璃结节

定义

磨玻璃结节（ground-glass opacity nodule，GGN），也称亚实性结节，被进一步分为非实性的纯 GGN 和部分实性结节，后者含有被软组织结构遮盖的斑片状实质（图 1.12），而前者则没有[48-49]（图 1.11）。

常见疾病

薄层 CT（thin-section CT，TSCT）上见到的长期存在的 GGN，80% 以上为不典型腺瘤样增生（AAH）、原位腺癌（AIS）、微浸润性腺癌（MIA）或浸润性肺腺癌[48]。AAH 和 AIS 统称为浸润前腺癌[11]（图 1.13，图 1.14）。在肺癌筛查所发现的结节中，GGN 的恶性概率（34%）高于实性结节（7%），特别是，部分实性结节和纯 GGN 的概率分别是 64% 和 18%[50]。BALT 淋巴瘤也可表现为 GGN[20]。来自胸外恶性黑色素瘤、绒毛膜癌和肾细胞癌的非出血性或出血性肺转移瘤也可表现为 GGN[51]。

GGN 亦可见于非肿瘤性疾病，如 Loeffler 综合征（肺嗜酸性粒细胞浸润症）、侵袭性肺曲霉菌病和机化性肺炎[52]（表 1.2）。

分布

肺上叶、中叶结节为恶性的概率比为 1.22，而下叶为 0.66[3]。

临床意义

短暂的、迁移的 GGN 支持炎性病变的诊断，如 Loeffler 综合征，而持续存在的 GGN 则提示浸润前、微浸润性和浸润性肺腺癌或 BALT 淋巴瘤[48,52]。

不典型腺瘤样增生（AAH）

病理学

AAH 是内衬于肺泡壁和呼吸性细支气管的 II 型肺泡壁细胞或 Clara 细胞轻中度不典型增生所形成的局限性小病灶（常 ≤ 0.5 cm）（图 1.13）。AAH 和 AIS 的形态学改变相互延续。AAH 中细胞丰度和异型性有一定的变化范围[11]。

症状与体征

患者没有临床症状，通常是在因腺癌行肺切除术后的标本中或胸部 CT 筛查中偶然发现。

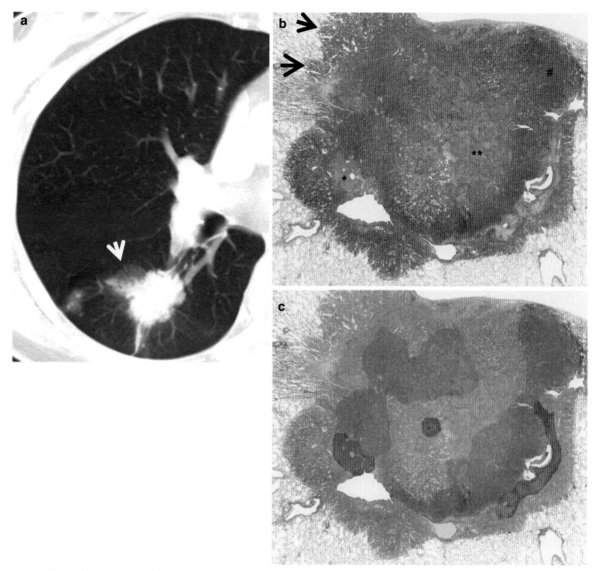

图 1. 12　部分实性结节。女，67 岁，肺腺癌患者。薄层放大 CT（**a**，层厚＝2.5 mm）于右下肺背段气管段水平显示右肺下叶背段一直径为 25 mm 的部分实性结节；低倍光镜图（**b**，HE 染色，×10）显示其内部瘢痕组织（＊）、周围的含腺泡区域（＊＊）、实性腺癌模式（♯）及仅出现在肿瘤外围部分的伏壁型模式（箭头所示，一致沿着肺泡壁分布的立方上皮细胞）；肿瘤成分示意图（**c**）显示伏壁型生长区域（黄色）、腺泡样区域（蓝色）、实性区域（绿色）和中央纤维（红色）所占比例分别为 10％、50％、30％ 和 10％（Reprinted from Lee et al. [70] with permission）

CT 表现

AAH 特征性 CT 表现为一个小的纯磨玻璃结节，通常＜5 mm[54]。然而，薄层 CT 上，AAH 和 AIS 的磨玻璃结节的最大直径并没有明显差异[48]。薄层 CT 上，AAH 的磨玻璃密度影（GGO）通常非常浅淡[49]。AAH 可多发[55]。

CT-病理对照

组织病理学上，AAH 一般不伴有间质增厚，与 AIS 相比，其气腔多而细胞成分少。因此，薄层

CT 上显示的 AAH 磨玻璃结节常很浅淡[49]。

预后

尽管未经证实，AAH 被认为可能是周围型肺癌的癌前病变[56]。

原位腺癌（AIS）

病理学

原位腺癌是一种局限的小腺癌（≤3 cm），肿瘤

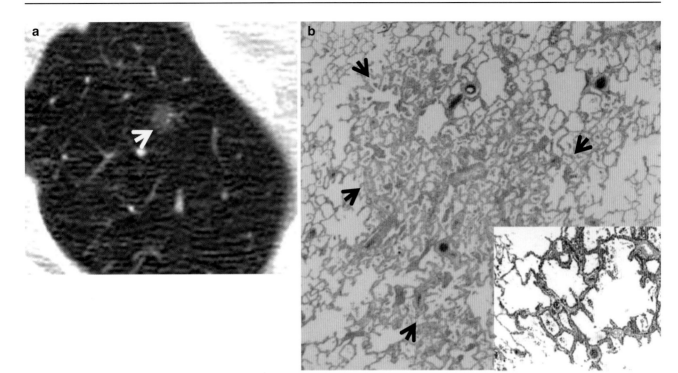

图 1.13　不典型腺瘤样增生。男，44 岁。薄层放大 CT 扫描（a，层厚＝2.5 mm）显示右肺上叶一直径为 9 mm 的磨玻璃结节（箭头所示）；低倍光镜图（b，×10，HE 染色）显示沿肺泡间隔分布的不典型上皮样细胞增生（箭头所示），插图：未见间质增厚，比原位腺癌气腔多而细胞少

细胞沿原有的肺泡结构生长（伏壁型生长），缺乏间质、血管，不侵犯胸膜。不出现乳头状或微乳头状结构，肺泡腔内没有肿瘤细胞（图 1.14）。原位腺癌再分为黏液型和非黏液型两个亚型，几乎所有的原位腺癌都是非黏液型[11]。

症状与体征

由于体积小且位于肺外周部，原位腺癌极少产生临床症状或体征。

CT 表现

CT 上，非黏液型原位腺癌通常表现为 GGN，黏液型可呈实性结节或部分实性结节[57]。其平均最大径为 13 mm±6.9 mm[48]。薄层 CT 上，与非常浅淡的 AAH 的 GGN 相比，原位腺癌的纯 GGN 密度通常稍高一些[49]。原位腺癌也可多发。

CT-病理对照

原位腺癌的 GGO 通常比 AAH 的浅淡模糊 GGO 表现为稍高的密度，这种差异可能是因为组织病理学上两者的肺泡腔和细胞成分所占比重不同[58]（图 1.14）。黏液型原位腺癌的特征性表现，

即实性或部分实性结节，可能与以下几个因素有关：①明显的中心瘢痕；②丰富的黏液包裹紧密排列的肿瘤细胞；③肺泡腔充填了黏液和单核细胞，肺泡壁内衬含黏液的肿瘤细胞[57]。

预后

若行完全切除术，患者的肿瘤特异性生存率是 100%[59-60]。

微浸润性腺癌（MIA）

病理学

MIA 是一种小的腺癌（≤3 cm），以伏壁型生长为主，且任一区域的最大浸润厚度不超过 5 mm（图 1.15）。MIA 通常为非黏液型，极少数为黏液型。顾名思义，MIA 是孤立而散在的。MIA 可有多个病灶，条件是其他瘤灶被认为是同时发生的原发瘤而非肺内转移瘤时。MIA 浸润成分的判断指标有：出现伏壁型生长以外的组织学亚型；癌细胞浸润肌纤维母细胞间质。当淋巴、血管或胸膜受侵或肿瘤出现坏死时，即排除 MIA 的

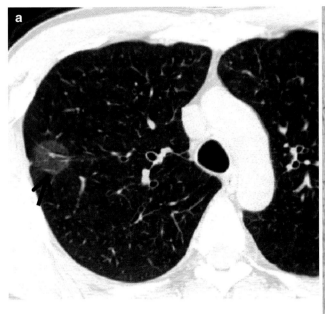
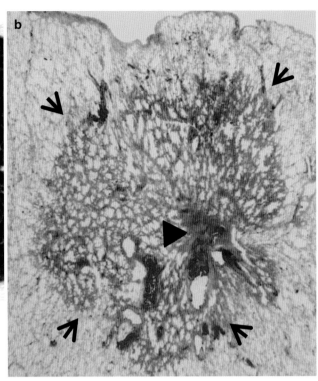

图 1.14　原位腺癌。男，56 岁。薄层 CT 扫描于奇静脉弓水平，(**a**) 显示右肺上叶一直径 19 mm 的磨玻璃结节（箭头所示）；低倍光镜图（**b**，HE 染色，×10）显示肿瘤沿肺泡壁呈伏壁型生长（箭头所示）。请留意其完好保留的肺泡结构，三角形所示为瘤内瘢痕组织

表 1. 2　表现为磨玻璃结节的常见疾病

疾病	鉴别要点
肿瘤性	
不典型腺瘤样增生	浅淡的纯 GGN，常 < 5 mm
非黏液型原位腺癌	纯 GGN
微浸润性腺癌	部分实性（非黏液型），实性或部分实性（黏液型）
BALT 淋巴瘤	实变或结节，伴空气支气管征
黑色素瘤或肾细胞癌转移瘤	
非肿瘤性	
Loeffler 综合征	短暂、迁移性的周围型 GGO 或实变
侵袭性肺曲霉菌病	伴 GGO 的结节、以胸膜为基底的楔形实变
机化性肺炎	

注：BALT，支气管相关淋巴组织；GGN，磨玻璃结节；GGO，磨玻璃密度影

诊断。如果一个肿瘤内出现多发的浸润区域，最大浸润区域的最大径必须 ≤ 5 mm[61]。

症状与体征

如同原位腺癌，MIA 患者通常没有临床症状。

CT 表现

目前，对微浸润性腺癌的影像特征的了解还待完善。目前所知，在薄层 CT 上，非黏液型 MIA 表现为部分实性结节，GGO 构成其主体，伴有小的实性成分（≤ 5 mm）[61-62]。黏液型 MIA 可表现为实性或部分实性结节[63]。根据定义，MIA 可有多个病灶。对于非实性结节，不能根据其形态区分 AIS 和 MIA。

CT-病理对照

MIA 的浸润性成分在薄层 CT 上特征性地表现为实性结节，非浸润性伏壁生长成分较模糊，呈GGO[64]。因为小腺癌的组织学成分可包括塌陷的肺泡、炎症细胞、成纤维细胞、纤维和浸润性腺癌，CT 上实性成分的大小可能要大于实际的腺癌浸润成分[62]。然而，因为浸润区域（组织病理学的概念）[11]的最大径不超过 5 mm，不会引起病灶 CT 值的明显增高，呈现为直径 ≥ 10 mm 的纯 GGN，这使得 MIA 与 AIS 或直径大于 16.4 mm 的浸润性腺癌难以区分[53]。对于黏液型 MIA，在 CT 上黏液可使得肿瘤呈实性或部分实性。

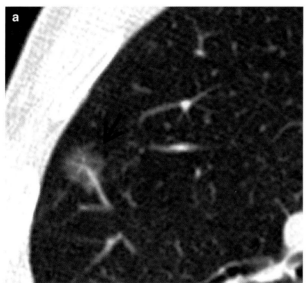

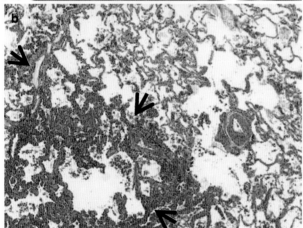

图 1.15　微浸润性腺癌。女，64 岁。薄层（层厚 2.0 mm）放大 CT 扫描（**a**）显示右肺上叶一直径为 12 mm 的 GGO（箭头所示）；高倍光镜图（**b**，×100）显示肿瘤以伏壁型生长为主构成背景，并可见混有浸润性腺泡的区域（厚度小于 5 mm，因此被称为微浸润性腺癌）（箭头所示）

鉴别诊断要点

1. 国际肺癌研究协会/美国胸科学会/欧洲呼吸学会（International Association for the Study of Lung Cancer/American Thoracic Society/European Respiratory Society，IASLC/ATS/ERS）已提出了关于肺腺癌的最新分类方法。重要的更改或改变有以下几点：①不再使用术语"支气管肺泡癌"（BAC），改称原位腺癌（AIS）；②增加一个新的类别——微浸润性腺癌（如，≤2 cm 的原位腺癌且区域浸润厚度≤5 mm）；③删除混合型腺癌这一亚型；④黏膜支气管肺泡癌改称黏液腺癌[11]（表 1.3）。

表 1.3　肺腺癌切除标本的 IASLC/ATS/ERS 分类

疾病	鉴别要点
浸润前病变	
不典型腺瘤样增生（AAH）	
原位腺癌（AIS，原来≤3 cm 的支气管肺泡癌）	
非黏液型	
黏液型	
混合型	
微浸润性腺癌（MIA；≤3 cm，伏壁型生长为主，浸润范围≤5 mm）	
非黏液型	
黏液型	
混合型	
浸润性腺癌	
伏壁型为主型（原来的非黏液型支气管肺泡癌，侵犯范围＞5 mm）	
腺泡为主型	
乳头为主型	
微乳头为主型	
实性为主型伴黏液成分	
浸润性腺癌的变异型	
浸润性黏液型腺癌（原来的黏液型支气管肺泡癌）	
胶质型	
胎儿型（低和高分化）	
肠型	

注：IASLC，国际肺癌研究协会；ATS，美国胸科学会；ERS，欧洲呼吸学会

2. 尽管不典型腺瘤样增生（AAH）的最大直径（8 mm±3.8 mm）通常小于 AIS 或伏壁型生长为主的浸润性腺癌（13 mm±6.9 mm），但在薄层 CT 扫描图像上三者的形态学表现并没有明显差异[48]。

3. 一项研究表明[53]：①当纯 GGN 直径超过 16.4 mm 时与浸润性腺癌相关，且其大小和结节的质量（体积×密度）密切关联；②无论是单因素还是多因素分析，浸润性腺癌（平均 CT 值为－507HU）的质量均明显大于非浸润性（平均 CT 值为－620HU）或微浸润性腺癌（平均 CT 值为－636HU）；③出现空气支气管征有利于浸润性腺癌的诊断，并与结节的大小密切相关；④纯 GGN 患者 3 年或 5 年随访中没有肿瘤复发或转移。

预后

非黏液型微浸润性腺癌（主要为伏壁型生长、腺泡浸润成分、乳头或微乳头类型）的总体生存率非常高，完全切除后的疾病特异性生存率接近100％。关于黏液型微浸润性腺癌的资料非常有限[65-67]。近期有一个关于实性黏液型 MIA 的报道，8 例患者手术切除后的 5 年期生存率为 100％[68]。

Loeffler 综合征

病理学

Loeffler 综合征的患者肺泡内出现嗜酸性粒细胞和巨噬细胞，伴蛋白样物质渗出。也可见夏科-莱登结晶、间质嗜酸性粒细胞浸润、机化性肺炎或嗜酸性微脓肿、肉芽肿[69]（图 1.16）。

症状与体征

患者常无临床症状，也可有轻微呼吸性症状、全身乏力、发热和咳嗽。须进行仔细检查和病史询问，以了解是否有寄生虫感染或药物反应。

CT 表现

薄层 CT 上，可见 GGO 或气腔实变，通常是短暂的和迁移性的，主要累及中上肺野外带；也可呈单发或多发的周围绕以 GGO 的小结节[35-36]（图 1.16）。

CT-病理对照

组织学上，薄层 CT 所见肺周围区域的 GGO 或气腔实变对应于肺泡间隔和间质的水肿以及嗜酸性

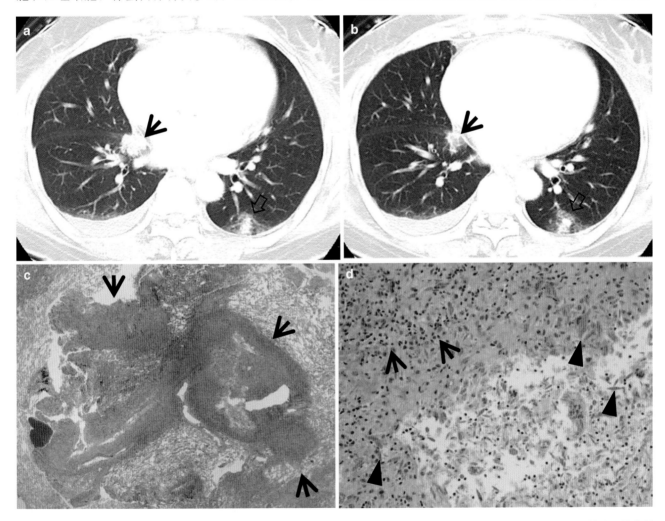

图 1.16　Loeffler 综合征。女，50 岁。连续 CT 扫描肺窗（**a，b**，层厚＝5.0 mm）于下肺静脉水平见右肺下叶内基底段一结节（箭头所示）和左肺下叶背段一结节伴晕征（空心箭头所示）；低倍光镜（**c**，HE 染色，×40）显示一个主要由嗜酸性脓肿构成的炎性结节；高倍光镜（**d**，HE 染色，×200）显示嗜酸性脓肿内含异物反应形成的肉芽肿（箭头所示）。同时请注意夏科-莱登结晶（楔形箭头所示）

粒细胞的积聚[37]。GGO 晕征则是因为嗜酸性粒细胞和其他炎症细胞的肺部浸润[52]。

预后

4 周内渗出自发消退，最终完全消退。

参考文献

1. Jeong YJ, Yi CA, Lee KS. Solitary pulmonary nodules: detection, characterization, and guidance for further diagnostic workup and treatment. AJR Am J Roentgenol. 2007;188:57–68.
2. Hansell DM, Bankier AA, MacMahon H, McLoud TC, Muller NL, Remy J. Fleischner Society: glossary of terms for thoracic imaging. Radiology. 2008;246:697–722.
3. Gurney JW. Determining the likelihood of malignancy in solitary pulmonary nodules with Bayesian analysis. Part I. Theory. Radiology. 1993;186:405–13.
4. Yankelevitz DF, Reeves AP, Kostis WJ, Zhao B, Henschke CI. Small pulmonary nodules: volumetrically determined growth rates based on CT evaluation. Radiology. 2000;217:251–6.
5. Revel MP, Lefort C, Bissery A, et al. Pulmonary nodules: preliminary experience with three-dimensional evaluation. Radiology. 2004;231:459–66.
6. Marchiano A, Calabro E, Civelli E, et al. Pulmonary nodules: volume repeatability at multidetector CT lung cancer screening. Radiology. 2009;251:919–25.
7. Jeong YJ, Lee KS, Jeong SY, et al. Solitary pulmonary nodule: characterization with combined wash-in and washout features at dynamic multi-detector row CT. Radiology. 2005;237:675–83.
8. Siegelman SS, Khouri NF, Scott Jr WW, et al. Pulmonary hamartoma: CT findings. Radiology. 1986;160:313–7.
9. Lee KS, Yi CA, Jeong SY, et al. Solid or partly solid solitary pulmonary nodules: their characterization using contrast wash-in and morphologic features at helical CT. Chest. 2007;131:1516–25.
10. Jeong YJ, Lee KS. Pulmonary tuberculosis: up-to-date imaging and management. AJR Am J Roentgenol. 2008;191:834–44.
11. Travis WD, Brambilla E, Noguchi M, et al. International Association for the Study of Lung Cancer/American Thoracic Society/European Respiratory Society International Multidisciplinary Classification of Lung Adenocarcinoma. J Thorac Oncol. 2011;6:244–85.
12. Zwirewich CV, Vedal S, Miller RR, Muller NL. Solitary pulmonary nodule: high-resolution CT and radiologic-pathologic correlation. Radiology. 1991;179:469–76.
13. Yi CA, Lee KS, Kim EA, et al. Solitary pulmonary nodules: dynamic enhanced multi-detector row CT study and comparison with vascular endothelial growth factor and microvessel density. Radiology. 2004;233:191–9.
14. Godoy MC, Naidich DP. Overview and strategic management of subsolid pulmonary nodules. J Thorac Imaging. 2012;27:240–8.
15. Travis WD, Rush W, Flieder DB, et al. Survival analysis of 200 pulmonary neuroendocrine tumors with clarification of criteria for atypical carcinoid and its separation from typical carcinoid. Am J Surg Pathol. 1998;22:934–44.
16. Meisinger QC, Klein JS, Butnor KJ, Gentchos G, Leavitt BJ. CT features of peripheral pulmonary carcinoid tumors. AJR Am J Roentgenol. 2011;197:1073–80.
17. Chong S, Lee KS, Chung MJ, Han J, Kwon OJ, Kim TS. Neuroendocrine tumors of the lung: clinical, pathologic, and imaging findings. Radiographics. 2006;26:41–57; discussion 57–8.
18. Forster BB, Muller NL, Miller RR, Nelems B, Evans KG. Neuroendocrine carcinomas of the lung: clinical, radiologic, and pathologic correlation. Radiology. 1989;170:441–5.
19. Detterbeck FC. Management of carcinoid tumors. Ann Thorac Surg. 2010;89:998–1005.
20. Bae YA, Lee KS, Han J, et al. Marginal zone B-cell lymphoma of bronchus-associated lymphoid tissue: imaging findings in 21 patients. Chest. 2008;133:433–40.
21. Lee DK, Im JG, Lee KS, et al. B-cell lymphoma of bronchus-associated lymphoid tissue (BALT): CT features in 10 patients. J Comput Assist Tomogr. 2000;24:30–4.
22. Wislez M, Cadranel J, Antoine M, et al. Lymphoma of pulmonary mucosa-associated lymphoid tissue: CT scan findings and pathological correlations. Eur Respir J. 1999;14:423–9.
23. Borie R, Wislez M, Thabut G, et al. Clinical characteristics and prognostic factors of pulmonary MALT lymphoma. Eur Respir J. 2009;34:1408–16.
24. Lee JY, Lee KS, Jung KJ, et al. Pulmonary tuberculosis: CT and pathologic correlation. J Comput Assist Tomogr. 2000;24:691–8.
25. Lee KS, Im JG. CT in adults with tuberculosis of the chest: characteristic findings and role in management. AJR Am J Roentgenol. 1995;164:1361–7.
26. Sochocky S. Tuberculoma of the lung. Am Rev Tuberc. 1958;78:403–10.
27. Murayama S, Murakami J, Hashimoto S, Torii Y, Masuda K. Noncalcified pulmonary tuberculomas: CT enhancement patterns with histological correlation. J Thorac Imaging. 1995;10:91–5.
28. Lee HS, Oh JY, Lee JH, et al. Response of pulmonary tuberculomas to anti-tuberculous treatment. Eur Respir J. 2004;23:452–5.
29. Rogalla P, Lemke I, Kazmierczak B, Bullerdiek J. An identical HMGIC-LPP fusion transcript is consistently expressed in pulmonary chondroid hamartomas with t(3;12)(q27-28;q14-15). Genes Chromosomes Cancer. 2000;29:363–6.
30. Thomas JW, Staerkel GA, Whitman GJ. Pulmonary hamartoma. AJR Am J Roentgenol. 1999;172:1643.
31. Park KY, Kim SJ, Noh TW, et al. Diagnostic efficacy and characteristic feature of MRI in pulmonary hamartoma: comparison with CT, specimen MRI, and pathology. J Comput Assist Tomogr. 2008;32:919–25.
32. Potente G, Macori F, Caimi M, Mingazzini P, Volpino P. Noncalcified pulmonary hamartomas: computed tomography enhancement patterns with histologic correlation. J Thorac Imaging. 1999;14:101–4.
33. Kim GY, Kim J, Choi YS, Kim HJ, Ahn G, Han J. Sixteen cases of sclerosing hemangioma of the lung including unusual presentations. J Korean Med Sci. 2004;19:352–8.
34. Im JG, Kim WH, Han MC, et al. Sclerosing hemangiomas of the lung and interlobar fissures: CT findings. J Comput Assist Tomogr. 1994;18:34–8.
35. Chung MJ, Lee KS, Han J, Sung YM, Chong S, Kwon OJ. Pulmonary sclerosing hemangioma presenting as solitary pulmonary nodule: dynamic CT findings and histopathologic comparisons. AJR Am J Roentgenol. 2006;187:430–7.
36. Kitagawa H, Goto A, Minami M, Nakajima J, Niki T, Fukayama M. Sclerosing hemangioma of the lung with cystic appearance. Jpn J Clin Oncol. 2003;33:360–3.
37. Lee ST, Lee YC, Hsu CY, Lin CC. Bilateral multiple sclerosing hemangiomas of the lung. Chest. 1992;101:572–3.
38. Nam JE, Ryu YH, Cho SH, et al. Air-trapping zone surrounding sclerosing hemangioma of the lung. J Comput Assist Tomogr. 2002;26:358–61.
39. Sakamoto K, Okita M, Kumagiri H, Kawamura S, Takeuchi K, Mikami R. Sclerosing hemangioma isolated to the mediastinum. Ann Thorac Surg. 2003;75:1021–3.
40. Shimosato Y. Lung tumors of uncertain histogenesis. Semin Diagn Pathol. 1995;12:185–92.
41. Kim TS, Han J, Kim GY, Lee KS, Kim H, Kim J. Pulmonary inflammatory pseudotumor (inflammatory myofibroblastic tumor): CT features with pathologic correlation. J Comput Assist Tomogr. 2005;29:633–9.
42. Agrons GA, Rosado-de-Christenson ML, Kirejczyk WM, Conran RM, Stocker JT. Pulmonary inflammatory pseudotumor: radiologic features. Radiology. 1998;206:511–8.
43. Eyden B. Electron microscopy in the study of myofibroblastic lesions. Semin Diagn Pathol. 2003;20:13–24.

44. Travis WD, Hoffman GS, Leavitt RY, Pass HI, Fauci AS. Surgical pathology of the lung in Wegener's granulomatosis. Review of 87 open lung biopsies from 67 patients. Am J Surg Pathol. 1991;15:315–33.

45. Lee KS, Kim TS, Fujimoto K, et al. Thoracic manifestation of Wegener's granulomatosis: CT findings in 30 patients. Eur Radiol. 2003;13:43–51.

46. Cassan SM, Coles DT, Harrison Jr EG. The concept of limited forms of Wegener's granulomatosis. Am J Med. 1970;49:366–79.

47. Lamprecht P, Gross WL. Wegener's granulomatosis. Herz. 2004;29:47–56.

48. Kim HY, Shim YM, Lee KS, Han J, Yi CA, Kim YK. Persistent pulmonary nodular ground-glass opacity at thin-section CT: histopathologic comparisons. Radiology. 2007;245:267–75.

49. Lee HY, Lee KS. Ground-glass opacity nodules: histopathology, imaging evaluation, and clinical implications. J Thorac Imaging. 2011;26:106–18.

50. Henschke CI, Yankelevitz DF, Mirtcheva R, et al. CT screening for lung cancer: frequency and significance of part-solid and nonsolid nodules. AJR Am J Roentgenol. 2002;178:1053–7.

51. Park CM, Goo JM, Kim TJ, et al. Pulmonary nodular ground-glass opacities in patients with extrapulmonary cancers: what is their clinical significance and how can we determine whether they are malignant or benign lesions? Chest. 2008;133:1402–9.

52. Kim Y, Lee KS, Jung KJ, Han J, Kim JS, Suh JS. Halo sign on high resolution CT: findings in spectrum of pulmonary diseases with pathologic correlation. J Comput Assist Tomogr. 1999;23:622–6.

53. Lim H, Ahn S, Lee KS, et al. Persistent pure ground-glass opacity lung nodules >10 mm in diameter at CT: histopathologic comparisons and prognostic implications. Chest 2013;144:1291–9.

54. Lee HJ, Goo JM, Lee CH, et al. Predictive CT findings of malignancy in ground-glass nodules on thin-section chest CT: the effects on radiologist performance. Eur Radiol. 2009;19:552–60.

55. Kim TJ, Goo JM, Lee KW, Park CM, Lee HJ. Clinical, pathological and thin-section CT features of persistent multiple ground-glass opacity nodules: comparison with solitary ground-glass opacity nodule. Lung Cancer. 2009;64:171–8.

56. Ullmann R, Bongiovanni M, Halbwedl I, et al. Is high-grade adenomatous hyperplasia an early bronchioloalveolar adenocarcinoma? J Pathol. 2003;201:371–6.

57. Lee HY, Lee KS, Han J, et al. Mucinous versus nonmucinous solitary pulmonary nodular bronchioloalveolar carcinoma: CT and FDG PET findings and pathologic comparisons. Lung Cancer. 2009;65:170–5.

58. Ikeda K, Awai K, Mori T, Kawanaka K, Yamashita Y, Nomori H. Differential diagnosis of ground-glass opacity nodules: CT number analysis by three-dimensional computerized quantification. Chest. 2007;132:984–90.

59. Yoshida J, Nagai K, Yokose T, et al. Limited resection trial for pulmonary ground-glass opacity nodules: fifty-case experience. J Thorac Cardiovasc Surg. 2005;129:991–6.

60. Koike T, Togashi K, Shirato T, et al. Limited resection for noninvasive bronchioloalveolar carcinoma diagnosed by intraoperative pathologic examination. Ann Thorac Surg. 2009;88:1106–11.

61. Travis WD, Garg K, Franklin WA, et al. Evolving concepts in the pathology and computed tomography imaging of lung adenocarcinoma and bronchioloalveolar carcinoma. J Clin Oncol. 2005;23:3279–87.

62. Austin JH, Garg K, Aberle D, et al. Radiologic implications of the 2011 classification of adenocarcinoma of the lung. Radiology. 2013;266:62–71.

63. Suzuki K, Kusumoto M, Watanabe S, Tsuchiya R, Asamura H. Radiologic classification of small adenocarcinoma of the lung: radiologic-pathologic correlation and its prognostic impact. Ann Thorac Surg. 2006;81:413–9.

64. Johkoh T, Muller NL, Akira M, et al. Eosinophilic lung diseases: diagnostic accuracy of thin-section CT in 111 patients. Radiology. 2000;216:773–80.

65. Noguchi M, Morikawa A, Kawasaki M, et al. Small adenocarcinoma of the lung. Histologic characteristics and prognosis. Cancer. 1995;75:2844–52.

66. Borczuk AC, Qian F, Kazeros A, et al. Invasive size is an independent predictor of survival in pulmonary adenocarcinoma. Am J Surg Pathol. 2009;33:462–9.

67. Yim J, Zhu LC, Chiriboga L, Watson HN, Goldberg JD, Moreira AL. Histologic features are important prognostic indicators in early stages lung adenocarcinomas. Mod Pathol. 2007;20:233–41.

68. Oka S, Hanagiri T, Uramoto H, et al. Surgical resection for patients with mucinous bronchioloalveolar carcinoma. Asian J Surg. 2010;33:89–93.

69. Bhatt NY, Allen JN. Update on eosinophilic lung diseases. Semin Respir Crit Care Med. 2012;33:555–71.

70. Lee HY, Jeong JY, Lee KS, et al. Solitary pulmonary nodular lung adenocarcinoma: correlation of histopathologic scoring and patient survival with imaging biomarkers. Radiology. 2012;264:884–93.

肿　块
Mass

2

定义

肺部肿块是指任何直径＞3 cm 的密度增高影，不论其轮廓、边界和密度等特点如何。肿块一般是实性或部分实性，CT 能精确评价肿块的大小、位置及密度[1]（图 2.1 和 2.2）。

常见疾病

恶性肿瘤是肿块最常见的病因，包括肺癌（图 2.1 和 2.2）、BALT 淋巴瘤和肺肉瘤[2]（图 2.3）。良性肿瘤、圆形肺不张[3-4]、进行性块状纤维化[5]（图 2.4）等良性病变可表现为肿块，而放线菌病[6]（图 2.5）和不完全侵袭性曲霉菌病（慢性坏死性曲霉菌病）[7]等慢性肺炎也可以表现为肿块（表 2.1）。

分布

肺上叶、中叶的结节或肿块的恶性概率比为 1.22，而在下叶则为 0.66[8]。另外，没有好发于中央-胸膜下或支气管血管束的倾向。

临床意义

圆形肺不张常见于暴露于石棉环境下的患者，进行性块状纤维化常见于硅肺病或煤工尘肺病患者[5]，肺放线菌病常见于免疫功能健全的呼吸系统疾病（肺气肿和慢性支气管炎）患者、口腔卫生不佳、酗酒和慢性消耗性疾病患者[9]。不完全侵袭性

曲霉菌病常见于有潜在疾病（如糖尿病、肺结核或慢性酒精中毒等）的患者[7]。

鉴别诊断要点

1. 肺肉瘤罕见，约占所有原发性恶性肺疾病的 0.5%[10]。组织学类型包括恶性纤维组织细胞瘤、胸膜滑膜肉瘤、恶性神经鞘瘤、平滑肌肉瘤、纤维肉瘤和血管外皮细胞瘤[2,11]。

2. T_2 加权像（T_2WI）的信号特点可为肺癌和进行性块状纤维化的鉴别提供线索。若肿块在 T_2WI 表现为高信号，则高度提示肺癌；若表现为低信号或黑色信号，则提示进行性块状纤维化[12]。

3. CT 上，圆形肺不张表现为肺野外带的圆形肿块伴邻近胸膜增厚，肿块靠近肺门侧的边缘因血管束进入而显示模糊。典型表现为支气管血管束在肺门侧迂曲进入肿块内，形成所谓的"彗星尾征"[3-4]。

4. 放线菌病和不完全侵袭性曲霉菌病主要表现为高密度实变区或肿块。

5. 病灶中心出现地图样低密度区（微小脓肿伴硫磺样颗粒）和边缘强化提示为放线菌病[6]。

肺肉瘤

病理学

原发性肺肉瘤罕见，包括卡波西（Kaposi）肉瘤、纤维肉瘤、平滑肌肉瘤、上皮样血管内皮瘤、恶性纤维组织细胞瘤、横纹肌肉瘤、软骨肉瘤、滑膜肉瘤和肺动脉肉瘤等。

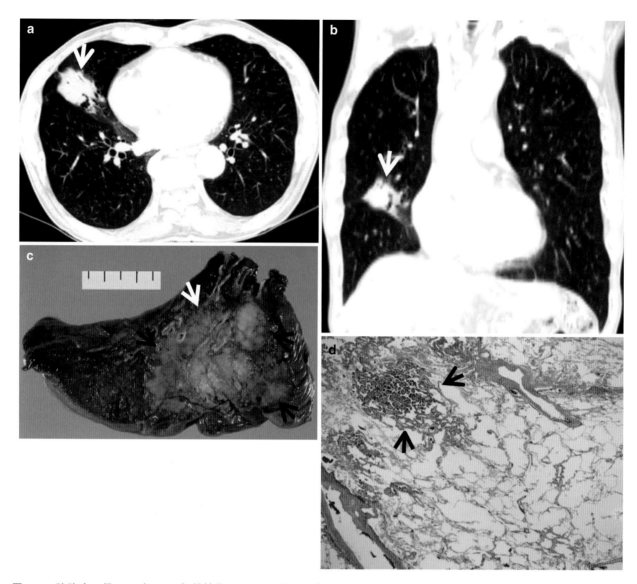

图 2.1　肺腺癌。男，75 岁。CT 扫描轴位（**a**）及冠状面重建（**b**）肺窗显示右肺中叶一大小约 4.2 cm 的肿块影（**a**、**b** 箭头所示）。右肺中叶切除术后的大体病理标本（**c**）显示分叶状的肿瘤，表现多变，黄色区域和白色区域（箭头所示）分别代表不同的肺腺癌亚型。低倍光镜图（**d**，×40）显示肿瘤细胞在伏壁型生长的背景下呈乳头状生长（箭头所示）

症状与体征

原发性肺肉瘤患者的临床症状无特异性，根据病变的大小和位置，可出现咳嗽、呼吸困难、胸痛和咯血等症状。

CT 表现

CT 上，原发性肺肉瘤通常表现为巨大的密度不均匀肿块（图 2.3），影像分析很难区分不同组织学类型的肺肉瘤。恶性纤维组织细胞瘤常起源于胸壁肌肉，很少来源于肺、纵隔或胸膜。肿瘤表现为边界清楚、光滑或分叶状的软组织肿块，极少出现钙化，增强扫描呈不均匀强化[13]。胸膜滑膜肉瘤平扫时常表现为边界清楚的不均匀肿块，内有片状低密度区，增强扫描呈不均匀强化[14]。钙化常见于关节旁滑膜肉瘤，而在胸膜滑膜肉瘤中罕见。

CT-病理对照

绝大多数肺肉瘤起源于平滑肌或纤维组织，因此 CT 增强扫描表现为轻度或明显强化。胸膜滑膜肉瘤的 CT-病理对照分析发现，平扫所示的斑片状低密度区与肿瘤内黏液或胶状成分相关，增强扫描的不均匀强化与肿瘤的出血、坏死和囊变相关[14]。

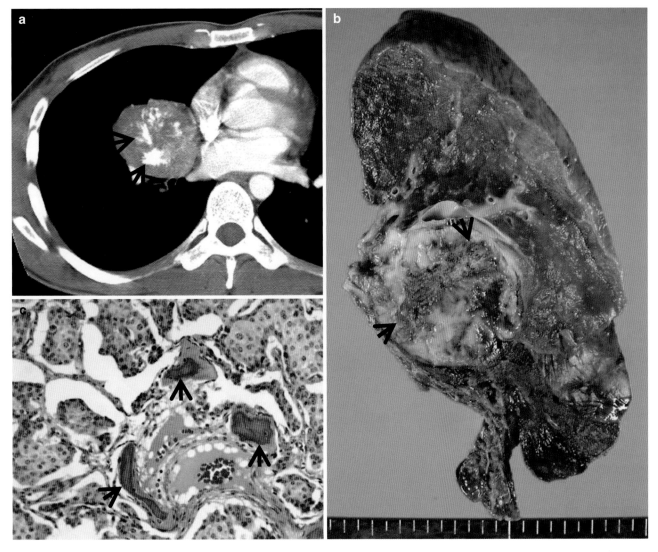

图 2.2　肺典型类癌。男，24 岁。CT 增强扫描于下肺静脉水平（a，层厚＝5.0 mm）显示右肺中叶一大小约 6 cm 的强化肿块影，内见多发骨化（箭头所示）。右肺中叶切除术后大体标本（b）显示肿块边界清楚，邻近肺实质受压但无受侵，肿块中央可见多发骨化（箭头所示）。高倍光镜图（c，×200）显示均一的肿瘤细胞（排列成小梁）、血管性分隔和含骨的结缔组织（箭头所示）

预后

　　手术是最有效的治疗方法。在无法切除的情况下，放、化疗是最佳的治疗手段。预后主要取决于手术能否完全切除肿块。因此，早期诊断是决定预后最重要的因素。据文献报道，患者的 5 年生存率 40％～50％[15-16]。

进行性块状纤维化

病理学

　　进行性块状纤维化（progressive massive fibro-sis，PMF）是在煤工尘肺病的基础上发展起来的（图 2.4）。PMF 表现为色素沉着纤维化的区域，好发于双肺上叶后段。病变处的肺组织被纤维组织所替代，伴有大量散在分布的着色煤尘。

症状与体征

　　PMF 的主要症状是呼吸急促，其他常见症状有咳嗽、咳痰及肺部喘鸣音，严重者可出现右心衰竭的症状与体征。哮喘性气道狭窄或并发肺炎可致病情急性加剧。

CT 表现

　　PMF 常表现为边界不规则的肿块影，伴有邻近的

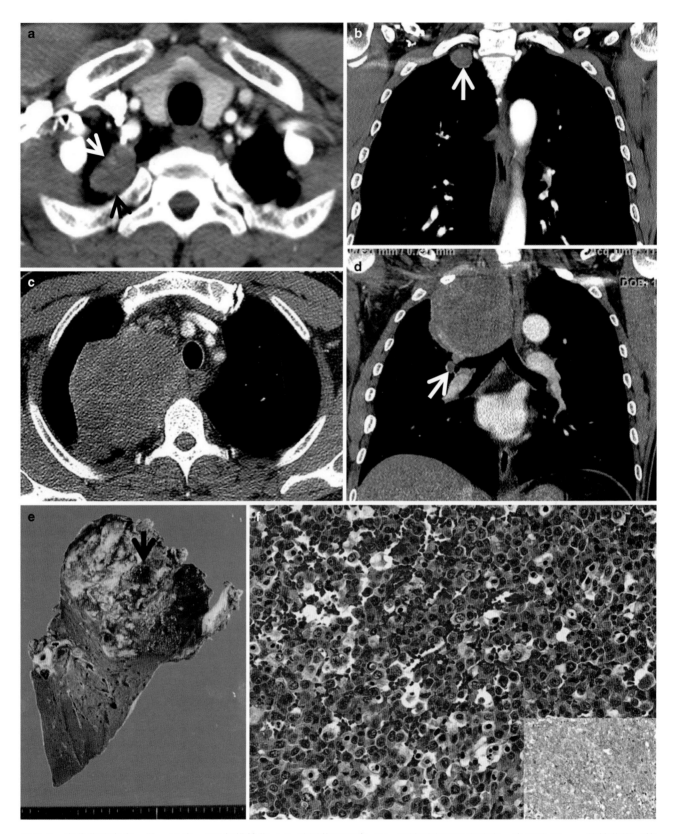

图 2.3　未分化肺肉瘤。男，49 岁。CT 扫描轴位（**a**）及冠状面重建（**b**）于纵隔窗显示右肺尖一直径约 28 mm 的结节影（箭头所示），最初该结节被诊断为神经源性肿瘤。7 个月后 CT 复查（**c**，**d**）显示病灶体积明显增大，直径约 90 mm，右上肺静脉分支可见癌栓形成（**d**，箭头所示）。右肺上叶切除术后的大体病理标本（**e**）显示肺尖巨大肿块，内含坏死灶（箭头所示）。高倍光镜图（**f**，×200）显示肿瘤细胞呈圆形，细胞异型性高，核分裂象明显。插图：CD99（＋）

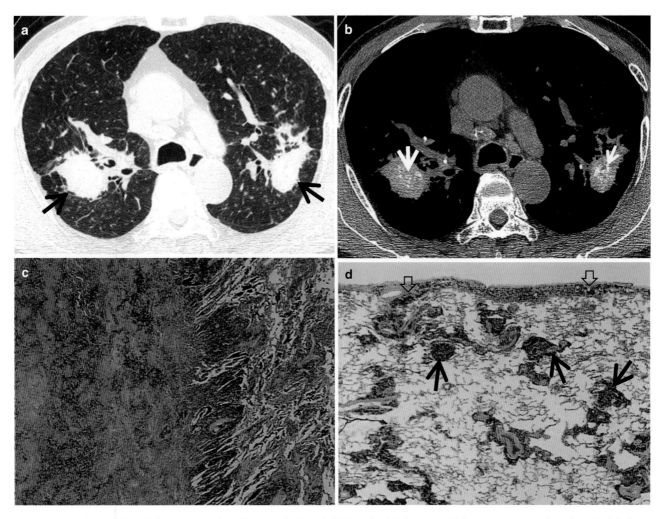

图 2.4　肺进行性块状纤维化。男，73 岁。薄层 CT 扫描于奇静脉弓水平肺窗（**a**，层厚 = 1.5 mm）显示双肺上叶后段各一肿块影（箭头所示），双肺另可见散在的小结节影。结合双肺上叶肿块及周围小结节影像，提示为进行性块状纤维化和尘肺病小结节。纵隔窗（**b**）显示 PMF 内部的钙化灶（箭头所示），另可见纵隔淋巴结钙化。另一 PMF 患者的活检标本在低倍光镜（**c**，×10）下显示含有大量黑色素（炭肺）的纤维组织。低倍光镜图（**d**，×40）显示小叶中心支气管血管束周围可见大量边界清楚的黑色结节（箭头所示）。邻近胸膜的色素沉着纤维化（空心箭头所示）在薄层 CT 上显示为以胸膜为基底的小结节

瘢痕旁肺气肿和肺实质结构扭曲[5,17]，通常双侧对称（图 2.4），可见点状、曲线状或块状钙化（图 2.4）。由于局部缺血或并发分枝杆菌感染，可出现空洞。PMF 在 T$_2$WI 上呈低信号，凭此可与肺癌鉴别[12]。

CT-病理对照

　　PMF 常伴有纤维组织以及坏死灶的数量增加（图 2.4）。由于 PMF 内含有纤维组织，大多数病灶在 T$_2$WI 上表现为低信号，其内的坏死灶在 T$_2$WI 呈局灶性高信号，在 CT 上呈低密度。MRI 增强扫描，半数以上的病例可见边缘强化，这是由于肺气肿继发肺泡塌陷所致。其余病灶无强化，反映了

PMF 内透明胶样组织少血供的特点[12]。

预后

　　由于肺间质纤维化不可逆，因此预后严重。患者应避免进一步接触粉尘。治疗上，使用支气管扩张药物改善肺功能和预防肺炎非常重要[18]。

肺放线菌病

病理学

　　放线菌病是放线菌（厌氧丝状菌属）所引起的感染。初期表现为急性支气管肺炎伴脓肿形成，随

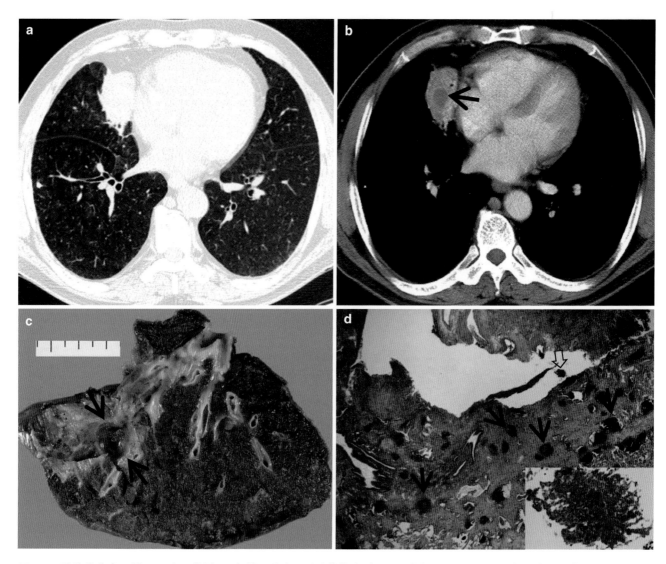

图 2.5 肺放线菌病。男，60 岁。薄层 CT 扫描，肺窗于下肺静脉水平（**a**，层厚＝1.5 mm）显示右肺中叶一直径约 42 mm 的梭形肿块影。纵隔窗（**b**）显示病灶中央的地图样坏死灶（箭头所示）。右肺中叶切除术后的大体病理标本（**c**）显示肺炎实变区含有圆形坏死腔（箭头所示）。低倍光镜图（**d**，×40）显示慢性炎症内的实质病灶及含有许多淋巴滤泡的纤维化组织（箭头所示）。脓肿腔内可见嗜碱性物质（空心箭头所示）。插图：嗜碱性物质放大图显示硫磺样颗粒

后多发展至纤维化，常伴有局部小叶间隔及胸膜增厚。极少数病例可引起支气管内膜感染，这是由于之前存在的阻塞性支气管结石或支气管异物并发放线菌感染，引起邻近气道的炎症，并导致远端阻塞性肺炎。支气管结石可由肉芽肿引起的钙化性淋巴结侵蚀进入气道所致[19]。

症状与体征

表现为小结节或肿块样实变的患者一般无症状。最常见的呼吸道症状是慢性咳嗽。发现肺部病变前，常出现低热、消瘦、疲劳等全身症状，与恶性肿瘤、肺结核、真菌感染的临床表现相似。随着病情的进展，绝大多数患者出现咳嗽、多痰和胸膜炎性疼痛。进一步发展，支气管胸膜瘘可经胸壁排出特征性的硫磺样颗粒。

CT 表现

CT 上，放线菌病急性期表现为边界模糊的分布于肺野外周的小结节影，可伴有小叶间隔增厚。随着感染加重，肺结节逐渐增多，进展为气腔实变或肿块。实变或肿块通常可见到中心低密度及边缘强化[6]（图 2.5）。其他 CT 征象包括肺门或纵隔淋巴结肿大、局限性胸膜增厚或胸腔积液。

表 2.1　表现为肺部肿块的常见疾病

疾病	鉴别要点
恶性	
肺癌	灌注值＞25 HU，边界呈分叶状或毛刺，无卫星结节
BALT 淋巴瘤	实变或结节，伴空气支气管征
肺肉瘤	不均匀强化的巨大肿块
良性	
良性肿瘤	
圆形肺不张	圆形肿块并邻近胸膜增厚，可见彗星尾征
进行性块状纤维化	边界不规则肿块，T_2WI 呈低信号，伴瘢痕旁肺气肿
放射菌病	中央低密度、边缘强化的实变区或肿块
不完全侵袭性曲霉菌病	

注：BALT，支气管相关淋巴组织；HU，CT 值单位；T_2WI，T_2 加权像

CT-病理对照

放线菌感染的特征性病理表现是支气管肺炎伴局灶性或多灶性脓肿形成。CT 增强扫描所示的低密度区域为脓肿或含有炎性渗出物的扩张支气管，强化的边缘为脓肿壁的血管肉芽组织或引流性气道黏膜内增生的支气管血管[6]。

预后

长疗程的抗生素治疗效果良好。标准治疗是在发病初期肠道外使用抗生素 4 至 6 周，然后口服抗生素至少 6 个月。病情较轻者可缩短疗程[20]；在胸膜和胸壁严重受累的病例中，必要时需辅以手术切除。

参考文献

1. Hansell DM, Bankier AA, MacMahon H, McLoud TC, Muller NL, Remy J. Fleischner Society: glossary of terms for thoracic imaging. Radiology. 2008;246:697–722.
2. Magne N, Porsin B, Pivot X, et al. Primary lung sarcomas: long survivors obtained with iterative complete surgery. Lung Cancer. 2001;31:241–5.
3. Doyle TC, Lawler GA. CT features of rounded atelectasis of the lung. AJR Am J Roentgenol. 1984;143:225–8.
4. McHugh K, Blaquiere RM. CT features of rounded atelectasis. AJR Am J Roentgenol. 1989;153:257–60.
5. Chong S, Lee KS, Chung MJ, Han J, Kwon OJ, Kim TS. Pneumoconiosis: comparison of imaging and pathologic findings. Radiographics. 2006;26:59–77.
6. Cheon JE, Im JG, Kim MY, Lee JS, Choi GM, Yeon KM. Thoracic actinomycosis: CT findings. Radiology. 1998;209:229–33.
7. Kim SY, Lee KS, Han J, et al. Semiinvasive pulmonary aspergillosis: CT and pathologic findings in six patients. AJR Am J Roentgenol. 2000;174:795–8.
8. Gurney JW. Determining the likelihood of malignancy in solitary pulmonary nodules with Bayesian analysis. Part I. Theory. Radiology. 1993;186:405–13.
9. Han JY, Lee KN, Lee JK, et al. An overview of thoracic actinomycosis: CT features. Insights Imaging. 2013;4:245–52.
10. Nascimento AG, Unni KK, Bernatz PE. Sarcomas of the lung. Mayo Clin Proc. 1982;57:355–9.
11. Keel SB, Bacha E, Mark EJ, Nielsen GP, Rosenberg AE. Primary pulmonary sarcoma: a clinicopathologic study of 26 cases. Mod Pathol. 1999;12:1124–31.
12. Matsumoto S, Miyake H, Oga M, Takaki H, Mori H. Diagnosis of lung cancer in a patient with pneumoconiosis and progressive massive fibrosis using MRI. Eur Radiol. 1998;8:615–7.
13. Gladish GW, Sabloff BM, Munden RF, Truong MT, Erasmus JJ, Chasen MH. Primary thoracic sarcomas. Radiographics. 2002;22:621–37.
14. Zhang WD, Guan YB, Chen YF, Li CX. CT imaging of primary pleuropulmonary synovial sarcoma. Clin Radiol. 2012;67:884–8.
15. Porte HL, Metois DG, Leroy X, Conti M, Gosselin B, Wurtz A. Surgical treatment of primary sarcoma of the lung. Eur J Cardiothorac Surg. 2000;18:136–42.
16. Janssen JP, Mulder JJ, Wagenaar SS, Elbers HR, van den Bosch JM. Primary sarcoma of the lung: a clinical study with long-term follow-up. Ann Thorac Surg. 1994;58:1151–5.
17. Begin R, Bergeron D, Samson L, Boctor M, Cantin A. CT assessment of silicosis in exposed workers. AJR Am J Roentgenol. 1987;148:509–14.
18. Leung CC, Yu IT, Chen W. Silicosis. Lancet. 2012;379:2008–18.
19. Kim TS, Han J, Koh WJ, et al. Thoracic actinomycosis: CT features with histopathologic correlation. AJR Am J Roentgenol. 2006;186:225–31.
20. Choi J, Koh WJ, Kim TS, et al. Optimal duration of IV and oral antibiotics in the treatment of thoracic actinomycosis. Chest. 2005;128:2211–7.

实　变
Consolidation

3

大叶性实变

定义

在 CT 上，实变是一种表现为肺实质密度均匀性增高、掩盖了血管及支气管壁边缘的肺部异常表现，病变内可见空气支气管征[1]（表 3.1）。病理上，肺实变处的肺泡气体被渗出物或疾病生成的其他产物所取代（如感染性肺炎）[2]。

常见疾病

肺叶性实变是大叶性肺炎的典型表现形式（图 3.1 和图 3.2）。根据形态学，肺炎分为大叶性肺炎和支气管肺炎，肺炎链球菌、流感嗜血杆菌和卡他莫拉菌是引起大叶性肺炎最常见的病原体，结核分枝杆菌也可引起大叶性肺炎[3]（表 3.1）。

肿瘤性病变如浸润性黏液腺癌[4]（图 3.3 和图 3.4）和 BALT 淋巴瘤[5]（图 3.5）等也可表现为肺叶实变。

阻塞性肺炎、瘢痕性或被动性肺不张以及肺梗死也可引起肺叶实变[6]（图 3.6）。

分布

大叶性肺炎的肺叶实变常分布于肺野中、外带。与此相反，非典型肺炎常表现为小叶中心性结节影或腺泡样阴影，以及小叶实变影或小叶 GGO，可散布于整个肺野[7]。

临床意义

出现急性肺炎的症状与体征支持大叶性肺炎的诊断，若病情进展迅速，亦有助于急性大叶性肺炎的诊断。

MRI 的超速"水敏感"序列可显示肺黏液腺癌的实变病灶呈明亮高信号，即所谓的"MR 白肺征"[8]。

大叶性肺炎

病理学

大叶性肺炎的主要特征是肺叶大部分或整个肺叶的纤维蛋白化脓性实变，而支气管肺炎则表现为斑片状实变。大叶性肺炎的炎性反应可分为四个阶段，分别为：充血水肿期（毛细血管充血，肺泡腔渗液并有少量中性粒细胞）、红色肝样变期（肺泡腔内见大量融合渗出物、中性粒细胞和红细胞，充盈肺泡腔）、灰色肝样变期（红细胞渐进性崩解）和溶解消散期（成纤维细胞充填）[11]。

鉴别诊断要点
1. 出现急性肺炎的症状与体征及病情进展迅速有助于急性大叶性肺炎的诊断。
2. CT 上出现空气支气管征的支气管，如见到夹角拉伸、受挤压、增宽以及周围的叶间裂膨隆均提示肺黏液腺癌的诊断[4]。
3. 进展隐匿、缓慢的实性病变有助于 BALT 淋巴瘤的诊断[5]。
4. 当怀疑为黏液腺癌时，可行 MRI 检查明确是否存在所谓的"MR 白肺征"[6,8]。
5. 肺窗上肺野外带实变区如显示中心透亮影（反晕征的一种），则高度提示为肺梗死[9-10]。

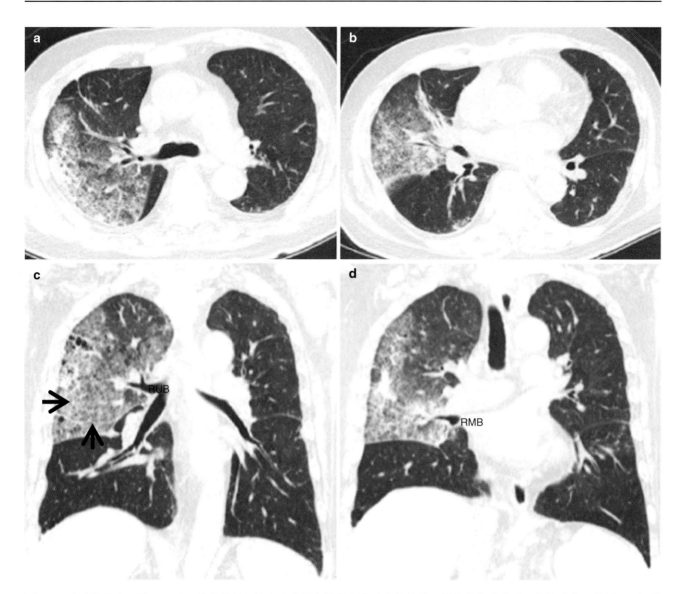

图 3.1 大叶性肺炎。男，74 岁，伴急性髓细胞白血病及中性粒细胞减少性发热。尿培养发现革兰氏阳性球菌。薄层 CT 扫描于右肺上叶支气管水平（**a**）及中叶支气管水平（**b**）（层厚＝2.5 mm）分别显示右肺上叶及中叶呈肺叶性分布的大片实变影。相应的冠状面重建图像分别显示了右肺上叶（**c**）及中叶支气管（**d**），并可见右肺上叶及中叶实变影。实变病灶内可见铺路石征（**c** 中箭头所示）。RUB，右肺上叶支气管；RMB，右肺中叶支气管。

症状与体征

　　大叶性肺炎的典型表现为急性进展的发热和咳脓痰，还可出现呼吸困难、胸膜炎性疼痛和咯血。常见白细胞增多，提示为急性炎症。在年老体弱或免疫抑制的患者中，上述症状可较轻微或缺乏。肺部听诊时可闻及吸气性爆裂音。

CT 表现

　　CT 上，大叶性肺炎主要表现为某一肺叶内相邻肺段的均匀性气腔实变[7]（图 3.1 和图 3.2），实变周围可见 GGO。实变通常跨越小叶和肺段边界。常见空气支气管征。

CT-病理对照

　　大叶性肺炎的典型组织学表现是肺泡腔内充填渗出性水肿液及中性粒细胞，通常开始于邻近脏层胸膜的肺野外带，并通过肺泡毛细血管和小气道向心性扩展，引起均匀性实变。肺泡腔不完全充填可呈现 GGO。CT 上的空气支气管征对应仍有气体充填的支气管及周围炎性渗出（图 3.1 和图 3.2）。

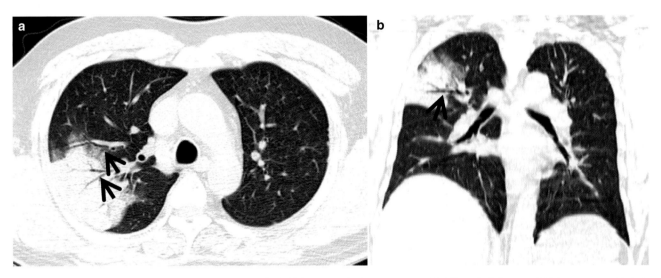

图 3.2 社区获得性肺段性肺炎。男，38 岁。CT 扫描轴位（**a**，层厚＝2.5 mm）及冠状面重建像（**b**，层厚 2.0 mm）显示右肺上叶后段的实变影，可见空气支气管征（箭头所示）。患者被证实为肺炎链球菌肺炎

表 3.1 表现为肺叶实变的常见疾病

疾病	鉴别要点
大叶性肺炎	急性肺炎的症状，均匀实变伴空气支气管征
肺黏液腺癌	实变，CT 上空气支气管征的支气管夹角伸展、挤压和增宽以及周围叶间裂膨隆，MR 白肺征
BALT 淋巴瘤	进展隐匿、缓慢的实性病变
肺梗死	肺野外带楔形实变伴中心透亮影

注：BALT，支气管相关淋巴组织

预后

预后取决于肺炎的严重程度。肺炎严重性指数（PSI）是评价肺炎死亡风险的评分系统，包括了年龄、并存的疾病、体格检查和实验室检查的情况[12]。CURB-65 是另一个有用的评分系统[13]。在肺炎的治疗中，早期足量的抗生素治疗和依据评分系统的分层管理至关重要。

浸润性黏液腺癌

病理学

浸润性黏液腺癌（原名黏液性支气管肺泡癌）组织学表现独特，肿瘤细胞形态与杯状细胞或柱状细胞相似，内含丰富的胞质内黏液（图 3.3 和图 3.4）。浸润性黏液腺癌有多中心、多叶及双肺发病的明显趋势，提示肿瘤可能随气道播散。KRAS 突变常见[14]。

症状与体征

由于癌细胞分泌丰富的黏液，患者常诉有痰多，即所谓的支气管黏液溢。另外，患者也可无症状。若病变累及双肺，可出现呼吸急促。

CT 表现

浸润性黏液腺癌的 CT 表现包括实变、空气支气管征，以及多灶、多肺叶（偶见）的实性或部分实性结节或肿块，多分布于小叶中心或以支气管为中心分布[15-16]。CT 上空气支气管征的支气管夹角伸展、受压和增宽及周围叶间裂膨隆等表现有助于黏液腺癌的诊断[4]（图 3.3 和图 3.4）。MRI 白肺征（水敏感序列上呈明亮高信号）有助于黏液腺癌和感染性肺炎的鉴别诊断[8]。

CT-病理对照

气腔实变和空气支气管征等浸润性黏液腺癌的 CT 表现是由于肿瘤沿着肺泡壁生长及黏液分泌造成的[17-18]（图 3.3 和图 3.4）。由于肿瘤细胞填充了肺泡腔并浸润到肺泡隔及支气管壁，支气管拉伸、受压并走行僵硬[4]。黏液的分泌可引起肺叶的扩张，导致叶间裂膨隆。MRI 白肺征则与瘤内黏液含量高有关。

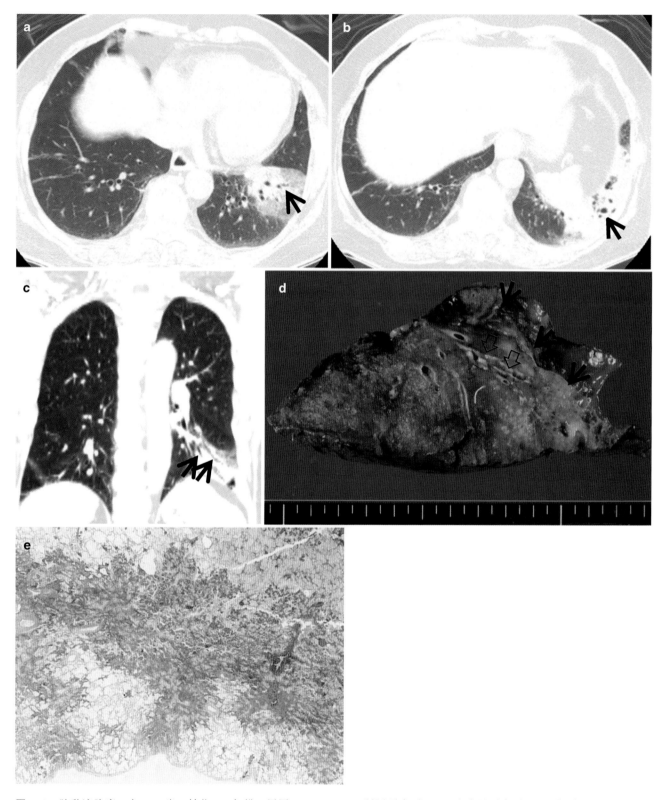

图 3.3　肺黏液腺癌。女，75 岁。轴位 CT 扫描（层厚＝5.0 mm）于肝膈顶水平（**a**）及脾膈顶水平（**b**）分别显示左肺下叶非节段性分布的实变影及内部的空气支气管征（箭头所示），另可见左肺下叶体积缩小。冠状面重建像（**c**）显示左肺下叶实变影及空气支气管征（箭头所示）。左肺下叶切除术后的大体病理标本（**d**）显示左肺下叶棕黄色黏液样肿瘤（箭头所示），肿瘤内可见扩张的支气管及破坏的管壁（空心箭头所示）。高倍光镜图（**e**，×100）显示肿瘤浸润、蔓延至邻近肺实质，边界模糊，肺泡腔内常含有黏液。肿瘤具有独特的外观，表现为癌细胞有杯状细胞或柱状细胞的形态，胞质含有丰富的黏液

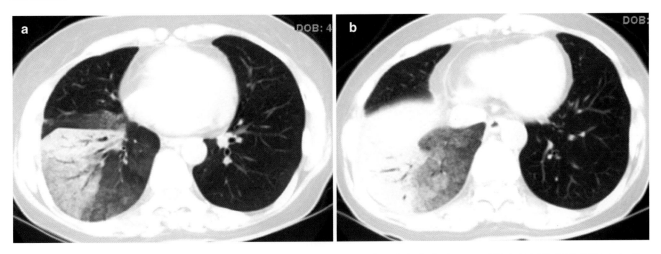

图 3.4　弥漫性腺癌。女，57 岁。CT 扫描（层厚＝5.0 mm）于肺基底段支气管水平（a）及肝上的下腔静脉水平（b）分别显示右肺下叶及部分右肺中叶实质透明度减低（实变及 GGO），病灶内可见空气支气管征。右肺下叶活检标本提示为中分化腺癌伴肿瘤胸膜浸润

预后

浸润性黏液腺癌有多中心、多叶及双肺发病的明显趋势，说明肿瘤可能经气道播散。即使手术切除未播散的肿瘤，常常会在残肺内复发。黏液腺癌对表皮生长因子受体（EGFR）靶向治疗基本上不敏感[19]，浸润性黏液腺癌的总体预后比黏液腺癌差。

支气管相关淋巴组织（BALT）淋巴瘤

病理学

肺支气管相关淋巴组织边缘区 B 细胞淋巴瘤是一种结外淋巴瘤，被认为发生在继发于炎症或自身免疫疾病的获得性支气管相关淋巴组织。肿瘤细胞浸润支气管上皮，形成淋巴上皮性病变。病灶典型表现为灰黄色的实性肿块，并呈现出小淋巴样细胞弥漫性浸润[5]（图 3.5）。

症状与体征

在肺叶实变型 BALT 淋巴瘤中，消瘦、盗汗和发热等全身症状较呼吸道症状更为常见。主要的呼吸道症状为慢性咳嗽和呼吸困难。

CT 表现

BALT 淋巴瘤的主要 CT 表现是气腔实变或结节，且病灶内见空气支气管征[5]。病变通常多发且双侧受累（图 3.5）。其他表现包括孤立结节（请参考第一章"孤立性肺结节"部分）、支气管扩张、细支气管炎以及弥漫性间质性肺疾病。进展缓慢的实变性病变有助于 BALT 淋巴瘤的诊断。

CT-病理对照

BALT 淋巴瘤在 CT 上表现出的单发或多发的结节或肿块以及气腔实变，与肺间质内肿瘤细胞增殖导致的肺泡腔和过渡性气道闭塞有关[20]（图 3.5）。由于支气管及膜性细支气管很少受累，因此常可见到空气支气管征。CT 上的小叶间隔增厚、小叶中心性结节和支气管管壁增厚，与肿瘤细胞浸润淋巴管周围间隙有关。

预后

BALT 淋巴瘤临床病程缓慢。据文献报道，5 年及 10 年总体生存率分别约为 90％和 72％[21]。年龄和体力状况是影响预后的因素。

肺梗死

病理学

肺梗死通常呈楔形且多发，梗死灶的尖端可见闭塞的肺动脉，梗死灶的基底部位于胸膜。肺梗死可发生于肺的任何部位，但以肺底最为常见。通常肺组织发生出血，早期表现为红-蓝色，随后颜色逐渐变浅，并由于含铁血黄素沉积，变成棕红色。随着时间的推移，纤维素逐渐取代梗死灶，最后梗死

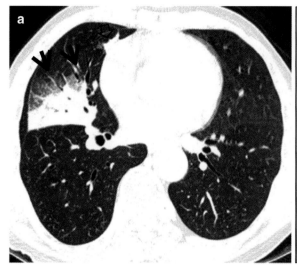
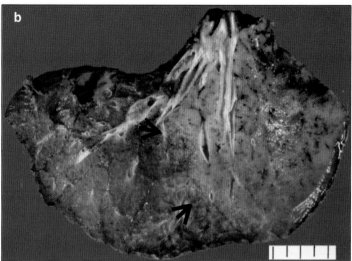
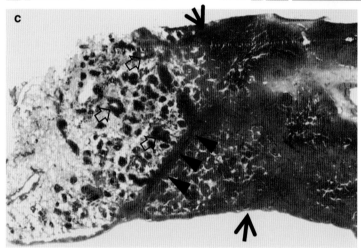

图 3.5　BALT 淋巴瘤。男，60 岁。薄层 CT 扫描（层厚＝1.5 mm）于下肺静脉水平（**a**）显示右肺中叶外侧段实变影及 GGO（箭头所示），右肺中叶内侧段可见小矩形实变影（空心箭头所示）。右肺中叶切除术后的大体病理标本（**b**）显示边界不清的灰褐色实性病变（箭头所示），请注意中心实性区。低倍光镜图（**c**，×5）示，肿瘤从支气管血管间质扩展至肺泡腔，并形成标本右半部的实性病变（箭头所示）。在标本左半部，肿瘤细胞局限于支气管血管间质内，表现为小叶中心性结节（空心箭头所示），亦可见肿瘤细胞浸润增厚的小叶间隔和小静脉（楔形箭头所示）

灶变为收缩的瘢痕。在肺栓塞中，栓子可引起肺梗死，临床上表现为突发性局部胸膜痛、呼吸困难和咯血等。栓塞一般多次发生[11]。

症状与体征

肺梗死的主要症状有急性发展的严重呼吸困难、胸膜炎性疼痛和痰中带血，无脓痰。可出现呼吸急促、心动过速和缺氧。若发现小腿肿胀和直腿伸踝试验（Homan 征）阳性，则提示深静脉血栓形成。

CT 表现

CT 上，肺野外带楔形实变影提示肺梗死[22]。实变内部的形态学特征是中心透亮影但无空气支气

管征[9]（图 3.6）。氟脱氧葡萄糖（FDG）PET-CT 可见实变边缘有少量连续的 FDG 摄取（环征）[23]。实变的中心部位可出现空洞。

CT-病理对照

肺梗死的实变主要是由病灶中心肺泡被血液填充或坏死伴病灶外围炎性反应引起[24]。实变内的中心透亮影与被周围炎性反应环绕的中心坏死区有关[9]。肺梗死边缘 FDG 的摄取与外围炎性反应有关[23]。

预后

肺梗死最重要的处理是早期发现和抗凝或溶栓

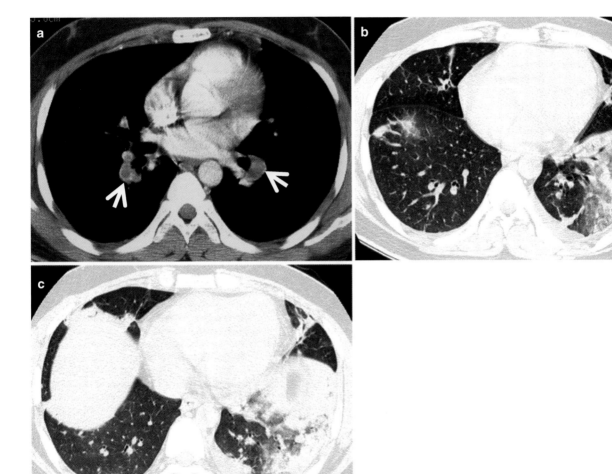

图 3.6　肺栓塞继发肺梗死。男，32 岁，慢性肝病及深静脉血栓。基底干水平 CT 增强扫描（**a**，层厚＝5.0 mm）显示双肺下叶肺动脉内充盈缺损影（箭头所示为栓塞）。心室水平（**b**）和肝膈顶水平（**c**）CT 扫描肺窗（层厚＝2.5 mm）分别显示双肺下叶实变影，以左肺下叶为著。肺栓塞溶栓治疗后实变影消失

治疗。肺梗死发生于 20%～30% 患有明显心肺疾病的患者中，肺梗死患者的总体预后比肺栓塞但无梗死的患者要差。

斑片状和结节状实变

定义

偶尔可以见到单侧肺或双肺内、边界不清、密度增高的肺实质病变（实变、边界不清的结节或 GGO），呈大小不一点状或不均匀片状分布。它们可表现为单一形式或同时联合实变、边界不清结节和 GGO 等多种形式的多发病灶，可累及单侧肺（图 3.7）或双肺。

我们称分散的密度增高影为多发结节或肿块

（请参照第十九章）。

常见疾病

可见于隐源性机化性肺炎，急性肺炎的消散期[10,25]，包括呼吸道侵袭性肺曲霉菌病[26]（图 3.8）、真菌感染如隐球菌病[27]（图 3.7 和图 3.9）和弥漫型腺癌[18]在内的广泛"支气管肺炎"，IgG4 相关性肺病[5,28]（图 3.10）和淋巴瘤样肉芽肿病等淋巴增生性疾病[29]（图 3.11），以及 ANCA 相关肉芽肿性血管炎（韦格纳肉芽肿）等在内的肺血管炎[30]（表 3.2）。

分布

多发斑点状、大小不一或不均匀分布，可沿支气管血管束分布。

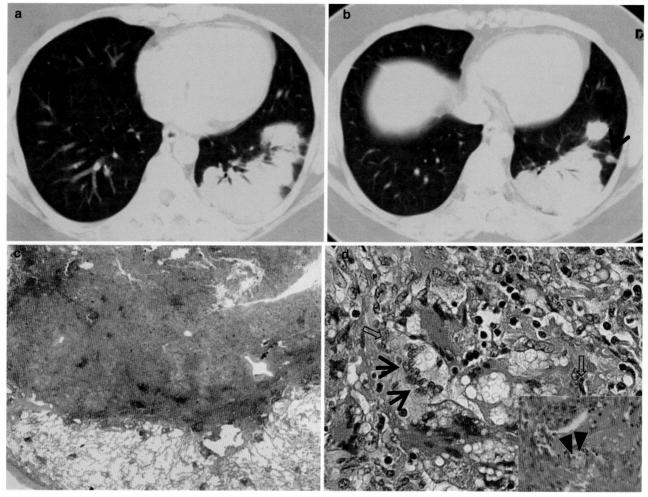

图 3.7　表现为局灶性实变或结节的肺隐球菌病。女，34 岁，免疫功能正常。CT 扫描（层厚＝5.0 mm）肺窗于心室水平（**a**）和肝膈顶水平（**b**）分别显示左肺下叶大片实变和数个边界不清的结节（**b**，箭头所示）。低倍光镜图（**c**，×5）显示实变病灶边界较清楚、密度均匀且无坏死。高倍光镜图（**d**，×200）显示异物型多核巨噬细胞（箭头所示）和间质细胞（空心箭头所示）。插图：黏蛋白卡红染色清晰显示酵母型生物（楔形箭头所示）

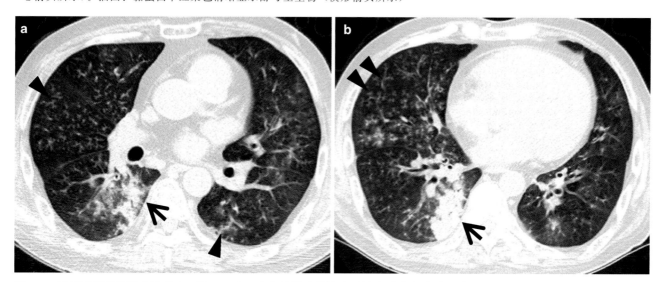

图 3.8　呼吸道侵袭性肺曲霉菌病。男，46 岁，患有脑肿瘤并接受了糖皮质激素治疗，病灶表现为多发实变影和树芽征。薄层 CT 扫描（层厚＝1.0 mm）于中间段支气管水平（**a**）和基底段支气管水平（**b**）分别显示双肺斑片状实变影（箭头所示）和广泛毛细支气管炎伴树芽征（楔形箭头所示）。患者血清曲霉菌抗原呈阳性，抗真菌治疗后明显改善

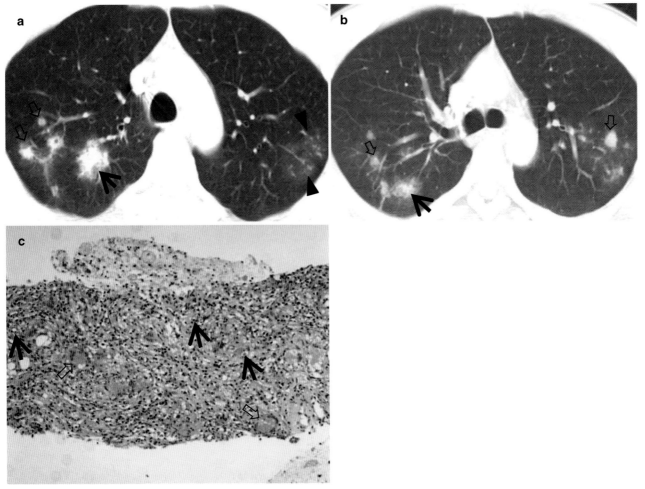

图 3.9 肺隐球菌病。男，37 岁，病变表现为双肺斑片状实变影、边界不清的结节影或分枝样伴结节。CT 扫描（层厚＝5.0 mm）肺窗于主动脉弓水平（**a**）和主支气管水平（**b**）分别显示双肺边界不清的斑片状结节影（箭头所示）、实变影（空心箭头所示）和树芽征（楔形箭头所示）。低倍光镜图（**c**，×5）示间质性肺炎和肺泡炎症。肺泡腔内见大量巨噬细胞（箭头所示）和含小囊腔结构的巨细胞（空心箭头所示）。六胺银染色和黏蛋白卡红染色可见细胞内酵母型生物

临床意义

呼吸道侵袭性肺曲霉菌病见于免疫功能减退患者（如血液系统恶性肿瘤患者和造血干细胞移植患者），特别是外周血中性粒细胞绝对计数＜500/μl 的患者（中性粒细胞减少症）。肺隐球菌病是一种进展缓慢的、见于轻度免疫功能减退患者的肺部感染[27]。在肺血管炎典型影像表现出现前，可有如弥漫性肺泡出血、急性肾小球肾炎、慢性难治性鼻窦炎或鼻漏、影像学检查发现结节或空洞，以及多系统疾病等非特征性的症状与体征[31]。

鉴别诊断要点

1. 在隐源性机化性肺炎或急性肺炎的消散期，实变或边界不清的结节特征性地沿着支气管血管

束或胸膜下分布。实变或结节可见反晕征[10]。

2. 肺隐球菌病多表现为成簇的结节，也可表现为单发结节、分散的结节或支气管肺炎，它是一种缓慢进展和消退的肺部感染[27]。

3. 肺部 CT 上，淋巴组织增生性疾病和 IgG4 相关性肺病有多种表现，包括单发结节或实变、多发结节或实变、支气管扩张、细支气管炎以及弥漫性肺间质病变[5,28]。

4. 肿块或结节内中心坏死性低密度、周围环形强化和磨玻璃样晕征等重要的典型征象有助于肺淋巴瘤样肉芽肿病的诊断[29]。韦格纳肉芽肿也可见到这些征象，在组织病理学上，坏死主要与中性粒细胞微小脓肿有关，或可见大片深染的地图样坏死区（由于存在中性粒细胞核碎片

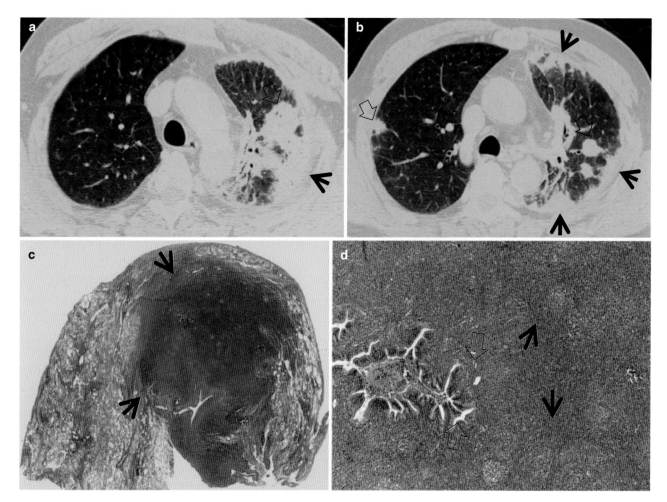

图 3.10 IgG4 相关性肺病。男，51 岁，病变表现为双肺多发实变和结节。CT 扫描（层厚＝5.0 mm）肺窗于主动脉弓水平（**a**）和奇静脉弓水平（**b**）分别显示双肺斑片状实变影（箭头所示）和结节影（空心箭头所示）。左肺可见支气管血管束及小叶间隔增厚。右肺下叶结节的病理标本的低倍光镜图（**c**，×2）显示边界较清楚的胸膜下结节（箭头所示）。低倍光镜图（**d**，×8）显示淋巴浆细胞浸润伴不规则纤维化（箭头所示）和血管结构闭塞（空心箭头所示）。免疫组化染色 IgG4 和 CD43 呈阳性

而表现为明显嗜碱性）[30-31]。在这两种疾病中，病灶内均可有与气道相通的空洞，空洞可因坏死物排出而扩大[29-31]。

呼吸道侵袭性肺曲霉菌病

病理学

呼吸道侵袭性肺曲霉菌病的组织学特点是以膜性和呼吸性细支气管为中心的液化坏死和中性粒细胞浸润，一般无或有轻微的血管浸润和凝固性坏死[26]（图 3.8）。

症状与体征

呼吸道侵袭性肺曲霉菌病主要见于严重免疫功能减退的患者，特别是患有获得性免疫缺陷综合征（艾滋病）、心肺移植或肺移植以及血液系统恶性肿瘤的患者。大多数肺移植患者无症状，而艾滋病和血液系统恶性肿瘤患者常出现呼吸困难、吸气性哮鸣音、发热和干咳等症状。呼吸道梗阻可导致肺不张和严重的呼吸衰竭[32]。

CT 表现

高分辨率 CT（high resolution CT，HRCT）可见分布于支气管周围的小叶中心性结节、树芽征和斑片状实变影[26]（图 3.8）。气管支气管炎时可见气管或支气管管壁增厚。

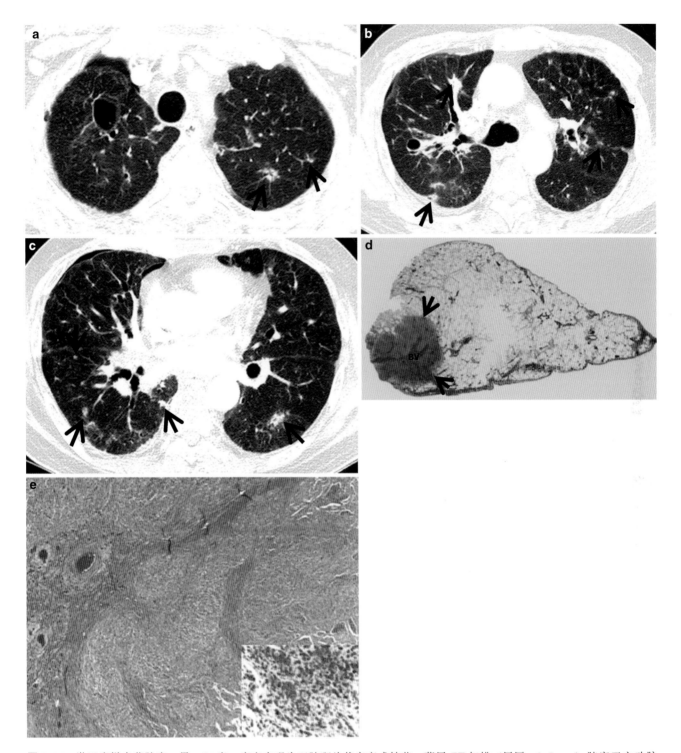

图3.11 淋巴瘤样肉芽肿病。男，70岁，病变表现为双肺斑片状实变或结节。薄层CT扫描（层厚＝1.5 mm）肺窗于主动脉弓上水平（**a**）、主动脉弓水平（**b**）和下叶支气管分叉水平（**c**）分别显示双肺斑片状结节影，大小、形态各异（箭头所示），并可见由于之前的肺活检造成右上肺含气囊腔形成及右侧胸膜腔少量气胸。左下肺结节的病理标本在低倍光镜图（**d**，×2）显示边界清楚的胸膜下结节（箭头所示）包绕中央支气管血管束（BV）。低倍光镜图（**e**，×10）。插图：CD3阳性

表 3.2 表现为斑片状或结节状实变的常见疾病	
疾病	鉴别要点
隐源性机化性肺炎	实变或边界不清的结节沿支气管血管束或胸膜下分布
广泛支气管肺炎	
肺隐球菌病	多发成簇结节状型、单发或分散结节、肿块样实变，支气管肺炎型
弥漫型腺癌	
IgG4 相关性肺病	孤立性大结节、类圆形 GGO、支气管血管束和小叶间隔增厚以及支气管扩张
淋巴瘤样肉芽肿病	肺结节或肿块伴中心低密度、周围环形强化及磨玻璃样晕征
韦格纳肉芽肿	双肺多发的胸膜下结节或肿块

注：GGO，磨玻璃密度影

CT-病理对照

CT 上的小叶中心性小结节、树芽征和斑片状实变影相当于坏死性支气管炎和细支气管炎的病灶，常伴有中性粒细胞炎性反应[26]。

预后

改善预后最重要的方法是通过支气管镜检查早期诊断和积极抗真菌治疗。肺移植患者的死亡率为 24%，而血液系统恶性肿瘤或造血干细胞移植患者的预后更差，死亡率为 72%[32]。

肺隐球菌病

病理学

肺隐球菌病通常表现为孤立或多发的、边界较清楚、黄棕色的卵圆形结节状肿块或斑片状实变。显微镜下见泡沫样组织细胞的聚集，细胞质内可见直径约 6～25 μm 的真菌。真菌的嗜银染色法（GMS）、过碘酸希夫反应（PAS）和黏蛋白卡红染色阳性[33]（图 3.7）。

症状与体征

肺隐球菌病的临床表现多样，轻者可无症状，重者可表现为重症肺炎合并呼吸衰竭[34]。症状无特异性，一般表现为咳嗽、发热、呼吸困难、胸膜炎性疼痛、咯血及全身乏力。据文献报道，该病还可

出现迅速进展的急性呼吸衰竭[35]。

CT 表现

肺隐球菌病在非艾滋病患者中表现形式多样，进展缓慢。最常见的 CT 表现是局限于某个肺叶的多发成簇结节状病变[26]，其他表现包括单发结节或分散结节、肿块样实变和支气管肺炎。广泛播散时表现为粟粒样结节、淋巴结肿大和空洞，主要见于免疫功能减退的患者[36]（图 3.7 和图 3.9）。

CT-病理对照

结节状肺曲霉菌病（隐球菌肉芽肿）组织病理学上由中央坏死区和周围环绕的厚实纤维包膜组成。在结节和肺实质交界处，肺泡隔由于单核细胞、肉芽肿和反应性淋巴滤泡浸润而增宽。肺气腔内含巨噬细胞和蛋白样嗜酸性液体。这些组织病理学表现与结节周围的环状 GGO 相对应[37]。

预后

肺隐球菌病的治疗方案取决于患者的免疫状态、肺部受累的严重程度和是否出现脑膜脑炎。随着新型低毒高效抗真菌药物的引进，治疗效果会更好[38]。

IgG4 相关性肺病

病理学

免疫球蛋白 G4（IgG4）相关硬化性疾病的临床病理特征是血清 IgG4 水平升高、炎性纤维化伴大量 IgG4 阳性浆细胞以及对糖皮质激素治疗有效。在 IgG4 相关性肺病中，病理学可表现为各种各样的肺内和胸膜病变，了解这类疾病的形态学变化和临床病理特点非常重要[39-40]（图 3.10）。

症状与体征

半数患者可出现咳嗽、劳力性呼吸困难和胸痛等症状，其余患者无症状[41]。亦可出现发热和体重减轻等全身症状，可出现与肺外器官（如胰腺）损害的相关症状。70%～90%的患者血清 IgG4 水平升高。

CT 表现

根据主要的 CT 表现，IgG4 相关性肺病可分为

4 种类型：孤立性大结节（含肿块）、类圆形 GGO、支气管血管束和小叶间隔增厚，以及支气管扩张[28]（图 3.11）。

CT-病理对照

大结节在组织病理学上由弥漫性淋巴浆细胞浸润和纤维化组成[28]，结节周围的毛刺在病理上对应硬化性炎症沿着小叶间隔和肺泡壁延伸。小结节影对应细支气管周围的硬化性炎症区域。支气管血管束及小叶间隔增厚对应淋巴浆细胞浸润和间质纤维化。病变中受累的支气管和细支气管轻度扩张。

预后

一般来说，IgG4 相关性肺病对糖皮质激素治疗反应良好，但糖皮质激素的最佳剂量和疗程还有待商榷。停用糖皮质激素后，复发并不少见。

淋巴瘤样肉芽肿病

病理学

淋巴瘤样肉芽肿病是一种淋巴结外的血管中心性并破坏血管的淋巴增生性疾病（图 3.11），由感染了 Epstein-Barr 病毒（EBV）的多形性不典型 B 细胞和大量的反应性 T 细胞组成。根据 EBV 阳性 B 细胞所占比例的不同，该病可分为不同的等级，它们可进展为 EBV 阳性弥漫性大 B 细胞淋巴瘤[42]。

症状与体征

最主要的症状包括发热、持续性咳嗽、呼吸困难和胸闷[43]。临床表现通常隐蔽，肺部病变变化不定。可有体重减轻、心神不安和疲劳等全身症状，也可出现皮肤、中枢神经系统和肾受累的症状。

CT 表现

典型的 CT 表现为肺部结节和肿块影，以中央低密度、周围环形强化及磨玻璃样晕征为特点。结节和肿块主要位于下肺，沿支气管血管束或胸膜下分布[29]（图 3.11），还可见粗糙不规则密度增高影和薄壁小囊肿[44]。

CT-病理对照

肺部结节和肿块在组织学上是由血管内和血管周围不典型淋巴样细胞浸润所致[44]。中央低密度区在病理上对应中央坏死，结节边缘环形强化则与淋巴瘤样肉芽肿病侵犯并破坏血管的有关[29]。

预后

发生于免疫功能减退人群的淋巴瘤样肉芽肿病通常是一种 EBV 感染导致的淋巴增生性疾病。因此，必须停用免疫抑制剂。糖皮质激素、抗 CD20 单克隆抗体（如利妥昔单抗）、干扰素 α-2b 及联合化疗等特异性治疗对该病有不同程度的疗效[43]。

参考文献

1. Leung AN, Miller RR, Muller NL. Parenchymal opacification in chronic infiltrative lung diseases: CT-pathologic correlation. Radiology. 1993;188:209–14.
2. Hansell DM, Bankier AA, MacMahon H, McLoud TC, Muller NL, Remy J. Fleischner Society: glossary of terms for thoracic imaging. Radiology. 2008;246:697–722.
3. Jeong YJ, Lee KS. Pulmonary tuberculosis: up-to-date imaging and management. AJR Am J Roentgenol. 2008;191:834–44.
4. Jung JI, Kim H, Park SH, et al. CT differentiation of pneumonic-type bronchioloalveolar cell carcinoma and infectious pneumonia. Br J Radiol. 2001;74:490–4.
5. Bae YA, Lee KS, Han J, et al. Marginal zone B-cell lymphoma of bronchus-associated lymphoid tissue: imaging findings in 21 patients. Chest. 2008;133:433–40.
6. Gaeta M, Minutoli F, Ascenti G, et al. MR white lung sign: incidence and significance in pulmonary consolidations. J Comput Assist Tomogr. 2001;25:890–6.
7. Tanaka N, Matsumoto T, Kuramitsu T, et al. High resolution CT findings in community-acquired pneumonia. J Comput Assist Tomogr. 1996;20:600–8.
8. Gaeta M, Ascenti G, Mazziotti S, Contiguglia R, Barone M, Mileto A. MRI differentiation of pneumonia-like mucinous adenocarcinoma and infectious pneumonia. Eur J Radiol. 2012;81:3587–91.
9. Revel MP, Triki R, Chatellier G, et al. Is it possible to recognize pulmonary infarction on multisection CT images? Radiology. 2007;244:875–82.
10. Kim SJ, Lee KS, Ryu YH, et al. Reversed halo sign on high-resolution CT of cryptogenic organizing pneumonia: diagnostic implications. AJR Am J Roentgenol. 2003;180:1251–4.
11. Husain AN. Chapter 15. The lung. In: Maitra A, Kumar V, editors. Robbins and Cotran pathologic basis of disease. International edition, 8th ed. Philadelphia: Elsevier/Saunders; 2010. p. 706.
12. Chan SS, Yuen EH, Kew J, Cheung WL, Cocks RA. Community-acquired pneumonia–implementation of a prediction rule to guide selection of patients for outpatient treatment. Eur J Emerg Med. 2001;8:279–86.
13. British Thoracic Society Standards of Care Committee. BTS guidelines for the management of community acquired pneumonia in adults. Thorax. 2001;56 Suppl 4:IV1–64.
14. Travis WD, Brambilla E, Noguchi M, et al. International Association for the Study of Lung Cancer/American Thoracic Society/European Respiratory Society International Multidisciplinary Classification of Lung Adenocarcinoma. J Thorac Oncol. 2011;6:244–85.
15. Akira M, Atagi S, Kawahara M, Iuchi K, Johkoh T. High-resolution CT findings of diffuse bronchioloalveolar carcinoma in 38 patients. AJR Am J Roentgenol. 1999;173:1623–9.

16. Austin JH, Garg K, Aberle D, et al. Radiologic implications of the 2011 classification of adenocarcinoma of the lung. Radiology. 2013;266:62–71.

17. Shah RM, Balsara G, Webster M, Friedman AC. Bronchioloalveolar cell carcinoma: impact of histology on dominant CT pattern. J Thorac Imaging. 2000;15:180–6.

18. Lee KS, Kim Y, Han J, Ko EJ, Park CK, Primack SL. Bronchioloalveolar carcinoma: clinical, histopathologic, and radiologic findings. Radiographics. 1997;17:1345–57.

19. Erman M, Grunenwald D, Penault-Llorca F, et al. Epidermal growth factor receptor, HER-2/neu and related pathways in lung adenocarcinomas with bronchioloalveolar features. Lung Cancer. 2005;47:315–23.

20. Wislez M, Cadranel J, Antoine M, et al. Lymphoma of pulmonary mucosa-associated lymphoid tissue: CT scan findings and pathological correlations. Eur Respir J. 1999;14:423–9.

21. Borie R, Wislez M, Thabut G, et al. Clinical characteristics and prognostic factors of pulmonary MALT lymphoma. Eur Respir J. 2009;34:1408–16.

22. Chintapalli K, Thorsen MK, Olson DL, Goodman LR, Gurney J. Computed tomography of pulmonary thromboembolism and infarction. J Comput Assist Tomogr. 1988;12:553–9.

23. Soussan M, Rust E, Pop G, Morere JF, Brillet PY, Eder V. The rim sign: FDG-PET/CT pattern of pulmonary infarction. Insights Imaging. 2012;3:629–33.

24. Balakrishnan J, Meziane MA, Siegelman SS, Fishman EK. Pulmonary infarction: CT appearance with pathologic correlation. J Comput Assist Tomogr. 1989;13:941–5.

25. Lee KS, Kullnig P, Hartman TE, Muller NL. Cryptogenic organizing pneumonia: CT findings in 43 patients. AJR Am J Roentgenol. 1994;162:543–6.

26. Logan PM, Primack SL, Miller RR, Muller NL. Invasive aspergillosis of the airways: radiographic, CT, and pathologic findings. Radiology. 1994;193:383–8.

27. Song KD, Lee KS, Chung MP, et al. Pulmonary cryptococcosis: imaging findings in 23 non-AIDS patients. Korean J Radiol. 2010;11:407–16.

28. Inoue D, Zen Y, Abo H, et al. Immunoglobulin G4-related lung disease: CT findings with pathologic correlations. Radiology. 2009;251:260–70.

29. Chung JH, Wu CC, Gilman MD, Palmer EL, Hasserjian RP, Shepard JA. Lymphomatoid granulomatosis: CT and FDG-PET findings. Korean J Radiol. 2011;12:671–8.

30. Lee KS, Kim TS, Fujimoto K, et al. Thoracic manifestation of Wegener's granulomatosis: CT findings in 30 patients. Eur Radiol. 2003;13:43–51.

31. Chung MP, Yi CA, Lee HY, Han J, Lee KS. Imaging of pulmonary vasculitis. Radiology. 2010;255:322–41.

32. Krenke R, Grabczak EM. Tracheobronchial manifestations of Aspergillus infections. Sci World J. 2011;11:2310–29.

33. Kim NR, Ha SY, Chung DH, et al. Isolated pulmonary cryptococcosis: report of six cases and review of the Korean cases. Korean J Pathol. 2003;37:193–8.

34. Brizendine KD, Baddley JW, Pappas PG. Pulmonary cryptococcosis. Semin Respir Crit Care Med. 2011;32:727–34.

35. Lee KH, Chang UI, Kim HW, et al. Acute respiratory failure associated with cryptococcal pneumonia and disseminated cryptococcosis in an AIDS patient. Korean J Intern Med. 2006; 21:39–42.

36. Patz Jr EF, Goodman PC. Pulmonary cryptococcosis. J Thorac Imaging. 1992;7:51–5.

37. Zinck SE, Leung AN, Frost M, Berry GJ, Muller NL. Pulmonary cryptococcosis: CT and pathologic findings. J Comput Assist Tomogr. 2002;26:330–4.

38. Limper AH, Knox KS, Sarosi GA, et al. An official American Thoracic Society statement: treatment of fungal infections in adult pulmonary and critical care patients. Am J Respir Crit Care Med. 2011;183:96–128.

39. Zen Y, Inoue D, Kitao A, et al. IgG4-related lung and pleural disease: a clinicopathologic study of 21 cases. Am J Surg Pathol. 2009;33:1886–93.

40. Park HY, Han J, Kang G, Yi CA, Chung MP. IgG4-related lung disease presenting as a consolidative mass: a case report. J Lung Cancer. 2010;9:103–5.

41. Ryu JH, Sekiguchi H, Yi ES. Pulmonary manifestations of immunoglobulin G4-related sclerosing disease. Eur Respir J. 2012;39: 180–6.

42. Guinee Jr DG, Perkins SL, Travis WD, Holden JA, Tripp SR, Koss MN. Proliferation and cellular phenotype in lymphomatoid granulomatosis: implications of a higher proliferation index in B cells. Am J Surg Pathol. 1998;22:1093–100.

43. Roschewski M, Wilson WH. Lymphomatoid granulomatosis. Cancer J. 2012;18:469–74.

44. Lee JS, Tuder R, Lynch DA. Lymphomatoid granulomatosis: radiologic features and pathologic correlations. AJR Am J Roentgenol. 2000;175:1335–9.

串珠样间隔征
Beaded Septum Sign

4

定义

小叶间隔的不规则的、结节样的增厚，形态看似一排串珠，因此称为串珠样间隔征[1]（图 4.1）。

常见疾病

最常见于肺癌性淋巴管炎（PLC），表现为局限性病变。在结节病中不甚常见[2]（图 4.2），小叶间隔增厚常光整，而非串珠样[3-4]。

分布

肺癌性淋巴管炎可表现为局灶性或广泛弥漫性病变[5]。

临床意义

请参照第十六章"结节型小叶间隔增厚"部分和第十八章"淋巴管周围型小结节"部分。

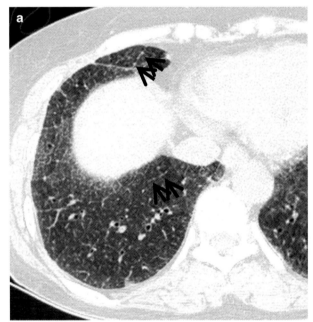

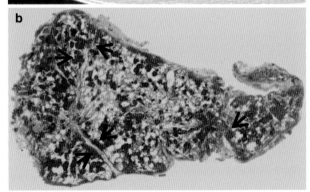

图 4.1 干燥综合征伴肺结节病。女，57 岁，可见串珠样间隔征。（**a**）薄层 CT（层厚＝2.5 mm）于右膈顶层面示串珠状的小叶间隔增厚（箭头所示）。双肺亦可见弥漫性 GGO。（**b**）活检标本的低倍光镜图（×10）示胸膜、支气管血管束、肺泡壁及小叶间隔内非干酪性肉芽肿（箭头所示）。沿着小叶间隔排列的肉芽肿性结节，在 CT 上表现为串珠间隔征

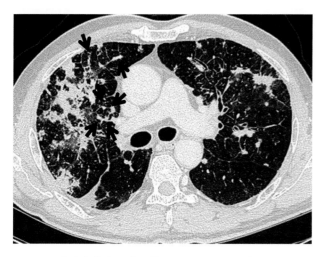

图 4.2 肺腺癌伴癌性淋巴管炎。男，65 岁。薄层 CT（层厚＝1.5 mm）于气管隆嵴下层面示双肺多发大小不等的结节，边界清或不清。右肺可见结节状或带状小叶间隔增厚（箭头所示）；亦可见增厚的支气管血管束（空心箭头所示）

参考文献

1. Hansell DM, Bankier AA, MacMahon H, McLoud TC, Muller NL, Remy J. Fleischner Society: glossary of terms for thoracic imaging. Radiology. 2008;246:697–722.
2. Ren H, Hruban RH, Kuhlman JE, et al. Computed tomography of inflation-fixed lungs: the beaded septum sign of pulmonary metastases. J Comput Assist Tomogr. 1989;13:411–6.
3. Murdoch J, Muller NL. Pulmonary sarcoidosis: changes on follow-up CT examination. AJR Am J Roentgenol. 1992;159:473–7.
4. Paslawski M, Krzyzanowski K, Zlomaniec J. Lymphangitis carcinomatosa in thin section computed tomography. Ann Univ Mariae Curie Sklodowska Med. 2004;59:1–5.
5. Stein MG, Mayo J, Muller N, Aberle DR, Webb WR, Gamsu G. Pulmonary lymphangitic spread of carcinoma: appearance on CT scans. Radiology. 1987;162:371–5.

彗星尾征
Comet Tail Sign

5

定义

彗星尾征，最先用于描述胸部 X 线片征象，由扭曲的血管和增厚胸膜下的局灶性肺不张组成。扭曲的血管表现为条索状软组织密度影，从肺不张的内侧缘延伸至肺门。当有多发扭曲血管时，就形成多条"尾巴"，此时更像是"降落伞"，因此，也可称降落伞征（图 5.1）。这是挛缩的纤维瘢痕、胸膜和圆形肺不张造成的。同样，在 CT 上，从肺门发出的扭曲支气管和血管汇聚于不张的肺组织，构成彗尾征[1]（图 5.1 和图 5.2）。

常见疾病

彗星尾征是圆形肺不张的特异性征象。

分布

圆形肺不张中的彗星尾征，通常见于下肺的背部。

临床意义

圆形肺不张常见于有石棉接触史的患者[2]。

圆形肺不张

病理学

圆形肺不张（RA）为基于胸膜的局限性病灶，由胸膜和胸膜下瘢痕及邻近不张的肺组织组成。有文献报道，60％～70％的圆形肺不张患者有石棉接触史[3]。

症状与体征

大部分圆形肺不张患者无症状，在胸片检查时偶然发现，病灶形似肺部肿块。常见呼吸系统症状包括呼吸困难、咳嗽和胸痛[4]。

CT 表现

圆形肺不张在 CT 上表现为与胸膜粘连的圆形或椭圆形肿块及在肿块边缘汇聚的、发自肺门的扭曲支气管和血管，这样构成彗星尾征，并伴邻近胸膜增厚[5-6]（图 5.1 和图 5.2）。由于血管的进入，肿块内侧缘常模糊不清。常可见病变肺叶缩小。大约有 60％的病例肿块内可见空气支气管征。注射对比剂后，圆形肺不张多呈明显强化（图 5.1 和图 5.2）。圆形肺不张也可被称作折叠肺（Blesovsky 综合征）、螺旋形肺不张、胸膜假瘤或胸膜瘤[7]。

CT-病理对照

因其发病机制与胸膜纤维化有关，圆形肺不张通常见于邻近脏层胸膜的肺组织。病理检查示纤维化的胸膜覆盖在不张肺组织表面，也可陷入塌陷区域。这些征象提示胸膜胶原蛋白的回缩导致了肺组织塌陷[8]。

预后

圆形肺不张通常不随时间变化，但也有报道缓慢增大或缩小的病例[9]。

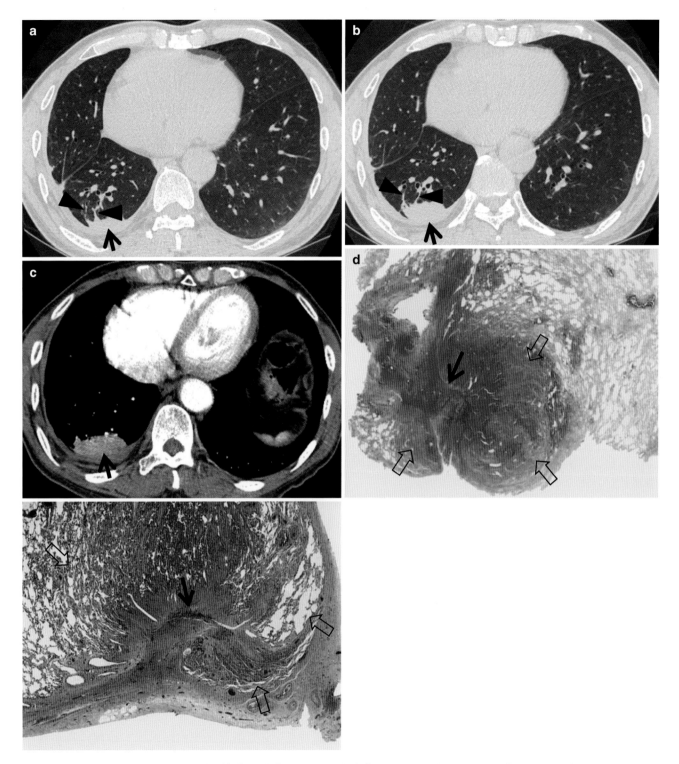

图 5.1　圆形肺不张。男，66 岁，主诉气促和咳嗽。（**a，b**）连续薄层 CT（层厚＝1.5 mm）扫描于心室水平示右肺下叶（箭头所示）胸膜下圆形肺不张，并可见两条迂曲血管样的条索状软组织密度影（楔形箭头所示），由圆形肺不张的前缘延伸至肺门；这两种结构有助于理解降落伞征（参见彗尾征定义）。并且，可于不张肺组织的后方见胸腔积液和胸膜增厚，以及胸膜外肋骨下脂肪堆积。（**c**）纵隔窗可见不张的肺组织强化（箭头所示）。（**d**）另一圆形肺不张患者的病理标本低倍光镜（×10）下可见：折叠的脏层胸膜（箭头所示）陷入圆形肺不张，状似风向标的翼片（空心箭头所示）。（**e**）高倍光镜（×100）下更清楚地显示折入肺内的脏层胸膜（箭头所示）和圆形肺不张（空心箭头所示）

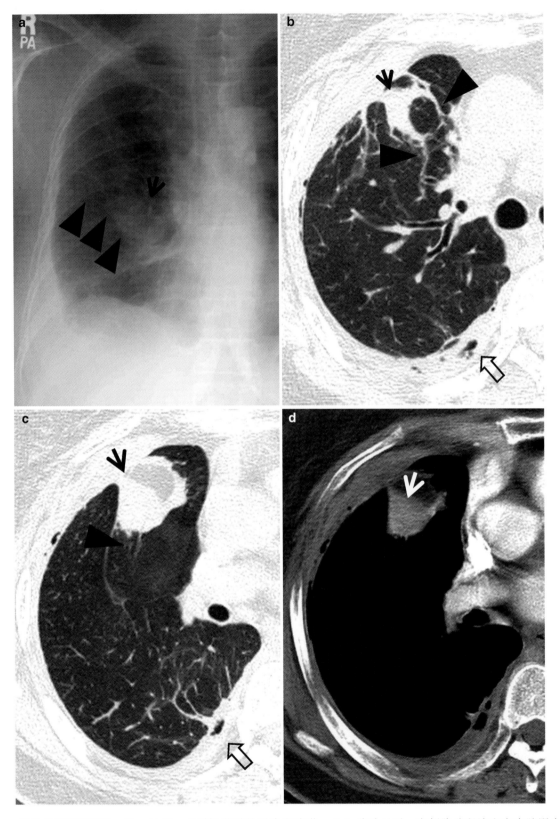

图 5.2　肿块样圆形肺不张。男，63 岁，主诉轻微呼吸困难和咳嗽。（**a**）胸片显示：右侧胸腔积液和右中肺野水平裂（楔形箭头所示）上方肿块（箭头所示）。（**b**，**c**）薄层 CT（层厚 = 1.5 mm）显示：分别在右上叶支气管分叉水平（**b**）和右肺中间段支气管水平（**c**），可见与前胸膜粘连的右肺上叶圆形肺不张（箭头所示）；并可见血管性的条索状软组织密度影（楔形箭头所示），从圆形肺不张的后缘延伸至肺门。另可见右后部胸腔积液和胸膜增厚（空心箭头所示）。（**d**）与 c图相同位置软组织窗显示右肺上叶圆形肺不张（箭头所示），同时可见右侧胸腔积液和胸膜增厚

参考文献

1. Lynch DA, Gamsu G, Ray CS, Aberle DR. Asbestos-related focal lung masses: manifestations on conventional and high-resolution CT scans. Radiology. 1988;169:603–7.
2. Chong S, Lee KS, Chung MJ, Han J, Kwon OJ, Kim TS. Pneumoconiosis: comparison of imaging and pathologic findings. Radiographics. 2006;26:59–77.
3. Kim GY, Park JY, Han JH, Kim TS, Kim JG. Rounded atelectasis: a brief case report. Korean J Pathol. 2003;37:279–81.
4. Cavazza A, Roggeri A, Rossi G, et al. Round atelectasis of the lung: clinicopathological study of 6 cases and review of the literature. Pathologica. 2003;95:50–6.
5. McHugh K, Blaquiere RM. CT features of rounded atelectasis. AJR Am J Roentgenol. 1989;153:257–60.
6. O'Donovan PB, Schenk M, Lim K, Obuchowski N, Stoller JK. Evaluation of the reliability of computed tomographic criteria used in the diagnosis of round atelectasis. J Thorac Imaging. 1997;12:54–8.
7. Hansell DM, Bankier AA, MacMahon H, McLoud TC, Muller NL, Remy J. Fleischner Society: glossary of terms for thoracic imaging. Radiology. 2008;246:697–722.
8. Peacock C, Copley SJ, Hansell DM. Asbestos-related benign pleural disease. Clin Radiol. 2000;55:422–32.
9. Szydlowski GW, Cohn HE, Steiner RM, Edie RN. Rounded atelectasis: a pulmonary pseudotumor. Ann Thorac Surg. 1992;53:817–21.

CT 晕征
CT Halo Sign

6

定义

胸部 CT 上，晕征为肺结节或肿块周围的磨玻璃密度影（GGO），首先用于描述侵袭性肺曲霉菌病周围的出血征象[1]（图 6.1）。

常见疾病

晕征无特异性，可见于多种病理改变，如出血性肺结节[2]、肿瘤细胞浸润或非出血性炎症。出血性肺结节可见于感染性疾病，如侵袭性肺曲霉菌病（图 6.2）、毛霉菌病和念珠菌病；也可见于非感染性疾病，如 ANCA 相关性肉芽肿性血管炎（韦格纳肉芽肿）、原发性或转移性肿瘤出血（图 6.3 和图 6.4）。出血性肺结节亦可见于肺子宫内膜异位症的经期出血[3-4]（图 6.5）。肺腺癌、BALT 淋巴瘤和肺转移瘤的肿瘤细胞浸润也可表现为晕征。以嗜酸细胞性肺病[5]（图 6.1）和机化性肺炎为代表的炎性疾病也可表现为晕征[4]（表 6.1）。

分布

肺结节和晕征常随机分布，无特定区域、中心或边缘分布或沿支气管血管束分布等特点。在血管侵袭性肺曲霉菌病、出血性和非出血性肺转移瘤中，肺结节和晕征可多位于胸膜下。

临床意义

血管侵袭性肺曲霉菌病常见于免疫抑制伴中性

粒细胞减少患者（绝对中性粒细胞计数＜500/L）。韦格纳肉芽肿患者，常见临床表现包括急性肾小球肾炎、慢性难治性鼻窦炎或鼻漏；胞质 ANCA 等血清学试验有助于诊断。肺子宫内膜异位症患者，其出血与经期时间一致。嗜酸粒细胞性肺病患者常有进食淡水蟹[6]或生牛肝[7]的病史。

鉴别诊断要点

1. CT 上，血管侵袭性肺曲霉菌病可表现为节段性实变及周围 GGO，或至少一个结节及晕征。但是，这些征象并无特异性，亦可见于并发毛霉菌病、肺炎或肺出血的中性粒细胞减少症患者[8]。
2. 韦格纳肉芽肿患者可有肺结节及邻近局灶性出血，或呈弥漫性肺泡出血[4]。
3. 持续存在的单一结节和晕征，提示浸润性腺癌、BALT 淋巴瘤或机化性肺炎的可能[4]。
4. 嗜酸细胞性肺病的肺结节和晕征常具有多发、游走性和短暂性的特点[5]。

血管侵袭性肺曲霉菌病

病理学

在大体标本上，血管侵袭性肺曲霉菌病的病灶中心常呈灰白色，并可见相对完整的基本结构；病灶外围可见出血带或实变。组织学上可见凝固性坏死和大量真菌丝渗出（图 6.2）。坏死区内常见被侵袭的肺中-小动脉。根据患者免疫能力（和绝对中性粒细胞计数恢复程度）不同，坏死区与存活实质之间中性粒细胞浸润的程度不同。随着中性粒细胞内酶的释放，坏死组织可与邻近肺组织分离，形成腔

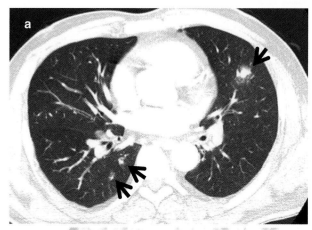

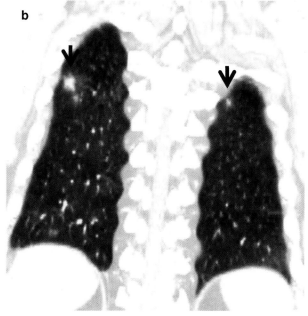

图 6.1　犬弓蛔虫及幼虫感染。男，66 岁，结肠癌患者，曾生食牛肝。（a）CT 扫描（层厚＝2.5 mm）肺窗于下叶支气管水平示双肺多发结节影（箭头所示）及周围晕征。（b）冠状面重建（层厚＝2.0 mm）亦可见结节影（箭头所示）和晕征

内坏死（所谓的肺霉菌球）。

症状与体征

血管侵袭性肺曲霉菌病风险因素有：长期中性粒细胞减少、造血干细胞移植（HSCT）、实性器官移植、大剂量皮质类固醇治疗和艾滋病。临床表现常类似于急性细菌性肺炎，最常见的症状有高热、干咳、咯血、胸膜炎性疼痛和呼吸困难。

CT 表现

HRCT 特征性表现包括结节、磨玻璃样晕征及基于胸膜的三角形实变（图 6.2）。约 50％病例可见结节伴空洞，表现为偏心性结节伴周围新月形空气影[1]。空气新月征常见于血管侵袭性肺曲霉菌病康复期。

CT-病理对照

在病理上，CT 所示的肺结节和周围磨玻璃样晕征对应坏死的肺组织和周围出血但尚存活的肺实质[9]。基于胸膜的三角形实变则代表更广泛的肺小叶内出血或肺梗死。

预后

随着越来越多新的抗真菌药物的应用，患者治愈率也在不断升高。在侵袭性肺曲霉菌病的初次治疗中，伏立康唑比两性霉素 B 更有效，也能显著提高患者生存率（分别为 71％和 58％）。肺外曲霉菌病及异体 HSCT 患者，其死亡率相对较高。联合抗真菌治疗可用于抢救治疗。对于局灶性的侵袭性肺曲霉菌病，手术切除的价值还不清楚[10-11]。

出血性转移瘤

病理学

肺毛细血管床能有效地过滤肿瘤栓子，因此，其他器官的肿瘤很容易在肺停留，形成转移瘤。随着气道被阻塞，肿瘤周围可出现终末支气管肺炎，伴脓肿或出血。

症状与体征

来自富血供肿瘤的肺转移瘤患者，由于新生血管组织很脆弱，易导致瘤周出血、咳嗽、痰中带血（咳血丝痰）和呼吸困难。通常还有原发部位恶性肿瘤引起的症状与体征。

CT 表现

在 CT 上，血行转移灶的直径从数毫米至数厘米不等，多发时常大小不等。转移灶大部分集中在肺野外带，尤其是双肺下叶胸膜下，在次级肺小叶上随机分布。转移灶多为圆形，边缘光滑。出血性转移瘤，如血管肉瘤、卡波西（Kaposi）肉瘤、绒毛膜癌和黑色素瘤，在转移灶周围常有 GGO，即晕征[2,4]（图 6.3 和图 6.4）。

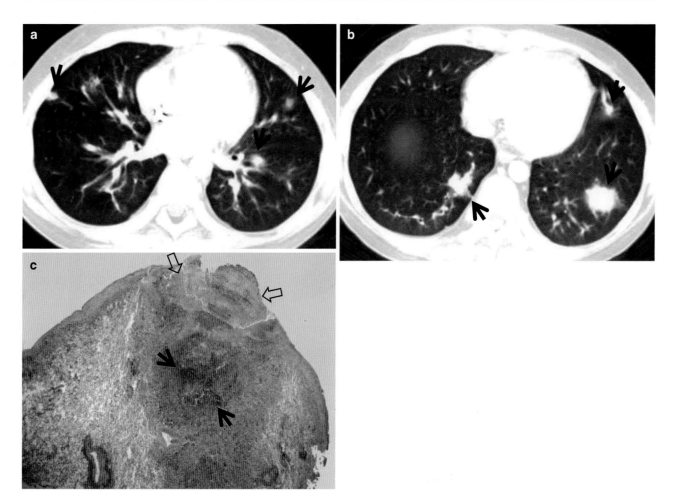

图6.2 侵袭性肺曲霉菌病。男，11岁，急性淋巴细胞性白血病和中性粒细胞减少症患者。CT扫描（层厚＝5.0mm）肺窗于肺下静脉（**a**）和右膈顶（**b**）水平，可见双肺多发结节和周围晕征（箭头所示）及沿支气管血管束分布的GGO。可视胸腔镜下行左肺下叶楔形切除术后病理切片的高倍光镜图（**c**）：在病灶中心蓝色脓肿坏死区域（箭头所示）发现真菌，真菌向胸膜腔扩散（空心箭头所示）

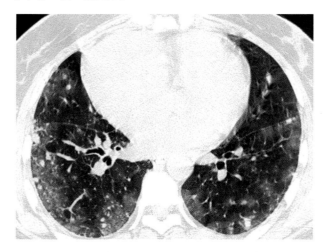

图6.3 出血性肺转移瘤。女，52岁，肾细胞癌患者。CT扫描（层厚＝5.0mm）肺窗于下肺静脉水平示多发实性结节及周围GGO，提示为出血性转移瘤

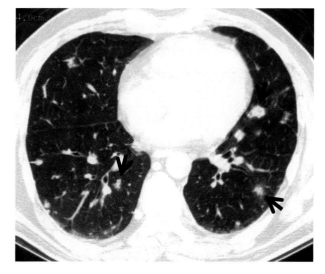

图6.4 肺结节及晕征。男，28岁，黑色素瘤患者。CT扫描（层厚＝5.0mm）肺窗于下肺静脉水平显示多发大小不等结节影（箭头所示），周围可见晕征（转移瘤出血）

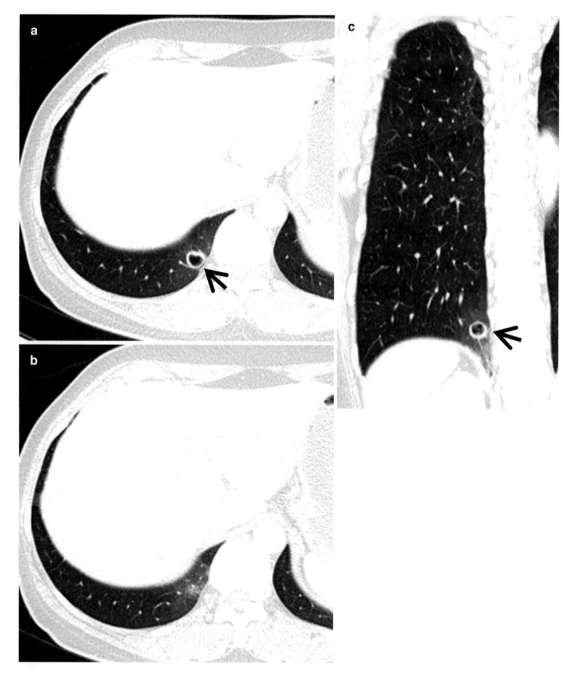

图 6.5　表现为晕征的肺子宫内膜异位症。女，46 岁。(**a**，**b**) CT 连续扫描（层厚＝2.5 mm）肺窗于右膈顶水平示右肺底部一偏心性厚壁囊性病灶（箭头所示），周围可见磨玻璃样晕征。(**c**) 冠状面重建（层厚＝2.0 mm）示囊性病灶周围可见晕征（箭头所示）。(**d**) 可视化胸腔镜下行右肺下叶楔形切除术所获病理切片高倍光镜（×100）下可见一结节，由大量结构良好的子宫内膜腺体和混合基质组成。在结节中央，还可见一个扩张的腺体囊肿。插图：基质呈淡粉红色，由淡染的卵圆形或梭形细胞（×200）组成

CT-病理对照

　　转移性结节伴周围磨玻璃样晕征在病理上对应结节内以及邻近肺组织的广泛出血。出血的发生被认为是由脆弱新生血管组织所造成的血栓和破裂引起的[4]。

预后

　　出现在恶性肿瘤晚期，预后差。

肺子宫内膜异位症经期出血

病理学

　　异位组织由基质和腺体构成，外观与正常内膜无异（图 6.5）。孕期或内膜周期性脱落、出血性破坏，并随之发生含铁血黄素沉着，可掩盖组织的本

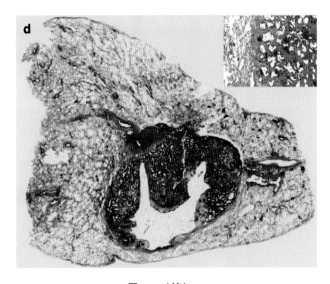

图 6.5（续）

表 6.1 表现为 CT 晕征的常见疾病

疾病	鉴别要点
感染性疾病	
血管侵袭性肺曲霉菌病	结节周围可见 GGO，胸膜下楔形实变
毛霉菌病	CT 上多发结节或肿块，并可见反晕征
念珠菌病	
韦格纳肉芽肿	多发、对称性、胸膜下结节或肿块
出血性转移瘤	多发结节，可见 GGO 晕征，大小不等
肺部子宫内膜异位症	局灶性实变影，月经期可见 GGO
嗜酸细胞性肺病	多发、胸膜下、游走性结节，可见 GGO 晕征

注：GGO，磨玻璃密度影

质，此时需用免疫组化检测雌激素和孕激素受体以及基质中的 CD10 成分[12]。

症状与体征

肺子宫内膜异位症以育龄期妇女经期开始后的 24～48 h 内发生的周期性咯血为特征。咯血量少，持续数天，通常伴咳嗽和胸部不适。患者常有产科手术史，尤其是人工流产[13]。

CT 表现

在月经期间，肺子宫内膜异位症在 CT 上常常表现为边界较清的局灶性实变，伴 GGO[3-4]（图 6.5）。然而经期结束后复查 CT，实变和结节常显著改善。其他表现包括薄壁空洞、肺大泡以及经期的血胸或气胸。

CT-病理对照

肺部子宫内膜异位症的 CT 表现包括实变、结节或 GGO，代表肺部出血。异位的子宫内膜颗粒陷入肺内血管网后，毛细血管破裂也可引起出血[3-4]。

预后

肺子宫内膜异位症患者，在胸部 CT 上若能确定病灶局限并较固定，可以考虑手术切除。若经保守治疗仍持续咯血，可应用孕激素或促性腺激素释放激素治疗。短期和长期预后尚无定论[14]。

嗜酸细胞性肺病（寄生虫感染）

病理学

继发于寄生虫感染的嗜酸细胞性肺病，可表现为单纯、急性、慢性或偶发的嗜酸细胞性肺炎[15]。

症状与体征

引起嗜酸细胞性肺病最常见的寄生虫感染包括粪线虫、蛔虫、弓蛔属、肺吸虫和钩虫属[16]。症状常常很轻微，但也可较严重，主要包括低热、干咳、胸骨后不适、呼吸困难、气喘或痰中带血、咯血。实验室检查主要为血液和痰中嗜酸性粒细胞增多。

CT 表现

寄生虫感染的 CT 表现常与 Loeffler 综合征相似。如在猪蛔虫或犬蛔虫感染中，肺内幼虫移行综合征在 CT 上表现为多发胸膜下游走性结节影，边缘模糊，伴磨玻璃样晕征[17]（图 6.1）。胸膜肺吸虫病通常表现为胸膜下坏死性结节伴局灶性胸膜增厚，在胸膜与结节之间可见条索状密度增高影。一半以上的病例中，结节的邻近区域可见 GGO[6]。

CT-病理对照

在肺内幼虫移行综合征病例中，多发的胸膜

下局灶性结节和磨玻璃晕征，与斑片状间质增厚、大量嗜酸性粒细胞炎性渗出和肺泡出血、水肿有关[18]。在胸膜肺吸虫病病例中，胸膜下坏死性低密度结节，则与坏死性肉芽肿和机化性肺炎有关[6]。

预后

要根除类圆线虫、蛔虫和肺吸虫的感染，须进行驱虫治疗。而对于弓蛔属感染，驱虫药物的疗效尚不确定。

参考文献

1. Kuhlman JE, Fishman EK, Siegelman SS. Invasive pulmonary aspergillosis in acute leukemia: characteristic findings on CT, the CT halo sign, and the role of CT in early diagnosis. Radiology. 1985;157:611–4.

2. Primack SL, Hartman TE, Lee KS, Muller NL. Pulmonary nodules and the CT halo sign. Radiology. 1994;190:513–5.

3. Chung SY, Kim SJ, Kim TH, et al. Computed tomography findings of pathologically confirmed pulmonary parenchymal endometriosis. J Comput Assist Tomogr. 2005;29:815–8.

4. Kim Y, Lee KS, Jung KJ, Han J, Kim JS, Suh JS. Halo sign on high resolution CT: findings in spectrum of pulmonary diseases with pathologic correlation. J Comput Assist Tomogr. 1999;23:622–6.

5. Jeong YJ, Kim KI, Seo IJ, et al. Eosinophilic lung diseases: a clinical, radiologic, and pathologic overview. Radiographics. 2007;27:617–37. discussion 637–619.

6. Kim TS, Han J, Shim SS, et al. Pleuropulmonary paragonimiasis: CT findings in 31 patients. AJR Am J Roentgenol. 2005;185:616–21.

7. Choi D, Lim JH, Choi DC, et al. Transmission of Toxocara canis via ingestion of raw cow liver: a cross-sectional study in healthy adults. Korean J Parasitol. 2012;50:23–7.

8. Won HJ, Lee KS, Cheon JE, et al. Invasive pulmonary aspergillosis: prediction at thin-section CT in patients with neutropenia–a prospective study. Radiology. 1998;208:777–82.

9. Hruban RH, Meziane MA, Zerhouni EA, Wheeler PS, Dumler JS, Hutchins GM. Radiologic-pathologic correlation of the CT halo sign in invasive pulmonary aspergillosis. J Comput Assist Tomogr. 1987;11:534–6.

10. Segal BH, Walsh TJ. Current approaches to diagnosis and treatment of invasive aspergillosis. Am J Respir Crit Care Med. 2006;173:707–17.

11. Limper AH, Knox KS, Sarosi GA, et al. An official American Thoracic Society statement: treatment of fungal infections in adult pulmonary and critical care patients. Am J Respir Crit Care Med. 2011;183:96–128.

12. Flieder DB, Moran CA, Travis WD, Koss MN, Mark EJ. Pleuro-pulmonary endometriosis and pulmonary ectopic deciduosis: a clinicopathologic and immunohistochemical study of 10 cases with emphasis on diagnostic pitfalls. Hum Pathol. 1998;29:1495–503.

13. Kim CJ, Nam HS, Lee CY, et al. Catamenial hemoptysis: a nation-wide analysis in Korea. Respiration. 2010;79:296–301.

14. Channabasavaiah AD, Joseph JV. Thoracic endometriosis: revisiting the association between clinical presentation and thoracic pathology based on thoracoscopic findings in 110 patients. Medicine (Baltimore). 2010;89:183–8.

15. Kuzucu A. Parasitic diseases of the respiratory tract. Curr Opin Pulm Med. 2006;12:212–21.

16. Chitkara RK, Krishna G. Parasitic pulmonary eosinophilia. Semin Respir Crit Care Med. 2006;27:171–84.

17. Sakai S, Shida Y, Takahashi N, et al. Pulmonary lesions associated with visceral larva migrans due to Ascaris suum or Toxocara canis: imaging of six cases. AJR Am J Roentgenol. 2006;186:1697–702.

18. Martinez S, Restrepo CS, Carrillo JA, et al. Thoracic manifestations of tropical parasitic infections: a pictorial review. Radiographics. 2005;25:135–55.

星系征
Galaxy Sign

7

定义

由多个小结节组成的一个大结节，其周围存在许多小得多的卫星结节，称作星系征[1]（图7.1）。

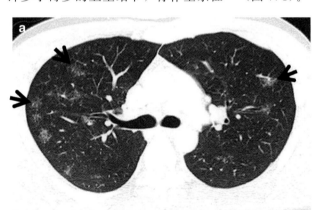

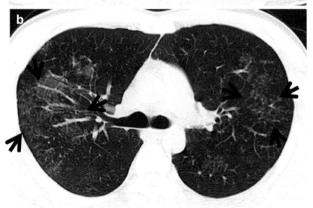

图7.1 CT星系征。男，23岁，肺结节病患者。（a，b）连续薄层CT扫描（层厚＝2.5 mm）于右肺上叶支气管水平可见多发星系征（箭头所示）区域，由多个小结节和周围多发非常小的卫星病灶组成，以右肺上叶最为明显。纵隔窗（此处未给出）可见纵隔和双侧肺门增大的淋巴结影

常见疾病

在CT上，星系征见于肺结节病和活动性肺结核[2]（表7.1）（图7.2和图7.3）。

肺结节的CT星系征与其他征象一样，通常分布在中、上肺野，但在下肺野也可见到。在肺结核中，星系征特异性地出现在上叶或下叶的背段。

临床意义

肺结核患者肺CT若出现星系征，提示病灶是活动性的，抗结核治疗后星系征可消退[2]。肺结节病的星系征也是可逆的。Heo等人报道称，在肺结核中比在结节病中更常见到单发的星系征[2]。

表7.1 表现为星系征的常见病	
疾病	鉴别要点
结节病	伴淋巴结肿大
肺结核	伴树芽征，主要位于上叶

鉴别诊断要点
1. CT单发（而非多发）星系征提示肺结核的诊断。
2. 相比结节病，肺结核的星系征具有好发区域，常见于特定区域，如肺上叶和下叶背段。
3. 肺结核CT星系征常伴有树芽征，而肺门或纵隔淋巴结肿大则多见于肺结节病[2]。

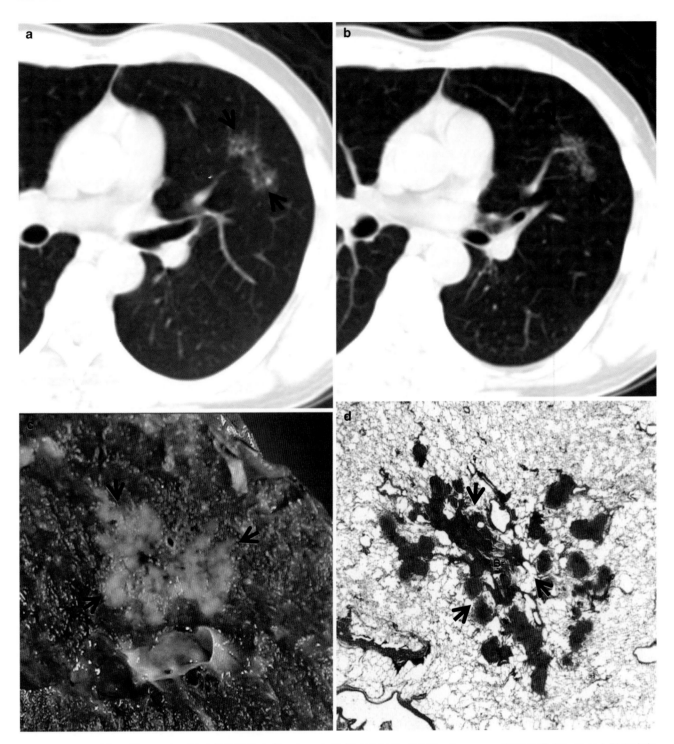

图 7.2 CT 星系征。男，44 岁，活动性肺结核患者。（**a，b**）连续 CT 扫描（层厚 = 5.0 mm，低剂量模式）于右中间段支气管水平，可见左肺上叶上舌段 CT 星系征（箭头所示）。在层厚相对较厚的 CT 图像上，需要注意的是，不能把星系征看成磨玻璃密度影而诊断为浸润性肺腺癌。（**c**）左肺上叶外科活检大体病理标本：可见多发结节状小肉芽肿相互聚集（箭头所示）。（**d**）低倍光镜（×4）下可见：细支气管周围间质内见聚集的多发肉芽肿结节，其中心可见坏死。肉芽肿向心性汇聚，外围较分散。Br，细支气管

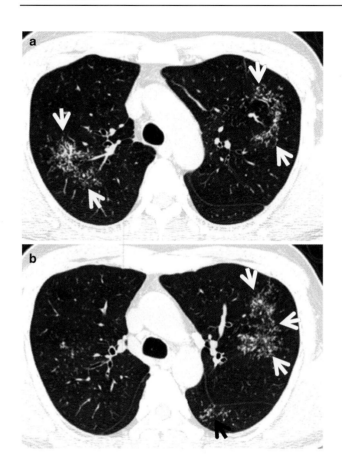

图 7.3　CT 星系征。男，53 岁，活动性肺结核患者。薄层 CT 扫描（层厚＝2.5 mm）分别于主动脉弓水平（**a**）和奇静脉弓（**b**）水平肺窗示双肺上叶和左肺下叶背段的星系征（箭头所示）

肺结核星系征

病理学

肺结核最主要的组织学变化是肉芽肿、坏死和空洞形成；病灶可演变成纤维化及钙化[3]。多发肉芽肿的聚结形成星系征（成串的结核肉芽肿）（图 7.2 和图 7.3）。

症状与体征

咳嗽是活动性肺结核最常见的症状，可表现为干咳，疾病进展时多有痰；可有咯血、胸痛和胸闷。常伴有全身症状，包括发热、倦怠、疲乏、体重减轻、盗汗和纳差。患者也可无症状[4]。

CT 表现

CT 表现为上叶和下叶背段簇状的单发或多发结节伴星系征，或星系征不伴有淋巴结肿大、树芽征，均支持肺结核的诊断，而非肺结节病[2]（图 7.2 和图 7.3）。

CT-病理对照

在 HRCT 上，CT 星系征反映了多发肉芽肿的聚结，越往簇中心肉芽肿越密集；当肉芽肿结合得不甚紧密时，光镜下可分辨单个的肉芽肿[1]（图 7.2）。

预后

采用目前的标准方案治疗 6 个月，即联合应用 4 种一线药物（异烟肼、利福平、吡嗪酰胺和乙胺丁醇），对药物敏感性肺结核的治愈率超过 95%[4]。对多重耐药（multidrug-resistant，MDR）的肺结核患者，须长疗程使用二线药（至少 20 个月）。广泛耐药（XDR）肺结核极难治愈。对局限性 MDR 或 XDR 肺结核患者，可药物联合外科切除治疗。

参考文献

1. Nakatsu M, Hatabu H, Morikawa K, et al. Large coalescent parenchymal nodules in pulmonary sarcoidosis: "sarcoid galaxy" sign. AJR Am J Roentgenol. 2002;178:1389–93.
2. Heo JN, Choi YW, Jeon SC, Park CK. Pulmonary tuberculosis: another disease showing clusters of small nodules. AJR Am J Roentgenol. 2005;184:639–42.
3. Leung AN. Pulmonary tuberculosis: the essentials. Radiology. 1999;210:307–22.
4. Zumla A, Raviglione M, Hafner R, von Reyn CF. Tuberculosis. N Engl J Med. 2013;368:745–55.

反晕征
Reversed Halo Sign

8

定义

最初用于描述隐源性机化性肺炎（cryptogenic organizing pneumonia，COP）病灶，表现为局灶性、圆形 GGO 周围绕以大致完整的环形实变影[1-2]（图 8.1）。

常见疾病

反晕征，最初被认为是 COP（图 8.2）或 COP 样病变的相对特异的表现，但随后发现在其他感染性或非感染性疾病中亦可见到。肺毛霉菌病（曾名为肺接合菌病）（图 8.3）和侵袭性肺曲霉菌病可见反晕征[3]。其他可出现反晕征的疾病包括非侵袭性真菌感染，如副球孢子菌病、组织胞浆菌病及肺孢子菌肺炎[4]。此外，肺梗死[5]、ANCA 相关性肉芽肿性血管炎（韦格纳肉芽肿）、射频消融术后和淋巴瘤样肉芽肿病（图 8.4）等亦可见反晕征[6-7]（表 8.1）。

分布

在 COP 中，反晕征沿胸膜下或支气管血管束分布[1]。在免疫功能减退的侵袭性真菌感染患者中，反晕征表现为大的单发病灶。在非侵袭性真菌感染患者中，反晕征常伴有 GGO、小叶中央性小结节或片状实变，病灶常呈非对称性双侧发病[4]。在慢性嗜酸细胞性肺炎，反晕征主要分布于上、中肺野，而肺梗死的反晕征则出现在胸膜下。

临床意义

在中性粒细胞减少症患者中，反晕征提示侵袭性真菌感染。大约 40％ 的慢性嗜酸细胞性肺炎患者有哮喘，因此，有反晕征的哮喘患者提示其患慢性嗜酸细胞肺炎可能[8]。在临床肺栓塞疾病中，反晕征提示肺梗死的诊断。

隐源性机化性肺炎

病理学

隐源性机化性肺炎（COP）不同程度地累及远端细支气管、肺泡管和细支气管周围肺泡，以气腔实变和活动性纤维化为主（图 8.2）。在低倍光镜下更容易辨别纤维化，因为纤维为轻度染色，呈圆形或椭圆形、细长、分枝状。与邻近正常肺实质有清楚的分界[9]。

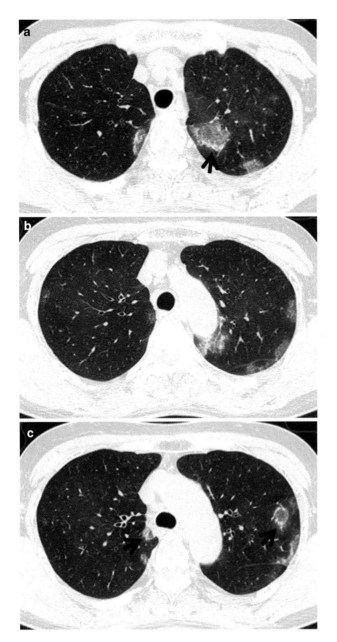

图 8.1 反晕征。女，55岁，哮喘和慢性嗜酸细胞性肺炎患者。（**a~c**）薄层 CT 扫描（层厚＝1.5 mm）肺窗分别于主动脉弓上层面（**a**）、主动脉弓层面（**b**）和奇静脉弓层面（**c**）示双肺多发局灶性 GGO。请注意双肺上叶的反晕征（中央 GGO 被大致完整的环状实变影包围）（箭头所示）

症状与体征

COP 平均发病年龄为 50~55 岁（范围是 21~80 岁）。确诊前其症状持续时间通常少于 2 个月[10]。表现典型者以流感样症状起病：发热、乏力、倦怠、体重减轻和咳嗽，随后进展为呼吸困难。COP 的临床表现常常与社区获得性肺炎相混淆。咯血和杵状指罕见。胸部听诊可于吸气相听到清晰的双下肺湿啰音。

CT 表现

典型 CT 表现为单侧或双侧肺实变影[11]。将近 60％病例，实变主要累及胸膜下或支气管周围区域，或两者均累及[12]。GGO 通常和实变影一并出现。30％~50％的病例[12]可见边界模糊的小结节，通常呈小叶中央性分布。在广泛肺实变患者，可见空气支气管征和牵拉性支气管扩张，并常局限于实变区域。偶尔 COP 也可表现为大结节或肿块样实变影。约 20％的 COP 患者可见 CT 反晕征[1]（图 8.2）。

CT-病理对照

组织学上，实变区域对应于肺实质纤维化，GGO 对应肺泡间隔炎症和少量纤维化[13]；小结节为局限于细支气管周围的局灶性机化性肺炎和（或）成纤维细胞充填细支气管腔；反晕征中央的 GGO，在组织学上对应肺泡间隔炎症和细胞碎屑；反晕征外围的环形实变影对应肺泡管区域的机化性炎症[1]。

预后

一般来说，COP 经糖皮质激素治疗后能很快改善，约 2/3 患者完全康复（呼吸功能改善和胸部病灶吸收）。也有报道称 COP 能自行好转。停用糖皮质激素后可复发。快速进展致命型可有急性间质性肺炎的临床病程，其死亡率很高[14]。

肺毛霉菌病

病理学

肺毛霉菌病的病理特点是菌丝体广泛侵袭肺实质和血管，伴由此导致的出血性肺梗死。不同于曲霉菌，毛霉菌的菌丝较粗大、无隔、多核，伴不规则分枝（夹角常为 90°）[15]。

症状与体征

对于患有血液系统肿瘤或接受干细胞移植治疗的免疫功能严重受损的患者，肺毛霉菌是一种重要的机会性致病菌[15]。肺毛霉菌病临床表现与曲霉菌病类似。一同出现的鼻窦炎、硬腭-口腔坏死性病灶及胸壁蜂窝组织炎，提示肺毛霉菌感染。尽管使用广谱抗生素，仍常出现难治性发热、干咳、进行性

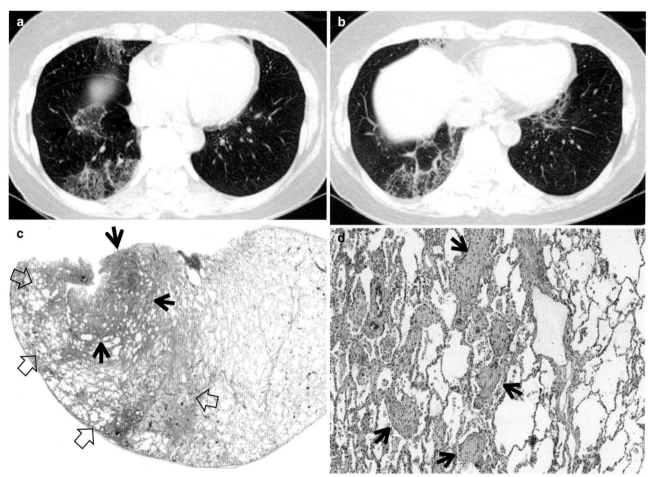

图8.2 表现为反晕征的隐源性机化性肺炎。女，58岁。（**a**，**b**）薄层CT扫描（层厚＝2.5 mm）肺窗分别于肝上下腔静脉水平（**a**）和右膈顶水平（**b**）示双肺多发磨玻璃密度病灶，并可见反晕征（箭头所示）。（**c**）低倍光镜（×8）下可见稍密集的实变区域（箭头所示）及有炎症细胞浸润的相对松散的间质区（空心箭头所示），这些密集区与相对松散区，形成了反晕征。（**d**）高倍光镜（×100）下可见：在呼吸性细支气管、肺泡管和肺泡内见由成纤维细胞组织构成的多发息肉（箭头所示）。由于单核细胞浸润，肺间质中度增厚

呼吸困难和胸膜炎性疼痛。

CT 表现

肺毛霉菌病最常见的CT表现为结节或实变[16]。实变最常见于背侧并与胸膜相贴，可呈楔形，也可有空气支气管征。结节和肿块中央可见低密度区和空洞。也可见CT晕征和反晕征（图8.3）。4%的肺真菌感染患者早期可见反晕征，反晕征在肺毛霉菌病中比侵袭性肺曲霉菌病更常见[17]。

CT-病理对照

侵袭性真菌感染的反晕征在组织病理学上与肺组织梗死对应，外周出血量超过病灶中心[17]。

预后

如不及时治疗，肺毛霉菌病可快速扩散到对侧肺和远处器官，因此及时诊断对患者预后非常关键。用于曲霉菌治疗的典型一线抗真菌药（如伏立康唑）对毛霉菌病没有疗效。肺毛霉菌病的总体死亡率为50%～70%，但是如果扩散到胸外，则上升到90%。为提高生存率，需要紧急手术切除感染灶，并应用抗真菌药物。

淋巴瘤样肉芽肿病

病理学

双肺内多发灰粉色的结节，最大者可见中央坏死和空洞，肺实变区域可融合。显微镜下，大部分病例可见宽大的坏死带，由围绕血管的混合性渗出物隔开，内可见稀疏的多形性不典型淋巴样细胞。

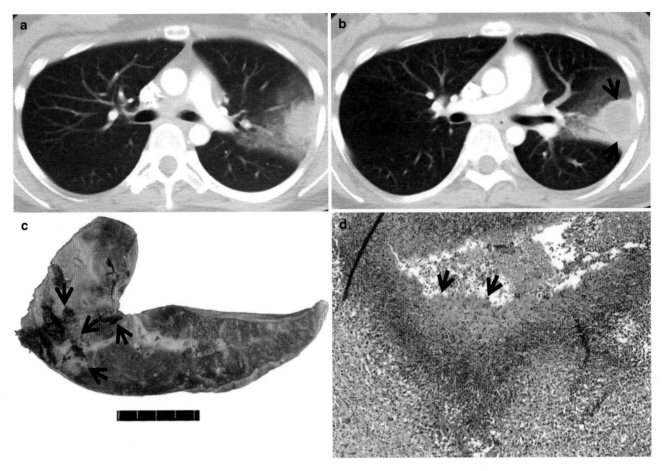

图 8.3 肺毛霉菌病。女，17 岁，5 年前患有间变性大细胞淋巴瘤。（**a**，**b**）CT 增强扫描（层厚＝5.0 mm）连续肺窗于右侧中间段支气管水平可见致密实变影，周围绕以 GGO（晕征的一种）。请注意看内部的反晕征（箭头所示），由中央的坏死区及周围环状强化的实变区组成。（**c**）在可视化胸腔镜下行左肺上叶楔形完全切除术，大体标本切面可见侵袭性真菌的实变区及坏死病灶（箭头所示）。（**d**）高倍光镜（×100）下可见坏死性肺炎。请留意伴有宽大的菌丝（箭头所示）、薄壁及无（或极少）分隔的真菌

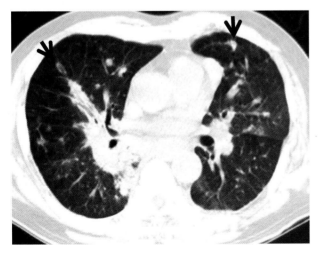

图 8.4 男，70 岁，淋巴瘤样肉芽肿病患者，可见反晕征。CT 扫描（层厚＝5.0 mm）肺窗于左肺下叶支气管水平，可见双肺多发大小不等的结节，双侧肺门淋巴结肿大。部分结节可见反晕征（箭头所示）

表 8.1 可有反晕征的常见疾病	
疾病	鉴别要点
隐源性机化性肺炎	反晕征，单侧或双侧，沿支气管血管束和胸膜下分布的实变影
感染性疾病	
肺毛霉菌病	晕征和反晕征
侵袭性肺曲霉菌病	晕征和反晕征
副球孢子菌病，组织胞浆菌病	
肺梗死	胸膜下分布
韦格纳肉芽肿	双侧、多发、胸膜下结节或肿块
射频消融术后	
淋巴瘤样肉芽肿病	中央为低密度而外周为环状强化的结节或肿块，晕征或反晕征

大部分淋巴细胞呈 T 细胞染色，而不典型淋巴样细胞呈 B 细胞染色。细胞的异型程度多变。根据细胞的异型程度、坏死程度及多形性细胞的数量，病变可分 1～3 级，3 级即为血管中心性淋巴瘤[18]。

症状与体征

最常见的症状包括发热、持续的咳嗽和多痰、呼吸困难及胸闷[19]。病症隐匿，肺部病变时好时坏。可有全身症状，如体重减轻、乏力及疲倦。可累及其他器官，包括皮肤、中枢神经系统和肾，出现相关症状。

CT 表现

典型 CT 表现为多发肺结节和肿块，病灶中央为低密度，外围呈环形强化，可见磨玻璃密度晕征或反晕征[6,20]（图 8.4）。结节和肿块主要见于双肺下叶，并沿支气管血管束和（或）胸膜下分布[20]。也可见粗糙不规则密度增高影和薄壁小囊肿[21]。

CT-病理对照

在组织学上，肺内结节和肿块为血管内和血管周围不典型淋巴样细胞浸润导致[21]。病灶中央低密度区为中央坏死区，而结节外围环状强化，则与淋巴瘤样肉芽肿病的血管受侵、破坏有关[20]。

淋巴瘤样肉芽肿病的反晕征，可能与气腔中心被水肿液和泡沫样组织细胞充填及更密集的周围淋巴细胞浸润有关[6]。

预后

淋巴瘤样肉芽肿病是见于免疫功能减退人群的淋巴组织增生性疾病，通常继发于 EBV 感染。因此，须停用免疫抑制剂。可采用皮质激素、抗 CD20 单克隆抗体如利妥昔单抗、干扰素 α-2b 及联合化疗等特殊疗法，但其成功率高低不一[19]。

参考文献

1. Kim SJ, Lee KS, Ryu YH, et al. Reversed halo sign on high-resolution CT of cryptogenic organizing pneumonia: diagnostic implications. AJR Am J Roentgenol. 2003;180:1251–4.
2. Hansell DM, Bankier AA, MacMahon H, McLoud TC, Muller NL, Remy J. Fleischner Society: glossary of terms for thoracic imaging. Radiology. 2008;246:697–722.
3. Georgiadou SP, Sipsas NV, Marom EM, Kontoyiannis DP. The diagnostic value of halo and reversed halo signs for invasive mold infections in compromised hosts. Clin Infect Dis. 2011;52:1144–55.
4. Gasparetto EL, Escuissato DL, Davaus T, et al. Reversed halo sign in pulmonary paracoccidioidomycosis. AJR Am J Roentgenol. 2005;184:1932–4.
5. Revel MP, Triki R, Chatellier G, et al. Is it possible to recognize pulmonary infarction on multisection CT images? Radiology. 2007;244:875–82.
6. Benamore RE, Weisbrod GL, Hwang DM, et al. Reversed halo sign in lymphomatoid granulomatosis. Br J Radiol. 2007;80:e162–6.
7. Marchiori E, Zanetti G, Hochhegger B, Irion KL, Carvalho AC, Godoy MC. Reversed halo sign on computed tomography: state-of-the-art review. Lung. 2012;190:389–94.
8. Kim Y, Lee KS, Choi DC, Primack SL, Im JG. The spectrum of eosinophilic lung disease: radiologic findings. J Comput Assist Tomogr. 1997;21:920–30.
9. Myers JL, Colby TV. Pathologic manifestations of bronchiolitis, constrictive bronchiolitis, cryptogenic organizing pneumonia, and diffuse panbronchiolitis. Clin Chest Med. 1993;14:611–22.
10. Cordier JF. Cryptogenic organising pneumonia. Eur Respir J. 2006;28:422–46.
11. Lee KS, Kullnig P, Hartman TE, Muller NL. Cryptogenic organizing pneumonia: CT findings in 43 patients. AJR Am J Roentgenol. 1994;162:543–6.
12. Muller NL, Staples CA, Miller RR. Bronchiolitis obliterans organizing pneumonia: CT features in 14 patients. AJR Am J Roentgenol. 1990;154:983–7.
13. Nishimura K, Itoh H. High-resolution computed tomographic features of bronchiolitis obliterans organizing pneumonia. Chest. 1992;102:26S–31.
14. Cohen AJ, King Jr TE, Downey GP. Rapidly progressive bronchiolitis obliterans with organizing pneumonia. Am J Respir Crit Care Med. 1994;149:1670–5.
15. Hamilos G, Samonis G, Kontoyiannis DP. Pulmonary mucormycosis. Semin Respir Crit Care Med. 2011;32:693–702.
16. Jamadar DA, Kazerooni EA, Daly BD, White CS, Gross BH. Pulmonary zygomycosis: CT appearance. J Comput Assist Tomogr. 1995;19:733–8.
17. Wahba H, Truong MT, Lei X, Kontoyiannis DP, Marom EM. Reversed halo sign in invasive pulmonary fungal infections. Clin Infect Dis. 2008;46:1733–7.
18. Guinee Jr DG, Perkins SL, Travis WD, Holden JA, Tripp SR, Koss MN. Proliferation and cellular phenotype in lymphomatoid granulomatosis: implications of a higher proliferation index in B cells. Am J Surg Pathol. 1998;22:1093–100.
19. Roschewski M, Wilson WH. Lymphomatoid granulomatosis. Cancer J. 2012;18:469–74.
20. Chung JH, Wu CC, Gilman MD, Palmer EL, Hasserjian RP, Shepard JA. Lymphomatoid granulomatosis: CT and FDG-PET findings. Korean J Radiol. 2011;12:671–8.
21. Lee JS, Tuder R, Lynch DA. Lymphomatoid granulomatosis: radiologic features and pathologic correlations. AJR Am J Roentgenol. 2000;175:1335–9.

树芽征
Tree-in-Bud Sign

9

定义

树芽征是由小叶中心性分枝样线状影和直径小于 10 mm 的小叶中心性小结节构成[1]（图 9.1），小结节提示小气道受累。然而，血管性病变累及小动脉和毛细血管时亦可表现为小叶中心性小结节及分枝样结构（血管性树芽征）[2-5]（图 9.2）。

常见疾病

局部的树芽征多见于感染性细支气管炎、吸入性细支气管炎以及支气管肺炎（包括结核和非结核分枝杆菌肺病）。血管性树芽征可见于由异物引起的坏死性肺血管炎（纤维素和滑石粉肉芽肿病）[2-4]和局限性癌性淋巴管炎[5]（表 9.1）。与本节相关的其他疾病在第十八章的"小叶中心性分布的小结节"部分及第二十六章的"小叶性肺炎"部分进行讨论。

分布

在感染性和吸入性细支气管炎中，树芽征主要位于中、下肺野。结核的树芽征多见于上叶或下叶背段，非结核分枝杆菌肺病的结节状支气管扩张则多见于右肺中叶及左肺上叶舌段。

在异物导致的坏死性血管炎和局限性癌性淋巴管炎中，树芽征好发于下肺及胸膜下。

临床意义

在成人，树芽征伴支气管壁增厚是社区获得性

呼吸道病毒感染的重要 CT 征象之一（高达 31% 具有此征象）[6]。吸入性细支气管炎的诱因包括咽部结构异常、食管疾病、神经疾病及慢性疾病[7]。结节状支气管扩张型非结核分枝杆菌肺病常见于体型偏瘦的老年女性，而免疫功能减退患者常感染肺结核。异物引起的坏死性血管炎（纤维素和滑石粉肉芽肿病）在静脉注射吸毒者中常见，他们把安非他明、哌醋甲酯或氢化吗啡酮（原本为口服药）等药物研磨成粉末后再静脉注射[3]。

> **鉴别诊断要点**
> 多种疾病均可出现树芽征，因此需根据伴随的其他影像征象、病史及临床表现进行鉴别诊断（表 9.1）。

吸入性细支气管炎

病理学

胃内容物的吸入可导致气管支气管树的化学性烧伤和严重的肺实质炎性反应。这些吸入物进入肺内后，中性粒细胞会释放氧自由基和蛋白酶，这是肺损伤过程的关键一环。酸性物质吸入性肺炎降低人体防御感染的能力，增加了重叠感染的风险。在这种情况下，细菌感染和胃内容物均可引起肺的炎性反应[8]。

症状与体征

老年人如出现反复发作的支气管黏液溢、支气管痉挛及呼吸困难，需怀疑弥漫性吸入性细支气管炎[8]。本病常表现为在睡眠中急性发作。老年人隐

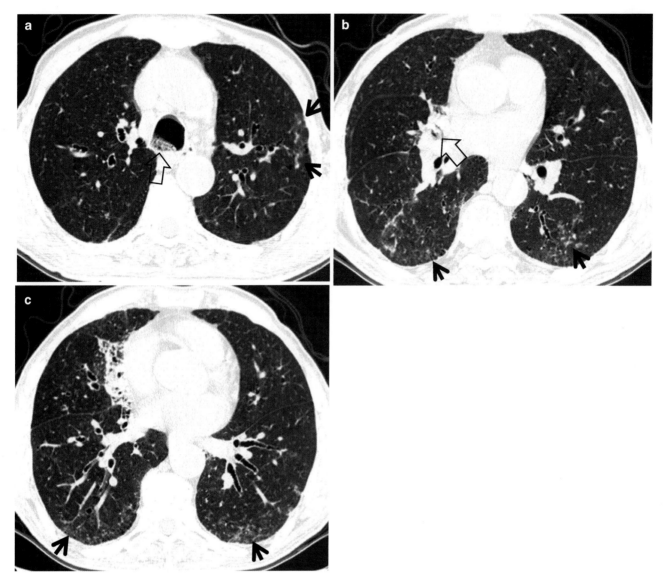

图 9.1 吸入性肺炎。男，66 岁，帕金森病患者。（**a～c**）薄层 CT 扫描（层厚＝1.0 mm）肺窗于奇静脉弓（**a**）、右肺中叶支气管（**b**）及下肺静脉（**c**）水平均可见双肺多发的树芽征（箭头所示）及右肺中叶实变影，并可见气管支气管树内的大量分泌物（空心箭头所示）

匿性吸入性肺炎常与神经功能障碍、食管蠕动障碍及胃食管反流有关。

CT 表现

HRCT 征象包括小叶中心性结节和单/双肺的分枝状密度增高影，伴双肺下垂部分的树芽征[9]。（图 9.1）。

CT-病理对照

小叶中心性结节和树芽征反映了吸入物沿细支气管分布。

表 9.1 表现为树芽征的常见疾病	
疾病	**鉴别要点**
感染性细支气管炎	树芽征位于中、下肺野
吸入性细支气管炎	树芽征位于肺下垂部分
结核	树芽征位于肺上叶和下叶背段
非结核分枝杆菌感染	树芽征位于右肺中叶及左肺上叶舌段
异物诱导性肺血管炎	树芽征多位于下肺野及胸膜下
肺局限性癌性淋巴管炎	树芽征多位于下肺野及胸膜下

预后

治疗方法包括使用广谱抗生素和治疗吞咽困难。

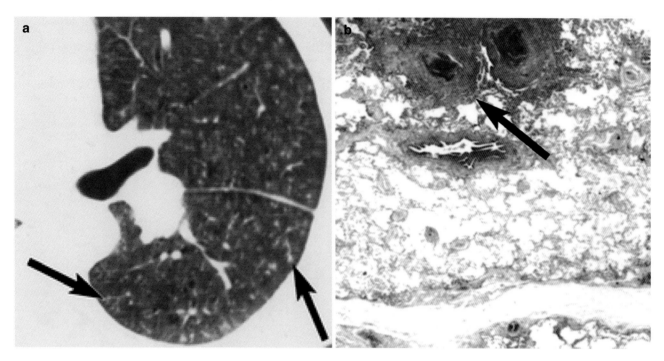

图 9.2　纤维素肉芽肿病（异物诱导性肺血管炎）。男，37 岁，毒品吸食者。（a）薄层 CT 扫描（层厚＝1.5 mm）于左肺叶间动脉水平示肺内弥漫性分布的边界不清的小叶中心性小结节（箭头所示），并可见分枝样线状影。（b）低倍光镜图（×40）显示次级肺小叶中央区坏死性血管炎（箭头所示）（Reprinted from Han et al.[3] with permission）

异物诱导性肺血管炎（纤维素和滑石粉肉芽肿病）

病理学

血管内异物及伴随的血管壁肉芽肿反应可引起 CT 上的树芽征。这些异物包括不能溶解的粒子，如微晶纤维素、滑石粉和淀粉颗粒，它们常作为口服药的基质。以上物质被肺血管网截留，引起血栓、炎症及巨噬细胞反应[3]（图 9.2）。

症状与体征

滑石粉肉芽肿病患者可无症状，也可表现为暴发性疾病[10]。临床症状包括渐进性的劳力性呼吸困难（即使已经停止静脉注射毒品）、干咳、非特异性胸痛，偶尔伴厌食、体重减轻和低热。常无异常肺呼吸音。职业暴露或毒品成瘾史是主要的诊断依据。

CT 表现

纤维肉芽肿的 CT 表现包括弥漫的小叶中心性小结节和分枝样线状影[11]（图 9.2）。

CT-病理对照

纤维肉芽肿患者在 HRCT 上的树芽征，代表小动脉内微晶纤维素的积聚伴邻近的肉芽肿反应（图 9.2）。

预后

目前并没有治疗滑石粉肉芽肿的好方法。患者必须停止静脉注射毒品。虽有类固醇治疗成功的案例报道[12]，但是大多数人认为类固醇治疗并无益处。肺移植是晚期患者的最后选择。

参考文献

1. Im JG, Itoh H, Shim YS, et al. Pulmonary tuberculosis: CT findings–early active disease and sequential change with antituberculous therapy. Radiology. 1993;186:653–60.
2. Lee KS, Kim TS, Han J, et al. Diffuse micronodular lung disease: HRCT and pathologic findings. J Comput Assist Tomogr. 1999;23:99–106.
3. Han D, Lee KS, Franquet T, et al. Thrombotic and nonthrombotic pulmonary arterial embolism: spectrum of imaging findings. Radiographics. 2003;23:1521–39.
4. Chung MP, Yi CA, Lee HY, Han J, Lee KS. Imaging of pulmonary vasculitis. Radiology. 2010;255:322–41.
5. Moon JW, Lee HY, Han J, Lee KS. Tree-in-bud sign as a manifesta-

tion of localized pulmonary lymphatic metastasis from a pancreas cancer. Intern Med. 2011;50:3027–9.

6. Shiley KT, Van Deerlin VM, Miller Jr WT. Chest CT features of community-acquired respiratory viral infections in adult in patients with lower respiratory tract infections. J Thorac Imaging. 2010;25:68–75.

7. Rossi SE, Franquet T, Volpacchio M, Gimenez A, Aguilar G. Tree-in-bud pattern at thin-section CT of the lungs: radiologic-pathologic overview. Radiographics. 2005;25:789–801.

8. Marik PE. Pulmonary aspiration syndromes. Curr Opin Pulm Med. 2011;17:148–54.

9. Franquet T, Gimenez A, Roson N, Torrubia S, Sabate JM, Perez C. Aspiration diseases: findings, pitfalls, and differential diagnosis. Radiographics. 2000;20:673–85.

10. Marchiori E, Lourenco S, Gasparetto TD, Zanetti G, Mano CM, Nobre LF. Pulmonary talcosis: imaging findings. Lung. 2010;188:165–71.

11. Bendeck SE, Leung AN, Berry GJ, Daniel D, Ruoss SJ. Cellulose granulomatosis presenting as centrilobular nodules: CT and histologic findings. AJR Am J Roentgenol. 2001;177:1151–3.

12. Chau CH, Yew WW, Lee J. Inhaled budesonide in the treatment of talc-induced pulmonary granulomatosis. Respiration. 2003;70:439.

指套征或牙膏征
Gloved Finger Sign
or Toothpaste Sign

10

定义

指套征，也称牙膏征，最初用于描述胸片上支气管树的黏液嵌[1]，表现为分枝管状、牙膏样或手指样的密度影[2]。CT 上可见黏液（通常为液体密度，但取决于内容物的成分）填充并阻塞扩张的支气管，状似指套[3]（图 10.1）。

常见疾病

任何引起气道阻塞性的疾病均可出现指套征。良性及恶性肿瘤（图 10.2）可引起气道阻塞，导致远端支气管扩张及黏液嵌顿。气道发育畸形，如支气管闭锁（图 10.1），常表现为指套征。支气管结石、支气管结核及缩窄（图 10.3）、叶内型肺隔离征及异物吸入也可引起黏液嵌顿及指套征。变应性支气管肺曲霉菌病（allergic bronchopulmonary aspergillosis，ABPA）（图 10.4 和图 10.5）及囊性纤维化（伴或不伴 ABPA）是最常见的两种能引起指套征的非梗阻性疾病[2]（表 10.1）。

分布

先天性支气管闭锁常累及肺门旁的气道[4]。支气管结石的特征性表现为支气管周钙化性结节，常累及段支气管[5]。支气管结核可累及中等大小的支气管，CT 上状似动脉瘤[6]。ABPA 特征性累及中心气道，以段或亚段支气管较为常见。囊性纤维化

常可见位于中、上肺野的黏液栓塞和支气管扩张。

临床意义

几乎所有 ABPA 患者都伴哮喘[7]。约 2/3 的支气管闭锁患者的病灶是偶然发现的，其余患者表现为咳嗽、咯血、发热和气短[8]。咯血是支气管结石的常见表现，咯血量可以很大。支气管结核除了指套征，还常伴有肺实质的结核灶。囊性纤维化可见于儿童、青少年及青壮年，主要表现为呼吸系统或消化系统的症状和体征。

鉴别诊断要点

1. 支气管扩张伴黏液嵌顿是 ABPA 患者的常见表现，但在仅表现为烟曲菌皮试阳性和哮喘的 ABPA 患者中少见[9]。
2. 指套征和支气管阻塞常伴有周围肺实质的马赛克样的灌注区（透亮度增加的肺野）[4]。
3. 对于支气管结石病，CT 有助于正确判断钙化性淋巴结的位置（管内或管周）[5]。
4. 在支气管结核中，除了指套征，还常能见到肺实质结核灶[6]。

支气管闭锁

病理学

肺段或亚段的支气管闭锁常导致闭锁远端形成黏液囊肿、扩张的远端气道内黏液栓以及远端肺实质过度充气（形似微囊），常可见大量的稠密黏液填

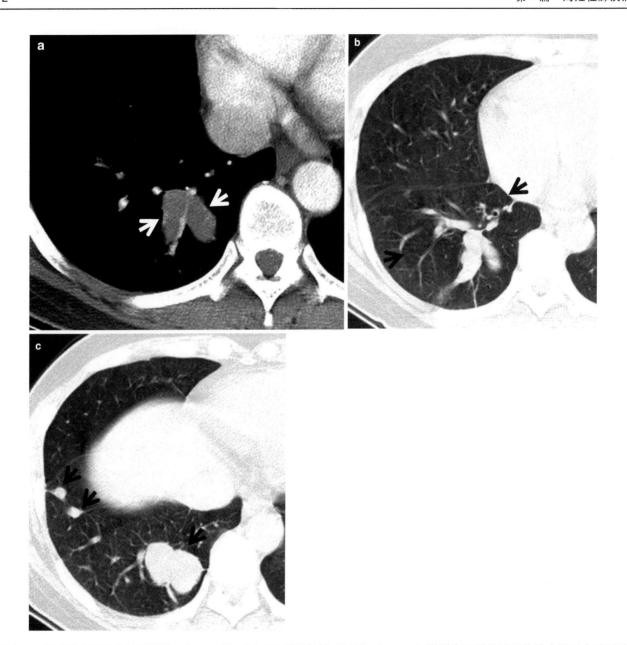

图 10.1　呈现指套征的支气管闭锁。女，43 岁。（a）CT 增强扫描（层厚＝5.0 mm）纵隔窗于肝后下腔静脉水平示右肺下叶Ⅴ型的低密度病灶（箭头所示）。（b）CT 扫描肺窗于与（a）相近水平示同样的分枝状病灶。请注意分枝状病灶周围的低密度区（箭头所示）。（c）CT 扫描于右膈顶部水平示右肺下叶分枝结节状病灶（箭头所示）

充闭锁处以远的的近端气道和邻近的气腔。充满黏液的支气管与远端气道相通，但其近端填塞。继发感染可导致炎症和纤维化。远端过度充气的原因是存在侧支通气和空气潴留[10]。

症状与体征

左肺上叶最常受累（2/3 患者），尤其是尖后段支气管。大多数支气管闭锁患者无症状，约 20% 表现为呼吸困难、胸痛及反复发作的肺炎，气胸、咯血及哮喘也曾有报道[11]。

CT 表现

支气管闭锁的典型 CT 征象包括支气管闭塞、紧邻闭锁处的远端支气管扩张并黏液嵌顿（支气管囊肿）、病变肺段血管减少、密度减低及气肿[12-13]（图 10.1）。左肺上叶尖后段支气管最为常见，右肺上叶及中叶支气管次之，右肺下叶很少受累[14]。

CT-病理对照

病理上，闭塞的远端仍有支气管树，且气道和

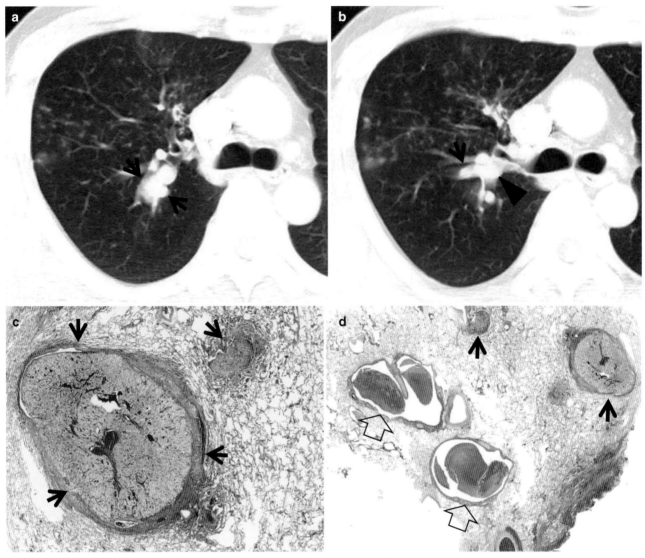

图 10.2　指套征并支气管内转移灶，远端气道黏液潴留。男，54 岁，肾细胞癌患者。（**a，b**）CT 扫描（层厚＝5.0 mm）肺窗于奇静脉弓水平（**a**）、主支气管水平（**b**）均可见右肺上叶后段分枝管状病变（箭头所示），代表支气管内黏液栓，同时请注意右肺上叶后段支气管内的肿瘤（楔形箭头所示）。支气管镜活检示支气管内转移性肾细胞癌结节（此处未展示）。右肺上叶后段小叶中心性小结节及分枝结节状结构为并发的非结核分枝杆菌病的病灶。（**c**）右肺上叶切除术后病理标本的高倍光镜图（×200）（同一疾病，不同患者，）显示支气管内肿瘤结节（箭头所示）。（**d**）高倍光镜图（×100）示扩张支气管内肿瘤结节（箭头所示）和远端黏液栓（空心箭头所示）

气腔的数量正常。这导致紧邻闭锁处的远段气道内黏液积聚，并可见黏液囊肿。闭锁支气管属下的肺泡与侧支气道通气，可见气体潴留和过度充气。

预后

　　通常采取保守治疗，仅当出现重要的临床症状时才有手术指征。

支气管结核和黏液嵌顿

病理学

　　支气管结核近段形态与肿瘤相仿，值得注意的是广泛的坏死和大量杆菌。坏死物周围不一定有典型的肉芽肿。黏液阻塞使远端支气管扩张，管壁可见非特异性的慢性炎症，这种炎性反应轻者可有轻度渗出，重者可见大量嗜酸性粒细胞浸润。受累支气管可暂时性扩张，黏液栓咳出后恢复正常，支气管

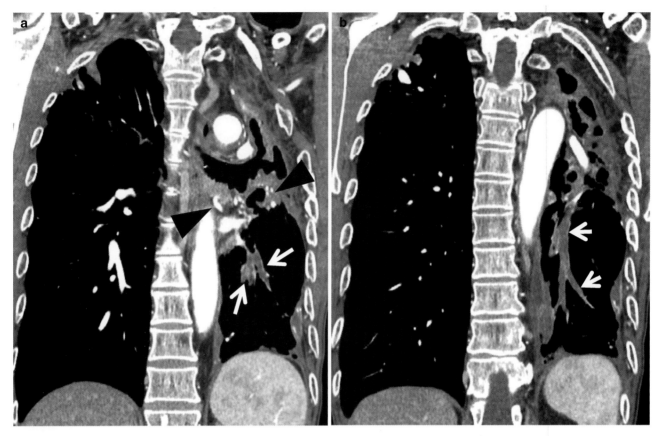

图 10.3　指套征。男，67 岁，结核性支气管狭窄累及左肺下叶支气管。（a，b）CT 增强扫描冠状面重建（层厚＝2.0 mm）纵隔窗于左肺下叶降主动脉水平可见分枝状病灶（箭头所示），显示黏液栓。并可见增粗的左支气管动脉及其分支（楔形箭头所示），以及结核分枝杆菌感染导致的左肺上叶毁损

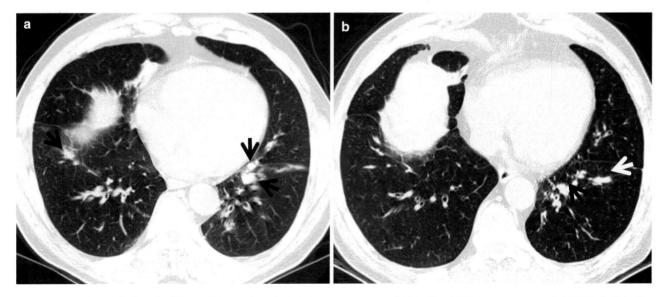

图 10.4　变应性支气管肺曲霉菌病。男，64 岁，哮喘患者。（a，b）CT 连续扫描（层厚＝2.5 mm）于右膈顶部水平相邻层面肺窗示双肺下叶扩张支气管内的黏液栓（箭头所示），也可见无黏液填充的扩张支气管

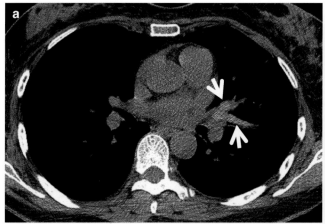

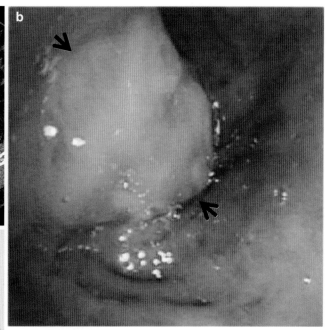

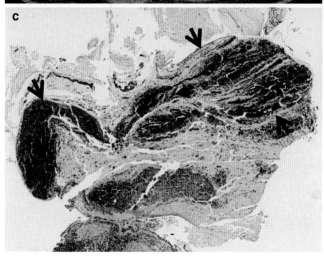

图 10.5　变应性支气管肺曲菌病。女，56 岁，哮喘患者。（a）CT 扫描（层厚＝2.5 mm）纵隔窗于右肺中叶支气管水平显示左肺上叶舌段高密度 "V" 型分枝样结构（箭头所示）。（b）支气管镜检查示黄色黏液（箭头所示）阻塞舌段支气管。（c）支气管镜活检标本于低倍光镜图（×8）示过敏性黏液（黏蛋白伴嗜酸性粒细胞）内含钙化（箭头所示）。

表 10.1　表现为指套征的常见疾病	
疾病	鉴别要点
阻塞气道的良性、恶性肿瘤	
支气管闭锁	左肺上叶尖后段的支气管囊肿
支气管结石	支气管内或周围的钙化淋巴结
支气管结核	中等大小支气管的动脉瘤样外观
异物吸入	支气管内异物伴指套征
变应性支气管肺曲菌病	中央性支气管扩张伴高密度黏液栓

壁也可出现严重破坏。

症状与体征

　　临床上，支气管结核可呈急性或隐匿病程，也可迟发，常常被误诊为支气管哮喘。常见症状包括咳嗽、气短、喘鸣、发热及咯血[15]。胸部听诊可闻及呼吸音减弱、干啰音和固定的喘鸣。

CT 表现

　　长段支气管管壁的环形增厚及管腔狭窄是支气管结核的主要 CT 表现。它的另一特征性表现是 "动脉瘤样" 的中等大小支气管和管腔的突然中断，不伴近端气道狭窄（图 10.3）[6]。

CT-病理对照

　　中等大小支气管的动脉瘤样外观代表大量干酪样肉芽肿填充其管腔[6]。

预后

　　根除结核分枝杆菌和预防支气管狭窄是治疗支气管结核的主要目标。延误诊断会导致受累支气管永久性纤维性缩窄。一旦确诊，应立即使用抗结核药物进行标准治疗。抗结核药物治疗后如出现症状性支气管狭窄，可通过支气管镜介入治疗（如球囊扩张、激光治疗和支架植入）减轻症状，或者进行手术重建。

异物吸入

病理学

异物吸入在儿童尤为常见。同时，婴儿支气管较为狭窄和柔软，易被邻近的、扩张的肺动脉压迫。

症状与体征

异物吸入的症状轻重不一。轻者可无特异性症状，重者可引起气道阻塞，威胁生命甚至死亡。最常见的症状是突发的窒息感和顽固性咳嗽。也可表现为咳嗽、发热、气促及喘鸣[16]。老年人更易被误诊为慢性阻塞性肺疾病或肺炎。

CT 表现

异物可以在位于支气管树的任何位置，但最常见的位置是右肺下叶、中叶段支气管及左侧主支气管[17]。胸部 CT 常可见到支气管异物及其他相关征象，如肺不张、肺气肿、支气管扩张、肺叶实变、黏液嵌顿伴指套征、树芽征及邻近异物的支气管壁增厚[18]。

CT-病理对照

黏液嵌顿伴指套征及气体潴留的 CT 表现是由于吸入异物的长时间残留，致使受累肺段或肺叶血流减少[17]。

预后

为避免出现并发症，在给予气道支持后须及时取出异物，使用硬质支气管镜或软支气管镜均可。

变应性支气管肺曲霉菌病

病理学

变应性支气管肺曲霉菌病（ABPA）的特征是"过敏性黏液"。该黏液由丰富的嗜酸性黏液、混合嗜酸性粒细胞、嗜伊红的胞质碎片组成，偶尔可见夏科-莱登（Charcot-Leyden）结晶及草酸钙结晶（图10.5）。黏液中可见极少量真菌丝。常见哮喘性改变、支气管中心性肉芽肿和嗜酸性肺炎的各种组合[19]。

症状与体征

临床上，ABPA 患者表现为慢性哮喘、反复发作的肺部炎性浸润及支气管扩张。常见主诉包括低热、气喘、气道高反应性、咯血、咳嗽、痰多。31%～69%的患者咳出棕色黏液痰栓[19]。也可症状轻微或无症状。

CT 表现

ABPA 的主要 CT 表现包括黏液嵌顿及主要累及上叶肺段和亚段的支气管扩张，伴小叶中心型结节或分枝样线状影[20]（图10.4和10.5）。支气管扩张伴黏液嵌顿可形成指套征。将近30%的患者嵌顿的黏液在 CT 上呈高密度或者表现为钙化[21]（图10.5）。

CT-病理对照

由曲霉菌定植引起的持久性炎症和纤维化，导致肺段和亚段的支气管扩张和黏液嵌顿[22]。黏液栓子高密度是钙盐沉积所致[23]。CT 上小叶中心性小结节反映扩张的细支气管腔内充有黏液或坏死碎屑。

预后

使用糖皮质激素控制免疫活动和密切监测复发是治疗 ABPA 的两个重要方面。由于低剂量的糖皮质激素可导致频繁的复发（45%），须给予高剂量和长疗程的激素治疗。对于复发患者，可联合使用伊曲康唑和皮质激素。

参考文献

1. Mintzer RA, Neiman HL, Reeder MM. Mucoid impaction of a bronchus. JAMA. 1978;240:1397–8.
2. Nguyen ET. The gloved finger sign. Radiology. 2003;227:453–4.
3. Collins J. CT signs and patterns of lung disease. Radiol Clin North Am. 2001;39:1115–35.
4. Matsushima H, Takayanagi N, Satoh M, et al. Congenital bronchial atresia: radiologic findings in nine patients. J Comput Assist Tomogr. 2002;26:860–4.
5. Conces Jr DJ, Tarver RD, Vix VA. Broncholithiasis: CT features in 15 patients. AJR Am J Roentgenol. 1991;157:249–53.
6. Cha JH, Han J, Park HJ, et al. Aneurysmal appearance of medium-sized bronchi: a peripheral manifestation of endobronchial tuberculosis. AJR Am J Roentgenol. 2009;193:W95–9.
7. Kim Y, Lee KS, Choi DC, Primack SL, Im JG. The spectrum of eosinophilic lung disease: radiologic findings. J Comput Assist Tomogr. 1997;21:920–30.
8. Wang Y, Dai W, Sun Y, Chu X, Yang B, Zhao M. Congenital bronchial atresia: diagnosis and treatment. Int J Med Sci. 2012;9:207–12.
9. Angus RM, Davies ML, Cowan MD, McSharry C, Thomson NC. Computed tomographic scanning of the lung in patients with aller-

gic bronchopulmonary aspergillosis and in asthmatic patients with a positive skin test to Aspergillus fumigatus. Thorax. 1994;49: 586–9.

10. Kunisaki SM, Fauza DO, Nemes LP, et al. Bronchial atresia: the hidden pathology within a spectrum of prenatally diagnosed lung masses. J Pediatr Surg. 2006;41:61–5; discussion 61–5.

11. Desir A, Ghaye B. Congenital abnormalities of intrathoracic airways. Radiol Clin North Am. 2009;47:203–25.

12. Kinsella D, Sissons G, Williams MP. The radiological imaging of bronchial atresia. Br J Radiol. 1992;65:681–5.

13. Beigelman C, Howarth NR, Chartrand-Lefebvre C, Grenier P. Congenital anomalies of tracheobronchial branching patterns: spiral CT aspects in adults. Eur Radiol. 1998;8:79–85.

14. Jederlinic PJ, Sicilian LS, Baigelman W, Gaensler EA. Congenital bronchial atresia. A report of 4 cases and a review of the literature. Medicine (Baltimore). 1987;66:73–83.

15. Xue Q, Wang N, Xue X, Wang J. Endobronchial tuberculosis: an overview. Eur J Clin Microbiol Infect Dis. 2011;30:1039–44.

16. Boyd M, Chatterjee A, Chiles C, Chin Jr R. Tracheobronchial foreign body aspiration in adults. South Med J. 2009;102:171–4.

17. Limper AH, Prakash UB. Tracheobronchial foreign bodies in adults. Ann Intern Med. 1990;112:604–9.

18. Zissin R, Shapiro-Feinberg M, Rozenman J, Apter S, Smorjik J, Hertz M. CT findings of the chest in adults with aspirated foreign bodies. Eur Radiol. 2001;11:606–11.

19. Agarwal R. Allergic bronchopulmonary aspergillosis. Chest. 2009;135:805–26.

20. Neeld DA, Goodman LR, Gurney JW, Greenberger PA, Fink JN. Computerized tomography in the evaluation of allergic bronchopulmonary aspergillosis. Am Rev Respir Dis. 1990;142:1200–5.

21. Franquet T, Muller NL, Gimenez A, Guembe P, de La Torre J, Bague S. Spectrum of pulmonary aspergillosis: histologic, clinical, and radiologic findings. Radiographics. 2001;21:825–37.

22. Zander DS. Allergic bronchopulmonary aspergillosis: an overview. Arch Pathol Lab Med. 2005;129:924–8.

23. Logan PM, Muller NL. High-attenuation mucous plugging in allergic bronchopulmonary aspergillosis. Can Assoc Radiol J. 1996;47:374–7.

肺不张征象
Lobar Atelectasis Sign

11

定义

肺不张来源于希腊单词 ateles 和 ektasis，意思是不完全膨胀或伸展[1]。术语"肺不张""萎陷"和"肺容积减损"意味着肺膨胀性的减弱。广义上，肺不张指肺内气体减少引起的肺容积减少，常表现为密度的增高。肺不张以肺容量减小区别于肺实变，肺实变为肺内空气被体积相近的液体或细胞所取代，因而肺容量不变（图 11.1～图 11.7）。

常见疾病

引起大叶性肺不张的各种病因列于表 11.1 中。

分布

肺不张可累及双肺各个肺叶。因为右肺有 3 个肺叶，可形成 3 种右肺大叶性肺不张组合（中叶和下叶、上叶和中叶及上叶和下叶）[2]。

临床意义

根据病理生理机制，肺不张的分类如下：①中心区阻塞引起的吸收性（阻塞性）肺不张；②表面活性物质缺乏导致的粘连性肺不张，如新生儿透明膜病；③气胸、胸腔积液导致的被动性肺不张；④邻近肿块及横膈升高导致的压迫性肺不张；⑤肺纤维化导致的瘢痕性肺不张；⑥重力依赖性肺不张[3-4]（表 11.1）。肺不张是最重要的放射学征象之一，胸部 X 线平片不应漏诊，因为它可提示一个隐匿的中央型肺癌。其他特殊类型的肺不张包括周围型大叶性肺不张、迁移性大叶性肺不张、盘状肺不张及圆形肺不张。

鉴别诊断要点

1. 支气管肺癌是吸收性（阻塞性）肺不张最重要的原因（图 11.1～图 11.3 和图 11.5）。一个中老年吸烟者伴有原因不明的大叶性肺不张或反复发作的肺炎，鉴别诊断时应该着重考虑支气管肺癌。其他各种支气管腔内恶性肿瘤也可以阻塞支气管导致阻塞性肺不张，包括：支气管类癌、腺样囊性癌、黏液表皮样癌、支气管内转移癌（乳腺癌、肾细胞癌、黑色素瘤、结肠癌）。较为少见的是，阻塞性的肿块也可以是支气管腔内良性肿瘤（如错构瘤、脂肪瘤、平滑肌瘤、乳头状瘤、神经源性肿瘤、纤维瘤）。

2. 阻塞性肺不张也可由黏液栓堵塞外围小气道引起。例如，胸腹部创伤术后接受重症监护的患者，常发生左肺下叶阻塞性肺不张。部分是因为黏膜纤毛对分泌物的清除功能受损，使其积聚在外周气道，导致远端阻塞性肺不张[5]。

3. 支气管肿瘤、黏液栓、炎性支气管狭窄（偶发）是成人大叶性肺不张的常见原因。但在儿童，支气管肿瘤并不常见，相反，肺炎是导致肺不张最常见的原因。与成年人相比，儿童气道更小，更容易受到气管渗出物和分泌物等黏液的堵塞（图 11.4 和图 11.6）。黏液栓塞还可以见于其他情况，如支气管哮喘或囊性纤维化。吸入异物（如花生）是儿童大叶性肺不张的另一个重要原因（图 11.6）。

4. 大叶性肺不张的基本表现是受累肺叶的透明度
降低及肺容量减少。这种征象可以分为 2 种：
①直接征象：叶间裂移位以及肺血管、大支气

管聚集；②间接征象：肺透明度降低，横膈
升高，气管、心脏、纵隔和肺门移位，相邻
肺组织代偿性过度膨胀，肋间隙变窄，膈上
尖峰征。

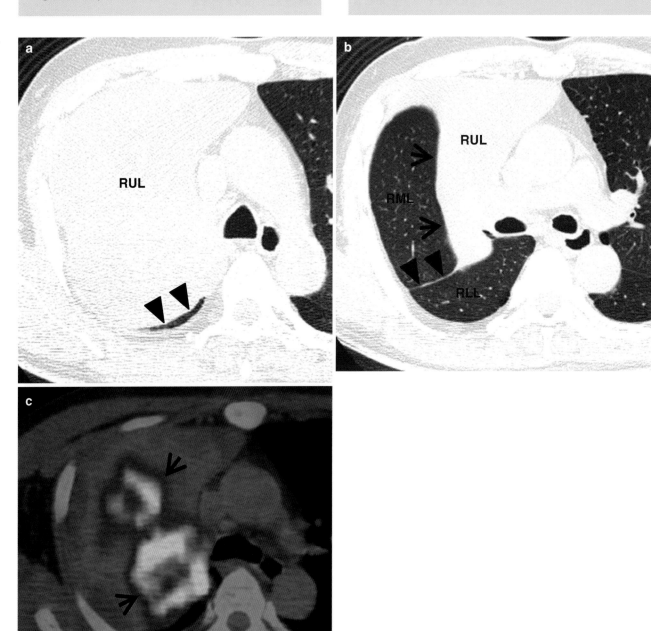

图 11.1 右肺上叶肺不张。男，53 岁，患有中央型鳞状细胞癌。（**a，b**）CT 扫描（层厚＝5.0 mm）肺窗分别于主动脉弓
水平（**a**）和奇静脉弓水平（**b**）显示右肺上叶肺不张。同时也提示了不张的右肺上叶以右肺斜裂（楔形箭头所示）为后缘，
被向上提拉的右肺中叶以右侧水平裂（箭头所示）为上缘。（**c**）[18]FDG-PET 显示中央型支气管肺癌的 FDG 高摄取（箭头所
示）。不张的右肺上叶肺组织包绕肿瘤。RUL，右肺上叶；RML，右肺中叶；RLL，右肺下叶

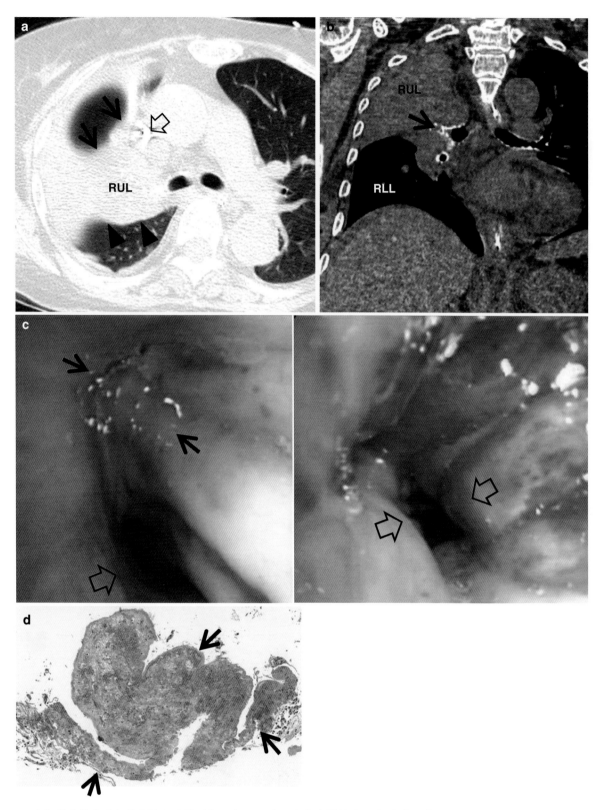

图 11.2 支气管曲霉菌引起的右肺上叶肺不张。女，62 岁，患有弥漫性大 B 细胞淋巴瘤。（**a**）CT 扫描（层厚＝2.5 mm）肺窗于主支气管水平，显示不张的右肺上叶以右侧水平裂（箭头所示）为前缘，以右侧斜裂（楔形箭头所示）为后缘。中心静脉置管以行化疗（空心箭头所示）。（**b**）冠状面重建图像（层厚＝2.0 mm）显示闭塞的右肺上叶支气管（箭头所示）管腔内的软组织，引起右肺上叶肺不张。同时显示弥漫性的管壁钙化。（**c**）支气管镜检显示右上肺叶支气管（箭头所示）内的白色坏死组织及周围黏膜炎症、水肿。右肺中间段支气管管腔也因炎症和水肿缩小 50%（空心箭头所示）。（**d**）高倍光镜图下（×200），支气管镜取得的病理标本显示大量真菌菌丝（箭头所示）浸润支气管管壁。RUL，右肺上叶；RLL，右肺下叶

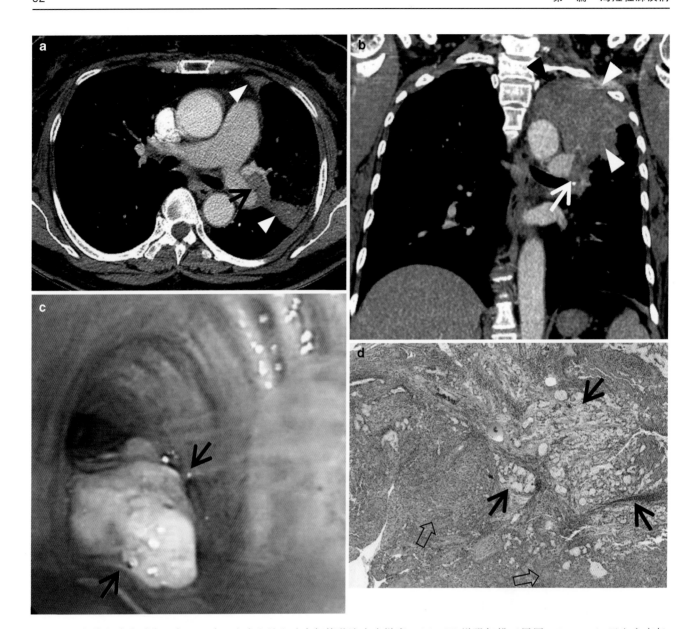

图 11.3　左肺上叶肺不张。女，69 岁，患有左肺上叶支气管黏液表皮样癌。(**a**) CT 增强扫描 (层厚＝2.5 mm) 于左主支气管远端水平，显示一腔内结节阻塞左肺上叶支气管 (箭头所示)，并可见左肺上叶肺不张 (楔形箭头所示)。(**b**) CT 扫描冠状面重建 (层厚＝2.0 mm) 示支气管内结节 (箭头所示) 和左肺上叶肺不张 (楔形箭头所示)。(**c**) 支气管镜检示黄白色结节 (箭头所示) 阻塞左肺上叶支气管。(**d**) 高倍光镜图 (×100) 下，左肺上叶切除术后病理标本显示由黏液 (箭头所示) 和片状的表皮样细胞 (空心箭头所示) 组成的腺样结构，诊断为黏液表皮样癌

右肺上叶肺不张

　　反 "S" 征 (由 Ross Golden 首先提出) 意味着中央性肿块伴大叶性肺不张。一般来说，由于受到过度膨胀的邻近肺叶的推挤，肺不张的边界是凹陷的。当中心阻塞性肿块存在时，肿块的局部凸起再加上不张肺叶的凹陷边界形成了波浪状的表面，称为反 "S" 征。

　　在 CT 上，右肺上叶的肺不张，表现为靠近前胸壁和上纵隔的三角形或梯形软组织密度影[6-7]。上提的水平裂为其外界，斜裂为后界。斜裂保持原有的轮廓，呈直线状、凹陷或凸起 (图 11.1 和图 11.2)。

左肺上叶肺不张

　　在 CT 上，左肺上叶的肺不张以纵隔和前胸壁

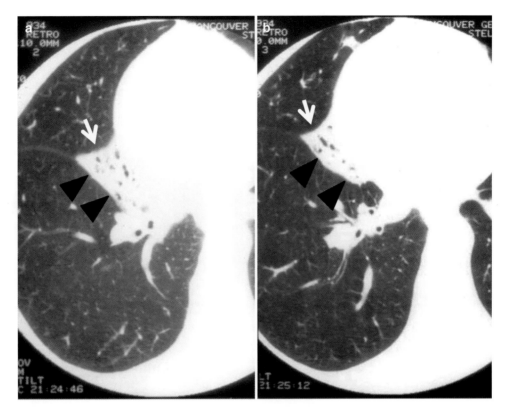

图 11.4　右肺中叶肺不张（右肺中叶综合征）。男，72 岁。（**a，b**）连续 CT 扫描（层厚＝1.5 mm）于右下肺静脉水平显示不张的右肺中叶以右侧水平裂（箭头所示）及斜裂（楔形箭头所示）为界，其前缘（水平裂）稍呈波浪状，而后缘（斜裂）清楚锐利

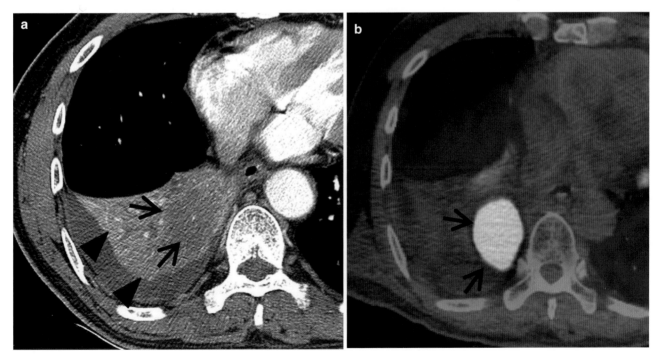

图 11.5　右肺下叶肺不张。男，61 岁，患有右肺下叶鳞状细胞癌。（**a**）CT 增强扫描（层厚＝2.5 mm）纵隔窗于右心室水平，显示低密度肿块（箭头所示）伴右肺下叶肺不张（强化的区域，楔形箭头所示），并可见右侧胸腔积液。（**b**）[18]FDG-PET 显示中央型支气管肺癌 FDG 摄取增加（箭头所示），右肺下叶不张的肺组织围绕肿瘤

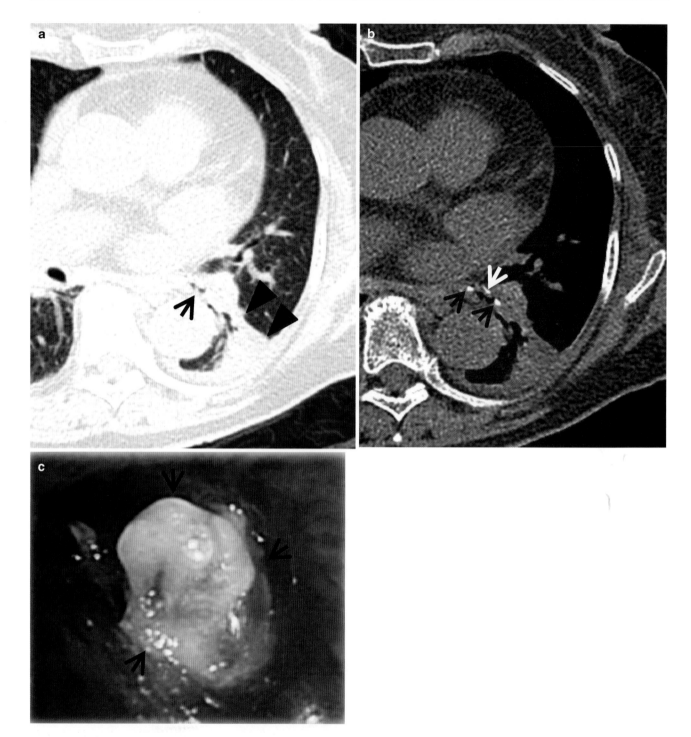

图 11.6 左肺下叶肺不张。女，82 岁，有异物吸入病史。（**a**）CT 扫描（层厚＝2.5 mm）肺窗于左肺下叶支气管水平，显示
左肺下叶支气管狭窄（箭头所示），萎陷的左肺下叶以左侧斜裂（楔形箭头所示）为外界。（**b**）纵隔窗显示左肺下叶支气管周
围的钙化（箭头所示）。（**c**）支气管镜检显示炎性肉芽组织（箭头所示）阻塞了左肺下叶支气管。（**d**）低倍光镜图（×4）下，
硬质气管镜获取的病理标本显示软骨（箭头所示）、骨碎片（楔形箭头所示）及伴有细菌（放线菌）的坏死组织（空心箭头所
示）混合形成肉芽组织阻塞左肺下叶支气管

图 11.6（续）　　　d

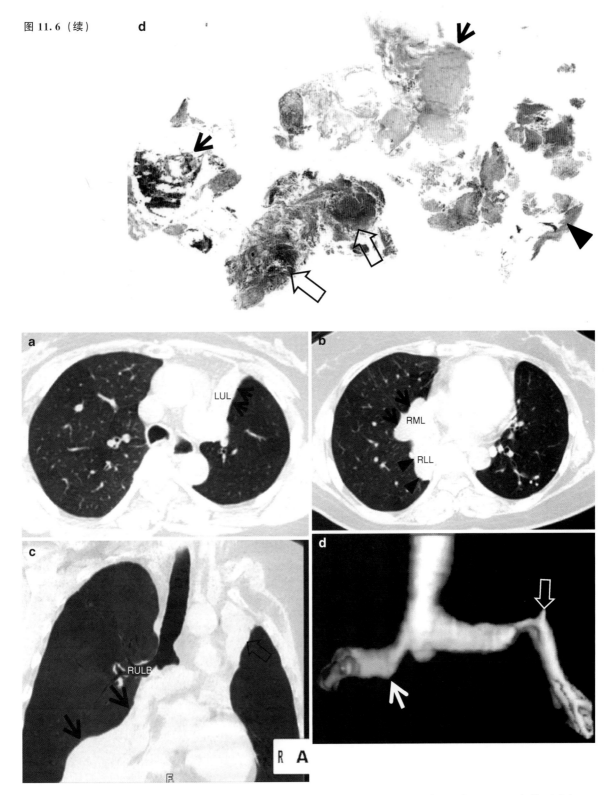

图 11.7　累及右肺中叶、下叶及左肺上叶的"三叶型"肺不张。女，34 岁，肺结核纤维化阶段患者。（**a**）CT 扫描（层厚＝5.0 mm）肺窗于气管隆嵴水平，显示被提拉向上的左肺下叶位于不张的左肺上叶（箭头所示）的外侧。（**b**）CT 扫描于左肺下叶段支气管水平显示不张的右肺中叶及下叶分别以右侧水平裂（箭头所示）及斜裂为外界（楔形箭头所示）。（**c**）MIP 图像清晰显示右肺中叶、下叶（箭头所示）及左肺上叶（空心箭头所示）的肺不张。请注意通畅的右肺上叶支气管和膨胀的右肺上叶填充整个右半胸腔。（**d**）表面阴影遮盖（SSD）三维图像清晰显示闭塞的中间段支气管（箭头所示）及左肺上叶支气管（空心箭头所示），并可见双侧主支气管不规则狭窄。LUL，左肺上叶；RML，右肺中叶；RLL，右肺下叶；RULB，右肺上叶支气管。MIP，最小密度成像

表 11.1 肺不张的病因

I. 吸收性（阻塞性）肺不张

A. 肿瘤

1. 支气管肺癌
2. 支气管腔内恶性肿瘤（类癌、腺样囊性癌、黏液表皮样癌）
3. 支气管内转移瘤（乳腺癌、肾细胞癌、黑色素瘤、结肠癌）
4. 支气管腔内良性肿瘤（错构瘤、脂肪瘤、乳头状瘤、神经源性肿瘤、纤维瘤）

B. 炎症

1. 支气管结核（支气管肉芽肿、支气管纤维化、支气管结石）
2. 真菌感染

C. 其他

1. 黏液嵌顿（胸或腹部疼痛、创伤、术后状态、全身麻醉、气管插管）
2. 异物吸入
3. 弥漫性支气管狭窄（淀粉样变性、韦格纳肉芽肿）
4. 外力造成的支气管受压（肺门转移性淋巴结、增大的左心房、主动脉瘤）

II. 粘连性肺不张

A. 新生儿呼吸窘迫综合征
B. 肺栓塞
C. 急性放射性肺炎
D. 病毒性肺炎

III. 被动性肺不张

A. 单纯型气胸
B. 胸腔积液、积血
C. 膈肌膨隆或麻痹

IV. 压迫性肺不张

A. 巨大的胸腔内肿瘤
B. 巨大的肺大泡
C. 张力性气胸
D. 腹腔压力增加（大量腹腔积液、怀孕、肠梗阻）

V. 瘢痕性肺不张

A. 慢性破坏性肺结核
B. 慢性真菌感染
C. 放射性纤维化
D. 特发性肺纤维化
E. 其他类型的肺纤维化（硬皮病、尘肺病、石棉肺、结节病）

为基底形成密度均匀的密度增高区（图 11.3）。通常，其后缘从肺尖到肺门形成"V"形轮廓，"V"形的顶点在肺门处与血管及支气管汇合。肺门结构位置相对固定，因此可牵拉斜裂进入"V"形结构。左肺下叶背段沿着"V"形的内侧支及外侧支向前凸。顺着内侧支的部分背段伸入纵隔和不张的左肺上叶之间，形成舌状结构。这舌状结构在胸部前后位片上清晰可见，使主动脉弓清晰可辨，被称作气镰征（空气新月征）或主动脉周围透亮影。较少见的情况下，斜裂呈笔直的边界而不是"V"形轮廓。

右肺中叶肺不张

在 CT 上，右肺中叶肺不张表现为三角形或者梯形结构。一方面因斜裂几乎垂直地穿过轴面，斜裂构成其清楚锐利的后界。另一方面，由于水平裂轮廓呈圆顶样，右肺中叶与上叶之间的界面多不甚清晰（图 11.4）。然而，由于水平裂被过度膨胀的右肺上叶向下推挤，使得水平裂更加倾斜，右肺中叶前缘变得更加清晰。

下叶肺不张

在 CT 上，下叶体积向中后方缩小，在轴位上牵拉斜裂向下。因为斜裂的内侧段由肺门结构及肺下韧带固定于纵隔，因而斜裂外侧段的移位较明显。这就使得膨胀不全的下叶呈现为位于低位胸腔中后部、紧贴于脊柱的三角形密度增高影（图 11.5 和图 11.6）。

右肺中叶和下叶混合型肺不张

由于右肺中间段支气管是中叶和下叶供气气管的共同途径，累及中间段气管的单个局部病变，可引起中、下肺叶的混合型不张。肿瘤、异物、黏液栓或炎性病变均可以引起支气管阻塞。

在 CT 上，右肺中叶和下叶的肺不张占据下部胸腔，紧靠心脏右侧边界和右侧横膈的上缘（图 11.7）。

右肺上叶和中叶混合型肺不张

右肺上叶和中叶混合型肺不张，必定是支配两个肺叶的支气管均由单个或两个独立病灶造成狭窄或堵塞，而右肺中间段支气管仍通畅，使得右肺下叶可以保持膨胀。右肺上叶和中叶混合型肺不张可由支气管肺癌、转移性肿瘤、类癌、黏液栓和支气管炎症引起。在支气管肺癌中，原发肿瘤可以阻塞一支支气管并通过肺实质、支气管周围鞘或淋巴结转移阻塞其他支气管[2]。

在 CT 上，右肺上叶和中叶的肺不张表现为前缘贴于胸壁、内缘贴于升主动脉及右心缘的楔形的软组织密度影，并向下延伸达到右心房水平。斜裂向前移位，过度膨胀的下叶填充右半胸腔的大部分。

右肺上叶和下叶混合型肺不张

右肺上叶和下叶混合型肺不张罕见，可能是由于同时发生右肺上叶和下叶支气管的黏液栓而引起。在 CT 上，由于右肺上叶肺不张，水平裂较正常位置更高。由于右肺下叶肺不张，斜裂较正常更为靠后。右肺中叶过度膨胀，充盈右半侧胸腔。

参考文献

1. Woodring JH, Reed JC. Types and mechanisms of pulmonary atelectasis. J Thorac Imaging. 1996;11:92–108.
2. Lee KS, Logan PM, Primack SL, Muller NL. Combined lobar atelectasis of the right lung: imaging findings. AJR Am J Roentgenol. 1994;163:43–7.
3. Proto AV, Tocino I. Radiographic manifestations of lobar collapse. Semin Roentgenol. 1980;15:117–73.
4. Lansing AM. Radiological Changes in Pulmonary Atelectasis. Arch Surg. 1965;90:52–6.
5. Gamsu G, Singer MM, Vincent HH, Berry S, Nadel JA. Postoperative impairment of mucous transport in the lung. Am Rev Respir Dis. 1976;114:673–9.
6. Raasch BN, Heitzman ER, Carsky EW, Lane EJ, Berlow ME, Witwer G. A computed tomographic study of bronchopulmonary collapse. Radiographics. 1984;4:195–232.
7. Naidich DP, McCauley DI, Khouri NF, Leitman BS, Hulnick DH, Siegelman SS. Computed tomography of lobar collapse: 1. Endobronchial obstruction. J Comput Assist Tomogr. 1983;7:745–57.

伴囊状空腔的密度减低影
Decreased Opacity with Cystic Airspace

12

空洞

定义

空洞是含气的透亮或低密度区，有壁（厚度常大于 4 mm）（图 12.1）。空洞可见于肺实变区、肿块或结节内，一般是因病变的坏死部分经气道排出造成，部分可见气–液平面形成[1-2]。

常见疾病

多种感染性和非感染性病变可形成空洞。恶性肿瘤是引起肺内空洞最常见的非感染性病变，包括原发性肺癌（鳞状细胞癌）（图 12.1）、淋巴瘤、AIDS 患者的卡波西（Kaposi）肉瘤、淋巴瘤样肉芽肿及胸外恶性肿瘤的转移瘤等。其他非感染性病变包括韦格纳肉芽肿、肺栓塞所致肺实变及坏死、朗格汉斯细胞组织细胞增生症（嗜酸性肉芽肿）（图 12.2）。感染性病变包括细菌性感染［坏死性肺炎及肺脓肿、脓毒性肺栓塞（图 12.3）及诺卡菌病］、分枝杆菌感染［结核分枝杆菌（图 12.4）及非结核分枝杆菌（NTM）肺疾病（图 12.5）］、真菌感染［曲霉菌病（图 12.6、图 12.7）、接合菌病、球孢子菌病及隐球菌病］和寄生虫感染（肺吸虫病）[1]（表 12.1，图 12.8）。

分布

朗格汉斯细胞组织细胞增生症的空洞性结节与非空洞性结节相伴出现，主要分布于中、上肺野，下肺野少见。上肺野内出现单发或多发的巨大空洞性病变

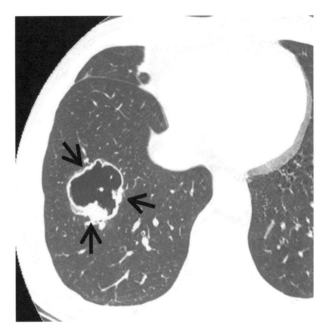

图 12.1 鳞状细胞癌。男，69 岁，长期吸烟者。薄层 CT（层厚 = 1.5 mm）肺窗于肝上下腔静脉水平显示右肺下叶一洞壁不规则且厚薄不均的空洞（箭头所示）

提示为分枝杆菌疾病[3]。在 NTM 感染中，空洞常见于上肺并多伴有肺尖胸膜增厚及肺气肿（上叶纤维空洞型）[4]。在胸膜肺吸虫病中，坏死、空洞性结节或肿块影通常分布于胸膜下或叶间裂旁[5]。

临床意义

肺部朗格汉斯细胞组织细胞增生症与吸烟密切相关，经糖皮质激素或细胞毒性药物治疗后[6]，其空洞结节是可逆的。结核感染的影像学表现可以提示宿主的免疫状态（如 AIDS 患者的淋巴结肿大并且下肺野肺实质密度增高），但不能根据其影像学表现判断患者的疾病是近期传染（原发感染）还是远期感染（结

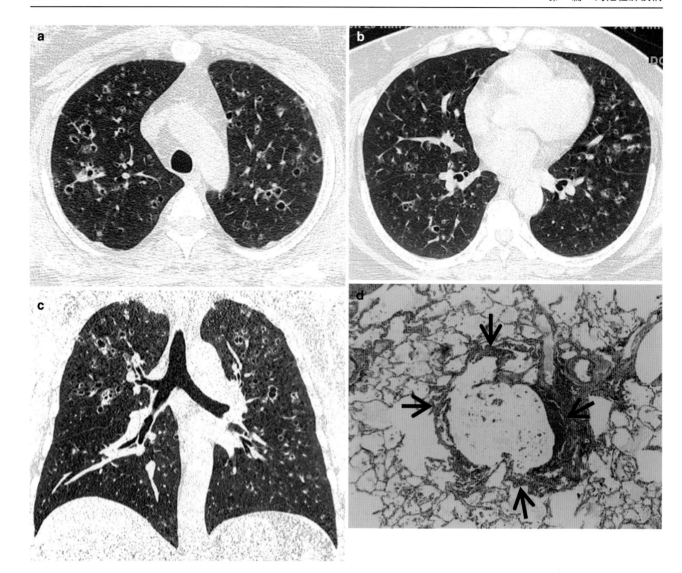

图 12.2　朗格汉斯细胞组织细胞增生症。女，47 岁，长期吸烟（20 包年）。薄层 CT 扫描（层厚＝1.5 mm）肺窗分别于（**a**）主动脉弓水平和（**b**）下肺静脉水平显示双肺多发空洞及非空洞性结节，空洞性结节的洞壁厚薄不均。冠状面重建（**c**，层厚＝2.0 mm）显示结节主要分布于双侧上、中肺野。高倍光镜下（**d**，×100）左上肺的活检标本显示一个由大量朗格汉斯细胞及其他炎症细胞组成的相对厚壁囊性病变（箭头所示），囊周间质内（肺泡壁）亦可见轻度的炎症细胞浸润

核重新激活）[7]。肺部诺卡菌病最常见的危险因素是哮喘、支气管扩张或慢性阻塞性肺疾病等基础肺疾病。肿瘤化疗、HIV 感染、器官移植或长期应用激素的免疫缺陷患者发生肺部诺卡菌感染的风险增高[1]。隐球菌感染最常见于 AIDS、器官移植或血液系统恶性肿瘤的免疫受损患者。这些感染在免疫正常的患者中相对少见[8]。肺吸虫感染通常是由患者食用了被并殖吸虫囊蚴感染的蟹或龙虾引起。

鉴别诊断要点

1. 空洞性鳞状细胞癌，其肿瘤边界常不规则或呈分叶状，空洞为厚壁型并伴壁内结节。空洞内

外壁形态不一致（如内壁光滑而外壁凹凸不平或内外壁均凹凸不平但部位不一致）更常见于周围型肺癌。因此，分析空洞的内外壁的 CT 特征有助于鉴别周围型肺癌性空洞和孤立性肺结核性厚壁空洞[9]。

2. 肺结核中，空洞周围常见小叶中心性卫星结节或树芽征提示支气管播散。青年患者（如二三十岁）出现多发空洞常提示为多重耐药性（MDR）结核[10]。

3. CT 上出现肺内空洞有助于排除免疫缺陷患者病毒感染的诊断[11]。

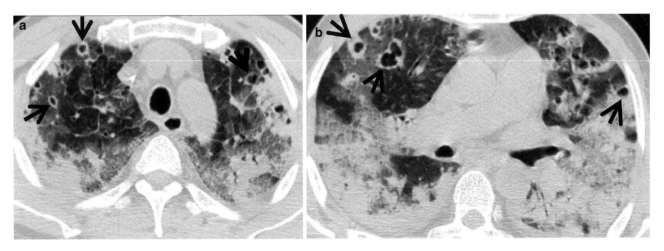

图 12.3　甲氧西林敏感金黄色葡萄球菌感染。男，58 岁，左侧大腿电烧伤引发肺部脓毒症。CT 扫描（层厚＝2.5 mm）肺窗于（a）主动脉弓水平和（b）右侧中间段支气管水显示双肺弥漫分布的磨玻璃密度影（GGO）及实变影。双肺内亦见大小不等的空洞（箭头所示）及双侧胸腔积液

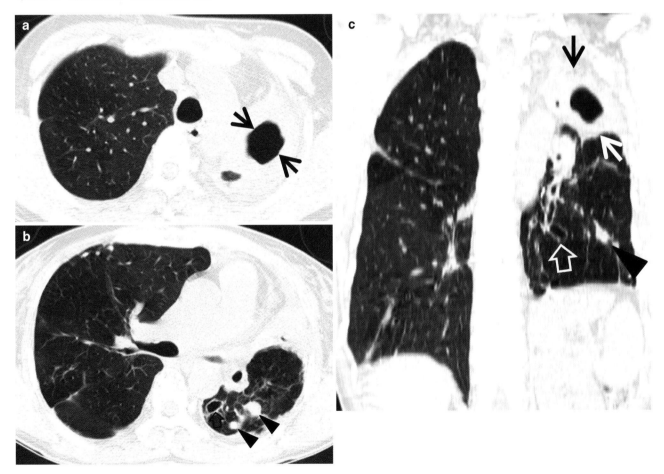

图 12.4　多重耐药性肺结核。女，49 岁。CT（层厚＝2.5 mm）肺窗于（a）主动脉弓水平及（b）右肺上叶支气管水平，分别显示缩小的左肺上叶一较大的厚壁空洞（箭头所示）和左肺下叶内一小空洞（空心箭头所示）及多发结节（楔形箭头所示）。并见左侧胸腔积液及右肺上叶的亚厘米级结节。（c）冠状面 CT 重建（层厚＝2 mm）显示左肺上叶的空洞（箭头所示）、左肺下叶的薄壁空洞（空心箭头所示）及结节（楔形箭头所示），并可见左侧胸腔积液。（d）左肺切除的大体病理学标本显示左肺上叶内大空洞（箭头所示）、左肺下叶的薄壁空洞（空心箭头所示）、多发干酪坏死性结节（楔形箭头所示）及炎症和纤维化所致的支气管壁显著增厚。（e）病理标本的高倍光镜图（×100）显示一由栅栏状上皮样组织细胞构成的坏死性肉芽肿，其外围见嗜酸性物质（箭头所示），中央为干酪性坏死物质（C）。插图：小的坏死性肉芽肿

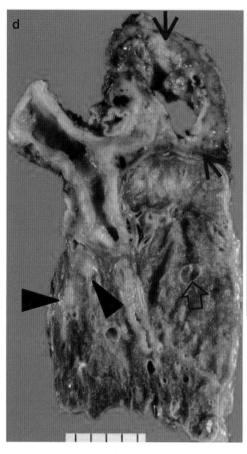

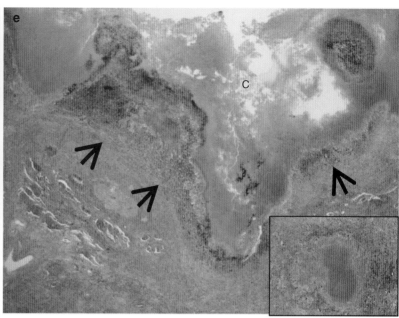

图 12.4（续）

4. 空气半月征，即新月形空气环绕洞壁结节周围，在侵袭性肺曲霉菌病中的发生率高达 63%。此征象见于约半数的粒细胞缺乏症恢复期的患者，是由于真菌感染侵袭血管引起组织缺血、坏死所致[12]。空洞的壁结节强化与否是鉴别空洞内曲霉菌和空洞性肺癌的最重要征象之一[13]。

5. "滋养血管征"，是指一条明显的血管进入肺结节，提示可能为脓毒性肺栓塞，但此征象没有特异性，也可以见于肺内转移瘤[14]。

6. 据一篇文献报道[8]，空洞仅见于 17%（4/23）的肺隐球菌病患者。非 AIDS 患者的隐球菌感染病程隐匿，即使未行充分治疗亦进展缓慢；给予抗真菌治疗后，病灶也不会快速吸收[8]。

7. 胸膜下或叶间裂旁坏死性结节伴邻近胸膜增厚以及胸膜下线状影（寄生虫迁移轨迹）所致的坏死性结节是提示胸膜肺吸虫病的重要 CT 征象[5]。

肺鳞状细胞癌（空洞型）

病理学

　　鳞状细胞癌（简称鳞癌）是起源于支气管鳞状上皮的表现为角化或细胞间桥形成的恶性上皮肿瘤。约 2/3 的鳞癌为中央型，起源于近端支气管；1/3 为周围型（图 12.1）。肿瘤为质地坚硬的灰白色肿块，伴有坏死及空洞形成。中央型鳞癌常沿支气管壁生长，可造成管腔闭塞并引起阻塞性改变。肿瘤细胞呈多边形，细胞核深染、形态不规则，且核分裂象明显，胞质量从丰富到缺乏不等。其组织学分型包括乳头型、透明细胞型、小细胞型、基底细胞型和周围型鳞癌的肺泡填充型[15]。

症状与体征

　　咯血是肺鳞癌的一个重要特征。这是由于肿瘤位于大支气管且易于形成空洞[16]。气促和发热是由肺不张及阻塞性肺炎所致。相比于腺癌，通常鳞癌

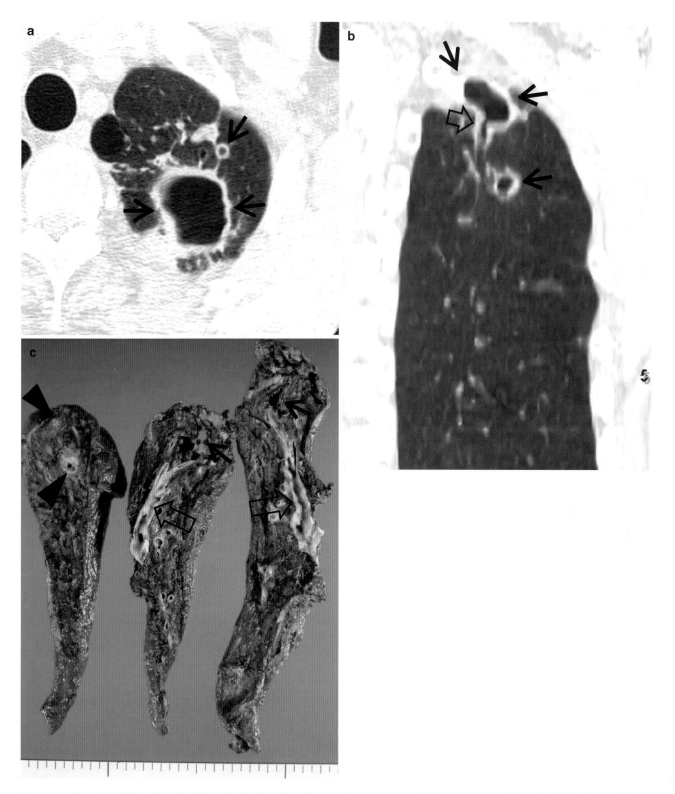

图 12.5 肺上叶的纤维空洞型非结核性分枝杆菌肺病。男，64 岁。（**a**）CT（层厚＝2.5 mm）肺窗于大血管水平示左肺尖空洞，壁厚度较均匀（箭头所示），并可见大小不等的结节。（**b**）冠状面重建（层厚＝2.0 mm）显示左肺上叶两个空洞（箭头所示），较大空洞的引流支气管管壁增厚（空心箭头所示）。（**c**）左上肺叶切除的大体病理标本可见数个薄壁空洞（箭头所示）、大小不等的肉芽肿（楔形箭头所示）及支气管扩张（空心箭头所示）

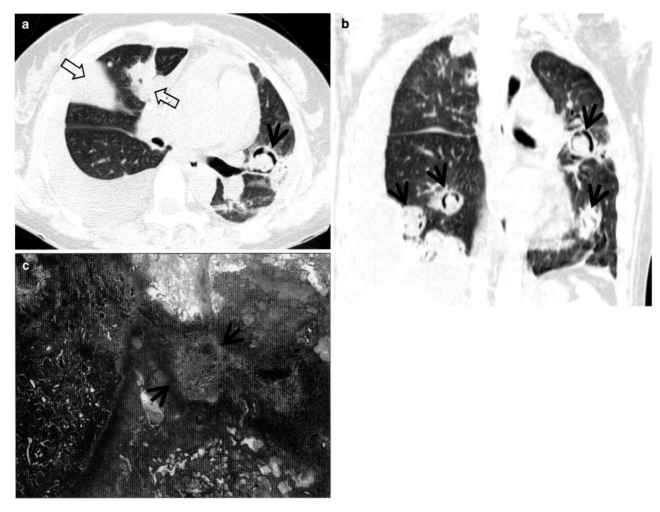

图 12.6 侵袭性肺曲霉菌病。女，27 岁，急性髓细胞白血病患者。（**a**）CT（层厚＝2.5 mm）肺窗于右侧中间段支气管水平可见左肺上叶舌段一空洞性结节（空气半月征，箭头所示），右肺上叶可见多发空洞性及非空洞性实变影（空心箭头所示），并可见双侧胸腔积液。（**b**）冠状面重建（层厚＝2 mm）显示多发空洞性结节伴空气半月征（箭头所示）。（**c**）外科活检标本高倍光镜图（×100）显示空洞性坏死区内的真菌（箭头所示）

更倾向于局部侵犯而非远处转移。胸壁受侵时引起胸痛。高血钙症可能是副瘤综合征表现之一，继发于甲状旁腺激素相关蛋白的分泌。

CT 表现

　　中央性肿块和继发于支气管阻塞的肺不张是鳞癌最常见的表现[17]。约 1/3 的鳞癌患者表现为肺实质内结节或肿块，与支气管不相连（图 12.1）。可是近期发现该比例有所改变，据文献报道，高达 53％为周围型[18]。结节的边界多呈不规则形或分叶状，大约 10％的鳞癌表现为含有壁结节的厚壁空洞。空洞内壁、外壁形态不一致（如内壁光滑而外壁凹凸不平，或内外均凹凸不平但部位不一致）更常见于周围性肺癌，空洞壁内外形态一致（如内外壁均光滑或内外

壁均凹凸不平但部位一致）多见于孤立性结核空洞。空洞内外壁的 CT 形态学特征有助于鉴别周围型肺癌性空洞和孤立性肺结核性厚壁空洞[9]。

CT-病理对照

　　鳞癌中心区域坏死十分常见，特别是体积较大者。可能由于病灶邻近气道近端，相对而言，容易排出坏死物并形成空洞。有时，阻塞性肺炎区域发生感染并形成脓肿，并发展成空洞。空洞的壁结节可能与肿瘤局部的坏死及生长速度差异有关。

预后

　　外科切除可治愈早期鳞癌，5 年生存率高达 70％。手术结合放化疗可以提高Ⅱ～Ⅲ期鳞癌患者

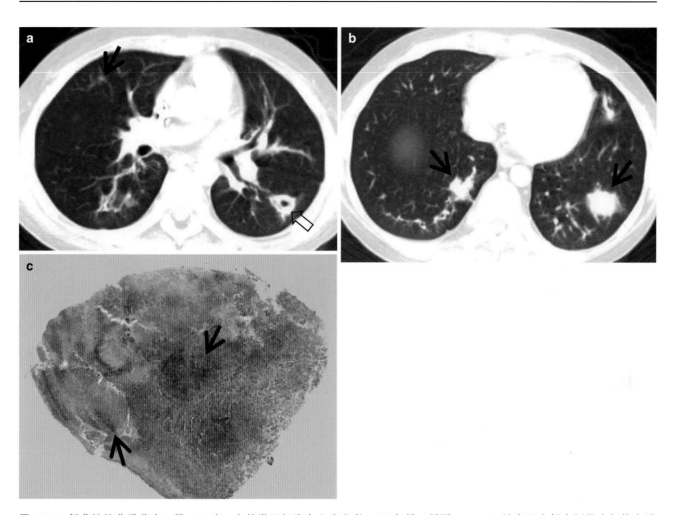

图 12.7　侵袭性肺曲霉病。男，11 岁，急性淋巴细胞白血病患者。CT 扫描（层厚＝5 mm）肺窗于右侧中间段支气管水平 **(a)** 及 **(b)** 右膈顶区均见多发结节（箭头所示）伴晕征，并于左肺下叶背段见一空洞性结节（空心箭头所示）。**(c)** 外科活检标本高倍光镜图（×100）显示坏死性真菌性肺炎合并脓肿形成。注意坏死区内蓝色的真菌菌丝（箭头所示）

的生存率。目前有多项针对进展期肺癌的新型靶向药物的临床试验正在进行。Ⅳ 期鳞癌患者的预后很差（5 年生存率 1%）。

表 12.1　表现为空洞的常见疾病

疾病	鉴别要点
原发性肺癌（鳞状细胞癌）	空洞壁厚且伴壁结节
韦格纳肉芽肿	双侧多发胸膜下结节或肿块
淋巴瘤样肉芽肿	中心低密度合并周围环形强化的结节或实变，伴有磨玻璃密度的晕征
肺梗死	外周楔形实变伴中心透亮影
朗格汉斯细胞组织细胞增生症	中、上肺野的空洞或非空洞性结节
肺脓肿	
脓毒性肺栓塞	多发外周结节伴滋养血管征
分枝杆菌感染	上叶内孤立或多发的大空洞伴小叶中心性卫星结节
真菌感染	空洞伴有空气半月征
寄生虫感染（PW）	胸膜下或叶间裂旁空洞性结节或肿块

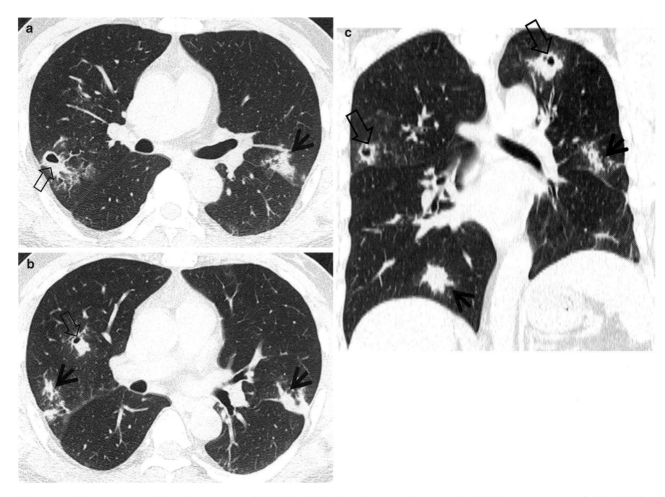

图 12.8　肺吸虫（PW）感染。男，46 岁，痰涂片发现肺吸虫虫卵且 PW 的 ELISA 试验阳性。（a，b）CT 扫描（层厚＝ 2.5 mm）肺窗于右侧中间段支气管水平显示多发空洞（空心箭头所示）及非空洞（箭头所示）结节。（c）冠状面重建（层厚 ＝2 mm）显示双肺多发空洞（空心箭头所示）及非空洞（箭头所示）结节

朗格汉斯细胞组织细胞增生症

病理学

朗格汉斯细胞组织细胞增生症（Langerhans cell histiocytosis，LCH）是一种由朗格汉斯细胞增生引起的罕见肺间质性疾病。LCH 可局限于肺部（肺部 LCH）或全身性 LCH 累及肺部。朗格汉斯细胞的镜下特征为核大皱缩，染色质呈泡状，胞质丰富，从无色到嗜酸性不等。LCH 病理变化分为 2 期：早期细胞期（增殖期）和晚期纤维期。早期细胞期表现为小气道（如终末细支气管）周围的朗格汉斯细胞结节状增生，受累气道囊状扩张并伴有嗜酸性粒细胞浸润（图 12.2）。纤维期朗格汉斯细胞消失，代之以纤维组织[6]。

症状与体征

肺部 LCH 的临床表现多种多样[19]。即使是肺组织浸润广泛，患者也可无症状或症状轻微。病程的早期，患者常把症状归咎于吸烟。约 2/3 的患者出现干咳和劳力性呼吸困难。约 20％的患者出现自发性气胸，引起胸痛。LCH 最常见的肺外临床表现包括骨损害（＜20％）、糖尿病尿崩症（多饮、多尿，5％）和皮肤损害。

CT 表现

影像学表现与疾病的临床分期相关。早期 LCH 于薄层 CT 扫描多表现为多发边界不清、呈小叶中心性分布的小结节[20-21]（图 12.2）。结节直径多为 1～5 mm，边缘光滑或不规则。约 30％的患者出现直径＞5 mm 的结节，部分结节中央密度减低。随着疾病进展，结节可形成空洞，囊肿与结节并存是其

特征性表现（图12.2）。但HRCT上也可仅见到囊性病变，其直径从数毫米至数厘米，形态为类圆形或不规则形。无论分期如何，LCH病灶主要位于中上肺野，肺底部相对少见（图12.2）。较不常见的影像学表现包括网格状改变、小叶间隔增厚、肺大泡和GGO。LCH的影像学表现可以减轻、完全消散、保持稳定或进展为晚期囊性改变。根据一项研究，虽然薄壁囊肿的壁有活跃的炎症细胞，但在给予治疗后，超过半数的病例在CT随访中出现好转[6]。近10%的患者出现自发性气胸。

CT-病理对照

LCH镜下表现为支气管周围朗格汉斯细胞增生及浸润形成的星形结节。疾病进展时，增殖性结节转变为空洞性结节或薄壁囊肿（图12.2）。疾病晚期，纤维瘢痕周围环以扩大变形的气腔。HRCT上观察到的小叶中心型结节，在病理组织学上对应支气管周围由朗格汉斯细胞、嗜酸性粒细胞、淋巴细胞和巨噬细胞组成的肉芽肿[6]。大结节内的中心低密度影对应扩张的细支气管和增厚的周围间质。CT显示的厚壁及薄壁囊性病变，是中心性空洞绕以由朗格汉斯细胞层及嗜酸性粒细胞构成的厚壁或薄壁。薄壁囊性病变中可以见到沿肺泡壁浸润的炎症细胞及囊周肺气肿。CT上形态各异的囊性病变的囊壁，在病理上表现为不规则的波浪状，由大量的朗格汉斯细胞以及其他炎症细胞或纤维成分构成。部分囊性病变通过破坏的囊壁相互融合。

预后

本病的自然病程差异很大，难以预测[19]。约50%的患者在戒烟或使用糖皮质激素治疗后预后较好。10%～20%的患者早期即出现严重的临床表现，如反复发作自发性气胸或进行性呼吸衰竭。30%～40%的患者症状持续，其严重程度各异，长期比较稳定。

脓毒性肺栓塞

病理学

脓毒性肺栓塞可引起肺脓肿和脓毒性梗死，常见肺组织局部化脓性坏死及液化坏死性空洞。

症状与体征

脓毒性肺栓塞是一个比较少见的发热性疾病，呼吸系统症状表现为咳嗽、咳痰、咯血、胸痛及呼吸困难，常存在肺外的感染源[22]。感染性栓子可以引起肺脓肿、脓毒性肺栓塞、脓胸、支气管胸膜瘘、休克，甚至死亡。呼吸系统症状多种多样，常无特异性。脓毒性肺栓塞与静脉注射、盆腔血栓性静脉炎及头颈部化脓性病变相关。然而，随着留置导管（或设备）和免疫缺陷患者数量的不断增加，脓毒性肺栓塞的流行病学及临床表现特征也随之改变。

CT表现

脓毒性肺栓塞常表现为多发的直径为1～3 cm的结节，常伴空洞[23]（图12.3）。结节边界常模糊并伴有滋养血管征[14]。也可表现为胸膜下楔形实变并伴有中心坏死或空洞。有研究报道，空洞性结节在革兰氏阳性菌感染中更为常见，而边界模糊的结节常见于革兰氏阴性菌[24]。

CT-病理对照

CT所见的结节在病理上对应于由缺血和中性粒细胞渗出所致的梗死及出血区域，以及病原体毒素所致的肺实质性坏死。胸膜下楔形实变区对应的是由脓毒性栓子堵塞肺内血管所致的出血或梗死区域。

预后

早期诊断对于疾病预后至关重要。有效的抗菌治疗和对感染源的控制可以治愈该病并防止并发症的发生。

空洞型肺结核

病理学

肺结核（TB）是一种好发于肺尖部的坏死性、实变性疾病，可以表现为单发的Ghon病变（1～2 cm、圆形、中心坏死的灰白色肺结节）、Ghon综合征（Ghon病变＋肺门淋巴结肿大）或者Ranke综合征（细胞免疫介导的Ghon病变纤维化及钙化）。组织学上，肺实质及淋巴结内均可见到坏死性（干酪性）

及非坏死性肉芽肿。虽然抗酸染色阴性并不能排除结核感染，但是使用抗酸染色（Ziehl-Neelsen 染色）可以证实结核菌感染（4 μm 串珠样）。电镜下常见朗格汉斯多核巨细胞[25]（图 12.4）。

症状与体征

咳嗽是肺结核最常见的症状，空洞型 TB 常伴有咯血。可伴有发热、倦怠、乏力、体重减轻、夜间盗汗和纳差等全身症状[26]。

CT 表现

急性空洞型肺结核的 CT 表现包括空洞、小叶中心性结节及分枝样线状结构，可见到树芽征、肺小叶实变和支气管壁增厚[25,27]。40%～45%的急性肺结核患者出现单发或多发空洞（图 12.4），洞壁可薄而光滑，也可厚且合并壁结节[28]。9%～21%患者的结核空洞内可见气-液平面。TB 沿支气管播散是由于干酪性坏死液化并与邻近支气管相通，表现为空洞周围或远处的小叶中心性小结节或树芽征。

CT-病理对照

活动性空洞型肺结核的 CT 表现包括空洞、小叶中心性结节、分枝样线状结构、肺小叶实变和支气管壁增厚[25,27]。空洞多位于小叶中心，多个空洞逐渐相互融合成更大的空洞（图 12.4）。空洞壁由干酪样物质，多核巨细胞及上皮样细胞，肉芽组织，以及纤维包膜构成。镜下可见，干酪性物质填塞或围绕终末细支气管或呼吸性细支气管，有时位于肺泡管内，对应 CT 上的小叶中心性结节。气道呈淡黄色，管壁增厚伴干酪性坏死。小叶中心性结节增大并融合为实变的肺小叶，中心是含干酪性坏死的肉芽肿，周围为非特异性炎症。

预后

经过 6 个月一线药物的标准四联疗法（异烟肼、利福平、吡嗪酰胺及乙胺丁醇），药物敏感性 TB 的治愈率高达 95%[26]。对于多重耐药性 TB，需经过 20 个月以上的长期二线药物治疗。而广泛性多重耐药性 TB 极难治疗。对于局限性的多重耐药性空洞型 TB，可以通过外科切除联合药物治疗。

肺吸虫病

病理学

肺吸虫病由并殖吸虫属感染引起，多数是卫氏并殖吸虫感染，在亚洲远东地区及拉丁美洲和非洲部分地区较为流行，主要传播途径是人进食生的或未煮熟的蟹、龙虾（或其汁液）。幼虫在体内诱发囊变坏死性肉芽肿，组织内嗜酸性粒细胞引发纤维性反应。肺吸虫虫卵的大小约 80 μm，有一扁平的卵盖[5]。

症状与体征

肺吸虫病早期表现为慢性咳嗽及咯血，当出现气胸或液气胸时可表现为胸痛及呼吸困难。晚期，患者可出现皮下结节。

CT 表现

肺吸虫病的典型 CT 表现为胸膜下或叶间裂旁边界模糊的结节，合并有低密度坏死区或空洞（图 12.8）、局部胸膜增厚、与坏死结节相连的胸膜下线状密度增高影、薄壁囊肿、气胸或液气胸[5,29]。其影像学表现与病程密切相关[29]。早期表现为气胸或液气胸、肺气腔实变及线状密度增高影，与幼虫的迁移有关；晚期表现为虫囊导致的胸膜下结节或肿块、薄壁囊肿及支气管扩张。

CT-病理对照

胸膜下结节于光镜下表现为包含大量虫卵的坏死性肉芽肿及包含肉芽组织的机化性肺炎，邻近的胸膜增厚是纤维增生，部分区域可见淋巴细胞浸润[5]。

预后

吡喹酮（每日 75 mg/kg，连用 3 日）是治疗肺吸虫感染的首选药物，其复发率约为 2%[30]。

囊肿

定义

囊肿是指肺实质内圆形透亮影或边界清楚的低

密度区。囊壁厚度不一，但通常<2 mm（图12.9）。囊肿通常含气，偶含液体或实性物质[2]，多位于胸膜下区或肺实质内。

肺小泡是指脏层胸膜或胸膜下肺实质内小的含气病变，直径小于10 mm，表现为与胸膜相连的薄壁囊状空腔（图12.10）。肺大泡是指直径大于10 mm、边界清楚、壁厚小于1 mm的薄壁气腔，多位于胸膜下区或肺实质内（图12.11），通常邻近肺野伴有肺气肿。

肺气囊是指肺内圆形的薄壁气腔。肺气囊曾被认为是肺坏死和单向阀型气道阻塞造成的，最近，Boisset[31]提出肺气囊是由支气管炎症破坏细支气管壁，并引起细支气管间质内"空气走廊"形成的。气体经这些"空气走廊"汇流至胸膜并形成肺气囊

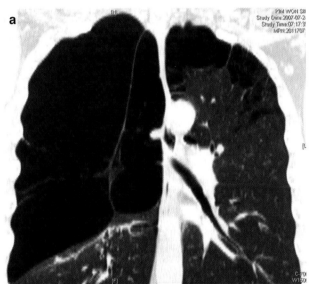

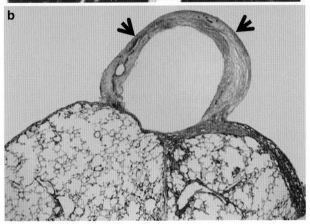

图12.9 肺消失综合征。男，51岁，长期吸烟者。CT扫描冠状面重建（**a**，层厚＝2 mm）显示双上肺及右中肺多发大小不等的含气囊性病变。另一患者肺尖病理组织的高倍光镜图（**b**，×100）示与邻近肺组织相连的含气肺大泡（箭头所示）

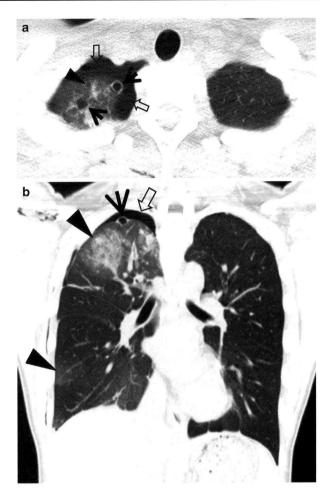

图12.10 肺小泡破裂引起的气胸。男，18岁。CT扫描（层厚＝2.5 mm）肺窗于大血管水平（**a**）示于右侧肺尖可见多发小的含气囊肿（肺小泡，箭头所示）。同时可见由于肺小泡（楔形箭头所示）破裂形成的气胸（空心箭头所示）。冠状面重建（**b**，层厚＝2 mm）可见右肺内的肺小泡（箭头所示）、气胸（空心箭头所示）及复张引起的肺水肿（楔形箭头所示）

（胸膜下肺气肿的一种）。

常见疾病

需与肺内囊肿鉴别的疾病众多，包括孤立性胸部囊性病变和多系统疾病[32]。肺小泡、肺大泡及肺气囊是最常见的局限性或广泛性肺内囊性疾病。可引起散在的或孤立的肺内囊肿的间质性肺疾病，包括早期朗格汉斯细胞组织细胞增生症（LCH）、淋巴管肌瘤病、淋巴细胞间质性肺炎、脱屑性肺炎和亚急性过敏性肺炎。某些发育异常如肺隔离症（图12.2）、先天性囊性腺瘤样畸形（congenital cystic adenomatoid malformation，CCAM）（图12.13）和肺内支气管源性囊肿（图12.14）均可表现为含

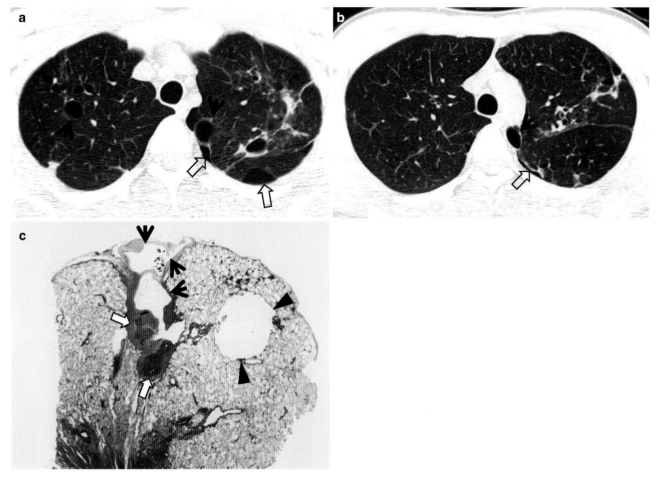

图 12.11　肺大泡及结核性肉芽肿。男，56岁。CT扫描（层厚=2.5 mm）肺窗于大血管水平（**a**）及主动脉弓水平（**b**）显示肺内多发小的含气囊肿（肺大泡，箭头所示）、大小不等的结核结节及左侧胸膜处的肺大泡破裂引起的气胸（空心箭头所示）。左肺上叶可见支气管扩张。左肺尖组织的高倍光镜图（**c**，×100）示与邻近肺组织相连的含气肺大泡（箭头所示）及邻近的多发结核性肉芽肿（空心箭头所示）及肺气肿（楔形箭头所示）

气或含液体的囊性病变，也可两者并存[34]。恶性病变包括囊性肺转移癌、囊性纤维组织细胞肿瘤及囊性间质瘤。感染性疾病［包括葡萄球菌肺炎（图12.15）、卡氏肺囊虫病（图12.16）、胸膜肺并殖吸虫病］、外伤/气压伤（图12.17）及 Birt-Hogg-Dube 综合征等均可引起肺囊性病变（表12.2）。

分布

　　LCH的囊肿常呈弥漫性分布，主要位于双侧肺尖，肺底部少见[35]。淋巴管肌瘤病的囊肿多位于横膈膜凹处，肺尖部少见[36]。淋巴细胞间质性肺炎的囊肿主要呈散在、随机分布[37]。多发小囊合并周围GGO是脱屑性肺炎的典型征象[38]。肺部发育异常好发于下叶[34]。卡氏肺囊虫病的囊肿多见于上叶，但也可分布于肺内其他部位[39]。Birt-Hogg-Dube 综

合征的囊变主要见于肺下野[40]。

临床意义

　　吸烟与肺部 LCH 及脱屑性间质性肺炎密切相关。淋巴管肌瘤病几乎只见于育龄期妇女。淋巴细胞间质性肺炎常与血管胶原性疾病相关，特别是干燥综合征，也可见于人类免疫缺陷病毒（HIV）感染者。年轻患者出现下肺不能缓解的或反复发作的肺炎应考虑肺隔离症和CCAM。卡氏肺囊虫病常见于免疫功能减退患者，特别是细胞免疫缺陷患者（HIV感染、器官移植、血液系统恶性肿瘤、接受化疗或长期应用激素的患者）。非 HIV 感染者出现囊肿的概率低于 HIV 感染者[41]，且囊肿在治疗和清除感染后可消失[42]。葡萄球菌性肺炎所致的肺气囊在儿童更常见，可在数天至数周内增大。当钝性

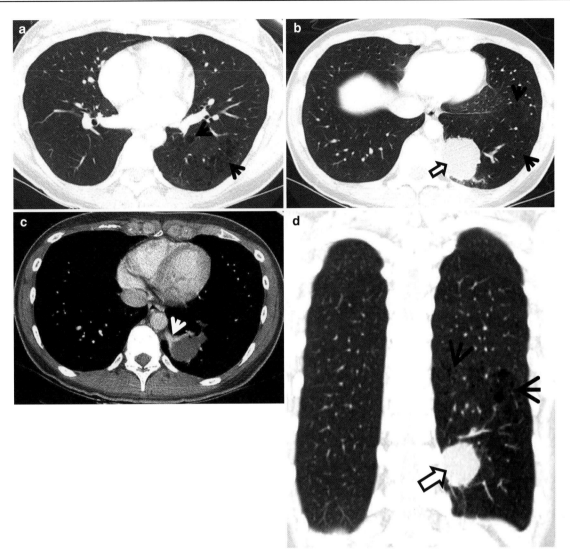

图 12.12 肺隔离症。女，24 岁。CT 扫描（层厚＝2.5 mm）肺窗于下肺静脉水平（**a**）及右膈顶水平（**b**）显示左肺下叶圆形软组织肿块影（空心箭头所示）及聚集的多发含气囊肿（箭头所示）。纵隔窗于肝上下腔静脉水平（**c**）示一低密度软组织肿块影，血供来源于降主动脉分支（箭头所示）。冠状面重建（**d**，层厚＝2 mm）显示左肺下叶一圆形软组织肿块影（空心箭头所示）及多发囊肿（箭头所示）

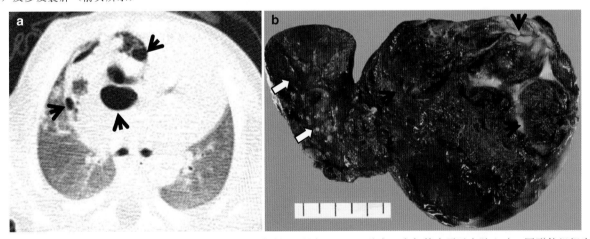

图 12.13 先天性囊性腺瘤样畸形。男，7 个月。（**a**）CT 扫描（层厚＝5 mm）肺窗于主气管水平示右肺上叶一圆形软组织密度病变，内含多发含气的囊性病变（箭头所示）。（**b**）右肺上叶切除大体病理标本可见多房性囊性病变，部分含血（箭头所示）及肺组织实变（空心箭头所示）。（**c**）病理组织低倍（×40）光镜图显示大小不等、由呼吸道上皮覆盖的薄壁囊肿。部分囊肿含血且彼此相通（箭头所示）

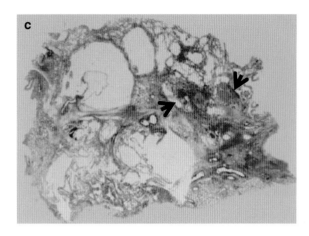

胸外伤造成肺实质破裂时，可引起肺撕裂伤（外伤性假性囊肿），常见于青年患者，其胸壁的顺应性允许巨大的压缩力传导至肺实质引起撕裂伤。如果患者具有反复发作的气胸家族史，应考虑到 Birt-Hogg-Dube 综合征的可能性[43]。Birt-Hogg-Dube 综合征包括气胸、肾细胞癌及皮肤纤维毛囊瘤。

图 12.13 （续）

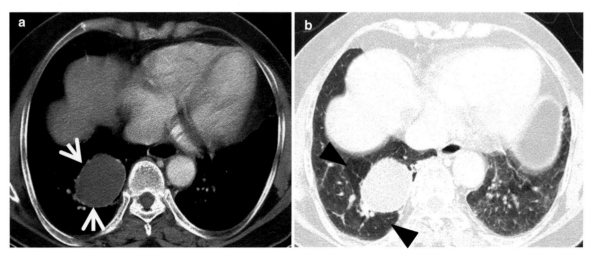

图 12.14　肺内支气管囊肿。女，61 岁。（a）CT 增强扫描纵隔窗（层厚＝5 mm）于肝水平示右肺下叶内一边界清楚、直径为 45 mm 的均匀低密度（CT 值＝9 HU）病变（箭头所示）。（b）肺窗示囊性病变周围环以低密度的马赛克灌注影（楔形箭头所示）（Reprinted from Ref. [33] with permission）

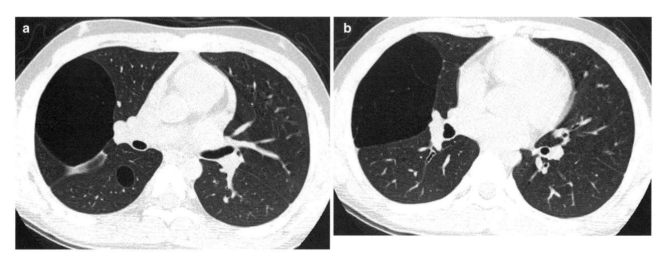

图 12.15　肺气囊。男，47 岁，金黄色葡萄球菌性肺炎后遗症（已患肺炎 3 周）。CT 扫描（层厚＝2.5 mm）肺窗于中间段支气管的近段（a）及远段水平（b）分别显示右肺上叶及下叶内两个含气、大小不同的囊性病变

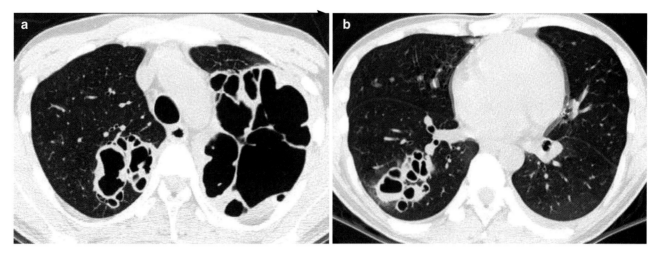

图 12. 16　卡氏肺囊虫肺炎。男，27 岁，HIV 感染者。双肺见多房性含气囊性病变。CT 扫描（层厚＝2.5 mm）肺窗于主动脉弓（**a**）及右下肺静脉水平（**b**）示双肺内多发聚集的多房含气囊性病变。2 周前该患者 CT 扫描显示肺内弥漫性分布的磨玻璃密度影

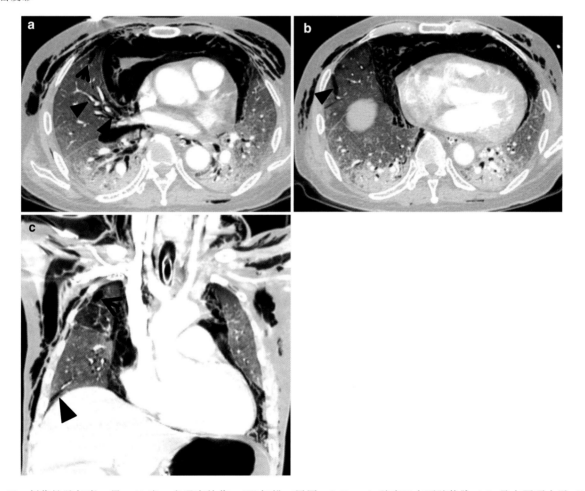

图 12. 17　创伤性肺气囊。男，31 岁，交通事故伤。CT 扫描（层厚＝2.5 mm）肺窗于右下肺静脉（**a**）及右膈顶水平（**b**）示右肺中叶含气外的创伤性囊肿（图 a 箭头所示）。并可见与肺动脉伴行的间质性肺气肿（楔形箭头所示）、创伤性肺挫伤（双肺内密度增高影）、纵隔气肿、双肺及胸壁的皮下气肿。冠状面重建（**c**，层厚＝2.5 mm）显示右肺上叶肺气囊（箭头所示）、右肺下叶间质性肺气肿、纵隔气肿及双侧胸壁的皮下气肿

层动脉瘤[46]（图 12.9 和图 12.10）。

症状与体征

肺小泡及肺大泡很少引起呼吸道症状，除非出现气胸或形成巨大的肺大泡。很多患者无临床症状。巨型肺大泡导致周围肺组织受压可引起气短及非特异性的胸部不适感。

CT 表现

参见囊肿"定义"部分与肺小泡和肺大泡有关的内容（图 12.9～图 12.11）。

CT-病理对照

参见囊肿"定义"部分与肺小泡和肺大泡有关的内容。

预后

无症状患者不需要治疗。巨大肺大泡患者需通过外科手术切除病灶。对于无法手术切除的患者，应进行定期随访以防止气胸等急性并发症及排除肺癌相关性肺大泡。据报道，戒烟及使用支气管扩张药物可能使巨大肺大泡消退[47]。

肺隔离症

病理学

肺隔离症是一种部分肺组织与正常肺组织分离且血供来源于体循环的先天性畸形，分为叶内型和叶外型。叶内型者位于正常肺内但与周围肺实质分界清楚，不与正常支气管相通[48]。静脉引流几乎全部经过肺静脉系统[49]。叶外型由胸膜完全包裹，静脉引流通过体循环。

症状与体征

成人肺隔离症通常无症状，于胸片或 CT 检查时偶然发现。最常见的临床症状为反复感染，症状和体征与急性肺炎一致。

CT 表现

叶内型最常见的 CT 表现是局灶性低密度影或不规则的囊性病变，囊内可含液体[50]。叶外型多表现为密度均匀、边界清楚的肿块，偶可表现为囊性病变[50]。大多数病变位于下肺的后基底段。体循环

鉴别诊断要点

1. HRCT 中肺内囊性病变的分布特点是鉴别诊断最重要的依据。此外，亦需仔细观察囊肿的形态、大小及其他辅助征象。

2. 肺大泡有时难以与肺囊肿或肺气囊鉴别。但肺大泡通常伴有广泛性小叶中心型或间隔旁型肺气肿，而不是孤立的表现（发生在肺尖者除外）。HRCT 难以鉴别肺小泡与肺大泡，但鉴别两者没有实际意义。

3. LCH 通常表现为结节、空洞性结节、中上肺内形态扭曲、大小不等的囊变，多见于吸烟者[35]。

4. 广泛性分布的多发肺囊肿是淋巴管肌瘤病的典型征象，但在女性患者，早期征象可表现为肺内散在囊肿合并气胸。

5. 淋巴细胞间质性肺炎的主要 CT 表现（GGO 及边界不清的小叶中心性结节）合并小叶间隔增厚、支气管血管束增厚及散在分布的囊肿，有助于与其他囊性疾病相鉴别[35]。

6. 吸烟者（或被动吸烟者）无囊壁且在囊周围有磨玻璃密度影，是脱屑性间质性肺炎的特征[35]。

7. 多发薄壁的复杂性囊性肿块影有助于诊断 CCAM 及肺隔离症。肺隔离症的诊断关键在于显示病变接受体循环供血[44]。

8. HIV 阳性患者出现囊性病变应高度怀疑为卡氏肺囊虫感染，囊肿周围多伴有不同程度的 GGO。

9. Birt-Hogg-Dube 综合征可表现为自发性气胸或肺底部囊肿及肾内实性肿块。囊肿通常散在分布于下肺野，较大的囊肿多位于肺底部并呈多房样[45]。

肺小泡、肺大泡

病理学

肺大泡是由两个或更多的支气管树终末部分相互融合形成的一种病变，继发于任何妨碍正常呼吸机制而引起肺泡内压力增加的情况。肺大泡单发者少见，其大小不等，可从大囊泡到葡萄大小。肺大泡好发于肺泡性肺气肿患者，而肺小泡好发于间质性肺气肿患者。肺小泡的形成是由于肺泡壁的破裂，空气从胸膜与胸膜下肺泡壁间的裂口逸出，类似夹

表 12.2 表现为囊肿的常见疾病

疾病	鉴别要点
肺小泡、肺大泡和肺气囊	通常与小叶中心型或间隔旁型肺气肿有关
朗格汉斯细胞组织细胞增生症	结节，空洞性结节，形态扭曲、大小不等的囊肿，多位于中上肺野，见于吸烟患者
淋巴管肌瘤病	见于女性气胸患者，多发或散在分布的囊肿
淋巴细胞间质性肺炎	GGO 与边界模糊的小叶中心性结节
脱屑性间质性肺炎	囊肿周围可见 GGO，无明确的囊壁，多见于吸烟者
先天性囊性腺瘤样畸形，肺隔离症	多发、壁薄的复杂囊肿
支气管源性囊肿	马赛克低密度区及囊肿周围条带状密度影
Birt-Hogg-Dube 综合征	肺底部囊肿合并肾内实性肿块
创伤/气压伤	囊肿周围合并挫伤
肺吸虫病	胸膜下或叶间裂旁空洞性结节或肿块
卡氏肺囊虫病	囊肿周围合并不同程度的 GGO
葡萄球菌感染	支气管肺炎表现
恶性囊性肿瘤	

注：GGO，磨玻璃密度影

供血对于肺隔离症的诊断很关键，异常动脉多源于胸主动脉下段或腹主动脉上段，经肺下韧带进入隔离肺[44]（图 12.12）。

CT-病理对照

叶内型肺隔离症多由类似于支气管扩张的单发或多发囊性病变区及其间或多或少的实性组织组成，因此 CT 上表现为含液或不含液的囊性病变。叶外型肺隔离症通常由不成熟的肺组织及少量气道组成，并由胸膜完全包裹，CT 上表现为边界清楚的肿块。

预后

对于反复感染或因正常肺组织受压引起症状的患者[51]，应采取手术切除，其术后并发症少见，预后很好[52]。

先天性囊性腺瘤样畸形

病理学

先天性囊性腺瘤样畸形（CCAM）是一种支气管结构异常增生的肺内病变，典型表现为多发囊性肿块[53]。根据形态学主要分为 3 型：I 型，直径>2 cm 的多房性囊肿；II 型，直径<2 cm 大小均一的多发小囊肿；III 型，镜下可见微小囊变的实性病变（图 12.13）。

症状与体征

成人 CCAM 多为偶然发现或伴有反复呼吸道感染，气胸和肺癌等并发症相对少见[54]。

CT 表现

CCAM 典型的 CT 表现为单房或多房的囊肿，或是直径 4～12 cm 的复杂囊实性软组织影[55]，多见于肺下叶。I 型 CCAM 包含至少一个直径大于 2 cm 的囊肿，II 型表现为多发直径 2～20 mm 的薄壁囊肿（图 12.12）。

CT-病理对照

实变影在组织学上对应腺样或支气管样结构，伴或不伴内源性脂质、机化性肺炎或黏液栓。CT 上低密度区对应于由正常肺组织和含气微囊混合形成的区域[56]。

预后

由于多数患者伴有反复发作的感染，并有进展为肺癌的风险，手术切除是首选的治疗方式。

肺内支气管源性囊肿

病理学

支气管源性囊肿是胚胎发育期间（第 3 周～第 24 周）局部气管支气管树与邻近气道的异常分离所致[53]。

症状与体征

多数支气管源性囊肿无临床症状，于胸片或 CT 检查时偶然发现。

CT 表现

多数支气管源性囊肿位于纵隔内，仅 10％～30％位于肺内[57]。CT 显示为均匀的囊性肿块，囊壁薄而光滑。约半数囊肿呈均匀水样密度，其余则密度高于水[58]。偶呈多房性空腔。邻近肺野可见马赛克样低密度影及条索影[59]（图 12.14）。

CT-病理对照

镜下，支气管囊肿呈薄壁、单房的球形，充满黏液或浆液，因此在 CT 上表现为均匀水样密度的囊性肿块。约半数患者由于黏液性囊肿内含有蛋白质成分或较少见的出血、草酸钙，所以在 CT 上呈较高密度[58]。支气管囊肿邻近的马赛克样低密度影及条索影在病理上对应于肺气肿、支气管化或纤维化改变[59]。

预后

多数成年患者的支气管源性囊肿行手术切除。

葡萄球菌性肺炎所致的肺气囊

病理学

肺气囊多是由于葡萄球菌肺炎的支气管炎性狭窄所致的局部梗阻性肺气肿，通常为薄壁、含气的囊样结构，可发生于任何年龄段，多见于婴儿期[33]。

症状与体征

葡萄球菌肺炎多发生于流感患者（空气传播）或院内感染性肺炎患者，特别是呼吸机相关性肺炎。金黄色葡萄球菌性肺炎的临床表现与其他病原体感染相似，但是其肺部病变进展迅速，常合并胸腔积液、脓胸及脓毒性休克，死亡率较高。

CT 表现

葡萄球菌性肺炎典型表现为小叶中心性结节、树芽征，以及按小叶、亚段或肺段分布的实变[60]。实变呈片状或融合状，单侧或双侧分布，通常累及 2 个以上的肺叶。常表现为肺段样肺不张，但空气支气管征少见。常见的并发症包括脓肿及肺气囊形成（图 12.15）。15％～30％的患者出现肺脓肿[61]。肺气囊常在数天至数月内增大，儿童（40％～75％）

较成人（15％）多见[60,62]。

CT-病理对照

支气管肺炎是葡萄球菌肺炎的典型病理学表现。由于气道近端常被炎性渗出物填充，常见到肺段样肺不张，但空气支气管征少见。葡萄球菌肺炎首先表现为局灶性实变影，进而形成脓肿、空洞和肺气囊。肺气囊的形成可能是由于局灶性肺实质坏死排出时产生了气道的单向阀型效应，使吸气时空气能够进入实质，但呼气时气体不可排出[63]。

预后

早期诊断和恰当的抗生素治疗是葡萄球菌肺炎最重要的治疗手段。近年来，耐甲氧西林葡萄球菌越来越多见（占美国重症监护治疗病房患者中所分离菌株的 60％以上）[64]。万古霉素、利奈唑胺和替考拉宁等抗生素已被批准用于治疗甲氧西林耐药性金黄色葡萄球菌所致的院内感染性肺炎。

卡氏肺囊虫病的囊性病变

病理学

卡氏肺囊虫肺炎（pneumocystis carinii pneumonia，PCP）是由耶氏肺孢子虫（一种子囊菌类真菌）引起的机会性感染，发生于免疫功能受损患者。PCP 患者肺组织的 HE 染色切片典型表现为肺泡间隔增宽、单核细胞浸润以及肺泡内泡沫蜂窝状的非细胞性渗出物。渗出物中还包含 HE 染色不能显示的密集的虫囊及滋养体[65]。

症状与体征

PCP 多发生于免疫功能减退患者，特别是接受造血干细胞移植，实性器官移植，长期应用大剂量激素以及晚期 AIDS 患者[65]。AIDS 患者的肺炎症状持续数周至数月，病程进展较缓慢。非 AIDS 患者的典型表现为暴发性呼吸衰竭伴发热和干咳。

CT 表现

10％～34％的 PCP 患者 CT 表现为囊肿[42]（图 12.16），囊肿的形态、大小及囊壁厚度表现多种多样。囊性病变常为多发、双肺发病，可见于胸膜下或肺实质内，上叶多见，但也可见于肺内其他部位。

PCP 囊肿周围多伴有不同程度的 GGO。囊性卡氏肺囊虫肺炎患者发生自发性气胸的概率增高，可能与胸膜下囊肿破裂有关。

CT-病理对照

PCP 囊肿形成可能与病原体浸润至肺间质内并继发坏死及空洞有关[66]。

预后

甲氧苄啶 - 磺胺甲噁唑是目前预防和治疗 PCP 的一线药物。为了预防抗菌治疗后微生物降解引发的严重炎症所致的呼吸衰竭，确诊 PCP 的 HIV 感染患者应联用激素治疗[65]。

创伤性肺囊肿

病理学

非穿透性胸部外伤所致的肺实质损伤常伴有肺挫伤及肺内出血，但很少引起肺创伤性假性囊肿。假性囊肿被认为是肺实质撕裂伤所致[67]。

症状与体征

创伤性肺囊肿是钝性胸外伤的罕见表现，多在创伤早期出现，不需要特殊治疗，一般于数月内自行恢复[68]，但是需要与肺内其他空洞性病变相鉴别。其症状多无特异性，包括胸痛、咯血、气短等。多数患者伴有其他损伤，如气胸、血气胸或肺内血肿。

CT 表现

肺撕裂伤（创伤性肺囊肿）在肺实质断裂时出现，CT 上可见在肺内形成圆形或卵圆形的空洞或囊肿[69-70]（图 12.17）。创伤性囊肿可内含气体、血液或两者兼有，随后囊内逐渐由出血填充继而复原。囊肿呈单发或多发，单房或多房。急性创伤性囊肿周围多伴发肺挫伤，囊肿的痊愈明显较挫伤慢，常需数月。

CT-病理对照

由于正常肺组织弹性回缩，挫伤周围的肺组织回弹，造成挫伤在 CT 上表现为圆形或卵圆形空洞或囊肿，这与其他实体器官的线状挫裂伤不同。肺创伤性假性囊肿的形成是由于肺实质可传导巨大的压缩力，致使肺组织快速压缩及减压，肺泡及间质发生挫裂伤，挫伤周围的弹性肺组织回缩，形成充满气体或液体的小空洞或囊腔[71]。

预后

创伤性肺囊肿的形态和大小常发生变化，在受伤后前 2 周可增大[68]，随后逐渐缩小直至完全消失。本病不需要特殊治疗，数月内可自行消失。

参考文献

1. Gadkowski LB, Stout JE. Cavitary pulmonary disease. Clin Microbiol Rev. 2008;21:305–33, table of contents.
2. Hansell DM, Bankier AA, MacMahon H, McLoud TC, Muller NL, Remy J. Fleischner Society: glossary of terms for thoracic imaging. Radiology. 2008;246:697–722.
3. Yang YW, Kang YA, Lee SH, et al. Aetiologies and predictors of pulmonary cavities in South Korea. Int J Tuberc Lung Dis. 2007;11:457–62.
4. Koh WJ, Kwon OJ, Lee KS. Nontuberculous mycobacterial pulmonary diseases in immunocompetent patients. Korean J Radiol. 2002;3:145–57.
5. Kim TS, Han J, Shim SS, et al. Pleuropulmonary paragonimiasis: CT findings in 31 patients. AJR Am J Roentgenol. 2005;185:616–21.
6. Kim HJ, Lee KS, Johkoh T, et al. Pulmonary Langerhans cell histiocytosis in adults: high-resolution CT-pathology comparisons and evolutional changes at CT. Eur Radiol. 2011;21:1406–15.
7. Geng E, Kreiswirth B, Burzynski J, Schluger NW. Clinical and radiographic correlates of primary and reactivation tuberculosis: a molecular epidemiology study. JAMA. 2005;293:2740–5.
8. Song KD, Lee KS, Chung MP, et al. Pulmonary cryptococcosis: imaging findings in 23 non-AIDS patients. Korean J Radiol. 2010;11:407–16.
9. Li BG, Ma DQ, Xian ZY, et al. The value of multislice spiral CT features of cavitary walls in differentiating between peripheral lung cancer cavities and single pulmonary tuberculous thick-walled cavities. Br J Radiol. 2012;85:147–52.
10. Cha J, Lee HY, Lee KS, et al. Radiological findings of extensively drug-resistant pulmonary tuberculosis in non-AIDS adults: comparisons with findings of multidrug-resistant and drug-sensitive tuberculosis. Korean J Radiol. 2009;10:207–16.
11. Franquet T, Muller NL, Gimenez A, Martinez S, Madrid M, Domingo P. Infectious pulmonary nodules in immunocompromised patients: usefulness of computed tomography in predicting their etiology. J Comput Assist Tomogr. 2003;27:461–8.
12. Kim MJ, Lee KS, Kim J, Jung KJ, Lee HG, Kim TS. Crescent sign in invasive pulmonary aspergillosis: frequency and related CT and clinical factors. J Comput Assist Tomogr. 2001;25:305–10.
13. Park Y, Kim TS, Yi CA, Cho EY, Kim H, Choi YS. Pulmonary cavitary mass containing a mural nodule: differential diagnosis between intracavitary aspergilloma and cavitating lung cancer on contrast-enhanced computed tomography. Clin Radiol. 2007;62:227–32.
14. Dodd JD, Souza CA, Muller NL. High-resolution MDCT of pulmonary septic embolism: evaluation of the feeding vessel sign. AJR Am J Roentgenol. 2006;187:623–9.
15. Travis WD, Brambilla E, Muller-Hermelink HK, Harris CC, editors. Pathology and genetics of tumours of the lung pleura, World Health Organization classification of tumours. Lyon: IARC Press; 2004.
16. Drilon A, Rekhtman N, Ladanyi M, Paik P. Squamous-cell carcinomas of the lung: emerging biology, controversies, and the promise of targeted therapy. Lancet Oncol. 2012;13:e418–26.
17. Rosado-de-Christenson ML, Templeton PA, Moran CA. Bronchogenic carcinoma: radiologic-pathologic correlation. Radiographics. 1994;14:429–46; quiz 447–8.
18. Funai K, Yokose T, Ishii G, et al. Clinicopathologic characteristics

of peripheral squamous cell carcinoma of the lung. Am J Surg Pathol. 2003;27:978–84.

19. Tazi A. Adult pulmonary Langerhans' cell histiocytosis. Eur Respir J. 2006;27:1272–85.

20. Kulwiec EL, Lynch DA, Aguayo SM, Schwarz MI, King Jr TE. Imaging of pulmonary histiocytosis X. Radiographics. 1992;12:515–26.

21. Abbott GF, Rosado-de-Christenson ML, Franks TJ, Frazier AA, Galvin JR. From the archives of the AFIP: pulmonary Langerhans cell histiocytosis. Radiographics. 2004;24:821–41.

22. Cook RJ, Ashton RW, Aughenbaugh GL, Ryu JH. Septic pulmonary embolism: presenting features and clinical course of 14 patients. Chest. 2005;128:162–6.

23. Kuhlman JE, Fishman EK, Teigen C. Pulmonary septic emboli: diagnosis with CT. Radiology. 1990;174:211–3.

24. Kwon WJ, Jeong YJ, Kim KI, et al. Computed tomographic features of pulmonary septic emboli: comparison of causative microorganisms. J Comput Assist Tomogr. 2007;31:390–4.

25. Lee JY, Lee KS, Jung KJ, et al. Pulmonary tuberculosis: CT and pathologic correlation. J Comput Assist Tomogr. 2000;24:691–8.

26. Zumla A, Raviglione M, Hafner R, von Reyn CF. Tuberculosis. N Engl J Med. 2013;368:745–55.

27. Jeong YJ, Lee KS. Pulmonary tuberculosis: up-to-date imaging and management. AJR Am J Roentgenol. 2008;191:834–44.

28. Miller WT, Miller Jr WT. Tuberculosis in the normal host: radiological findings. Semin Roentgenol. 1993;28:109–18.

29. Im JG, Whang HY, Kim WS, Han MC, Shim YS, Cho SY. Pleuropulmonary paragonimiasis: radiologic findings in 71 patients. AJR Am J Roentgenol. 1992;159:39–43.

30. Singh TS, Sugiyama H, Rangsiruji A. Paragonimus & paragonimiasis in India. Indian J Med Res. 2012;136:192–204.

31. Boisset GF. Subpleural emphysema complicating staphylococcal and other pneumonias. J Pediatr. 1972;81:259–66.

32. Beddy P, Babar J, Devaraj A. A practical approach to cystic lung disease on HRCT. Insights Imaging. 2011;2:1–7.

33. Flaherty RA, Keegan JM, Sturtevant HN. Post-pneumonic pulmonary pneumatoceles. Radiology. 1960;74:50–3.

34. Zylak CJ, Eyler WR, Spizarny DL, Stone CH. Developmental lung anomalies in the adult: radiologic-pathologic correlation. Radiographics. 2002;22(Spec No):S25–43.

35. Koyama M, Johkoh T, Honda O, et al. Chronic cystic lung disease: diagnostic accuracy of high-resolution CT in 92 patients. AJR Am J Roentgenol. 2003;180:827–35.

36. Rappaport DC, Weisbrod GL, Herman SJ, Chamberlain DW. Pulmonary lymphangioleiomyomatosis: high-resolution CT findings in four cases. AJR Am J Roentgenol. 1989;152:961–4.

37. Silva CI, Flint JD, Levy RD, Muller NL. Diffuse lung cysts in lymphoid interstitial pneumonia: high-resolution CT and pathologic findings. J Thorac Imaging. 2006;21:241–4.

38. Lynch DA, Travis WD, Muller NL, et al. Idiopathic interstitial pneumonias: CT features. Radiology. 2005;236:10–21.

39. Chow C, Templeton PA, White CS. Lung cysts associated with Pneumocystis carinii pneumonia: radiographic characteristics, natural history, and complications. AJR Am J Roentgenol. 1993;161:527–31.

40. Ayo DS, Aughenbaugh GL, Yi ES, Hand JL, Ryu JH. Cystic lung disease in Birt-Hogg-Dube syndrome. Chest. 2007;132:679–84.

41. Hardak E, Brook O, Yigla M. Radiological features of Pneumocystis jirovecii pneumonia in immunocompromised patients with and without AIDS. Lung. 2010;188:159–63.

42. Boiselle PM, Crans Jr CA, Kaplan MA. The changing face of Pneumocystis carinii pneumonia in AIDS patients. AJR Am J Roentgenol. 1999;172:1301–9.

43. Menko FH, van Steensel MA, Giraud S, et al. Birt-Hogg-Dube syndrome: diagnosis and management. Lancet Oncol. 2009;10:1199–206.

44. Ahmed M, Jacobi V, Vogl TJ. Multislice CT and CT angiography for non-invasive evaluation of bronchopulmonary sequestration. Eur Radiol. 2004;14:2141–3.

45. Agarwal PP, Gross BH, Holloway BJ, Seely J, Stark P, Kazerooni EA. Thoracic CT findings in Birt-Hogg-Dube syndrome. AJR Am J Roentgenol. 2011;196:349–52.

46. Wiese ER. Bulla of the lung. Dis Chest. 1946;12:238–41.

47. Byrd Jr RP, Roy TM. Spontaneous resolution of a giant pulmonary bulla: what is the role of bronchodilator and anti-inflammatory therapy? Tenn Med. 2013;106:39–42.

48. Frazier AA, Rosado de Christenson ML, Stocker JT, Templeton PA. Intralobar sequestration: radiologic-pathologic correlation. Radiographics. 1997;17:725–45.

49. Rosado-de-Christenson ML, Frazier AA, Stocker JT, Templeton PA. From the archives of the AFIP. Extralobar sequestration: radiologic-pathologic correlation. Radiographics. 1993;13:425–41.

50. Ikezoe J, Murayama S, Godwin JD, Done SL, Verschakelen JA. Bronchopulmonary sequestration: CT assessment. Radiology. 1990;176:375–9.

51. Shanmugam G, MacArthur K, Pollock JC. Congenital lung malformations – antenatal and postnatal evaluation and management. Eur J Cardiothorac Surg. 2005;27:45–52.

52. DeParedes CG, Pierce WS, Johnson DG, Waldhausen JA. Pulmonary sequestration in infants and children: a 20-year experience and review of the literature. J Pediatr Surg. 1970;5:136–47.

53. Berrocal T, Madrid C, Novo S, Gutierrez J, Arjonilla A, Gomez-Leon N. Congenital anomalies of the tracheobronchial tree, lung, and mediastinum: embryology, radiology, and pathology. Radiographics. 2004;24:e17.

54. Ioachimescu OC, Mehta AC. From cystic pulmonary airway malformation, to bronchioloalveolar carcinoma and adenocarcinoma of the lung. Eur Respir J. 2005;26:1181–7.

55. Patz Jr EF, Muller NL, Swensen SJ, Dodd LG. Congenital cystic adenomatoid malformation in adults: CT findings. J Comput Assist Tomogr. 1995;19:361–4.

56. Kim WS, Lee KS, Kim IO, et al. Congenital cystic adenomatoid malformation of the lung: CT-pathologic correlation. AJR Am J Roentgenol. 1997;168:47–53.

57. St-Georges R, Deslauriers J, Duranceau A, et al. Clinical spectrum of bronchogenic cysts of the mediastinum and lung in the adult. Ann Thorac Surg. 1991;52:6–13.

58. Mendelson DS, Rose JS, Efremidis SC, Kirschner PA, Cohen BA. Bronchogenic cysts with high CT numbers. AJR Am J Roentgenol. 1983;140:463–5.

59. Yoon YC, Lee KS, Kim TS, Kim J, Shim YM, Han J. Intrapulmonary bronchogenic cyst: CT and pathologic findings in five adult patients. AJR Am J Roentgenol. 2002;179:167–70.

60. Macfarlane J, Rose D. Radiographic features of staphylococcal pneumonia in adults and children. Thorax. 1996;51:539–40.

61. Chartrand SA, McCracken Jr GH. Staphylococcal pneumonia in infants and children. Pediatr Infect Dis. 1982;1:19–23.

62. Dines DE. Diagnostic significance of pneumatocele of the lung. JAMA. 1968;204:1169–72.

63. Quigley MJ, Fraser RS. Pulmonary pneumatocele: pathology and pathogenesis. AJR Am J Roentgenol. 1988;150:1275–7.

64. Ramirez P, Fernandez-Barat L, Torres A. New therapy options for MRSA with respiratory infection/pneumonia. Curr Opin Infect Dis. 2012;25:159–65.

65. Gilroy SA, Bennett NJ. Pneumocystis pneumonia. Semin Respir Crit Care Med. 2011;32:775–82.

66. Gurney JW, Bates FT. Pulmonary cystic disease: comparison of Pneumocystis carinii pneumatoceles and bullous emphysema due to intravenous drug abuse. Radiology. 1989;173:27–31.

67. Shirakusa T, Araki Y, Tsutsui M, et al. Traumatic lung pseudocyst. Thorax. 1987;42:516–9.

68. Stathopoulos G, Chrysikopoulou E, Kalogeromitros A, et al. Bilateral traumatic pulmonary pseudocysts: case report and literature review. J Trauma. 2002;53:993–6.

69. Kaewlai R, Avery LL, Asrani AV, Novelline RA. Multidetector CT of blunt thoracic trauma. Radiographics. 2008;28:1555–70.

70. Tsitouridis I, Tsinoglou K, Tsandiridis C, Papastergiou C, Bintoudi A. Traumatic pulmonary pseudocysts: CT findings. J Thorac Imaging. 2007;22:247–51.

71. Fagan CJ, Swischuk LE. Traumatic lung and paramediastinal pneumatoceles. Radiology. 1976;120:11–8.

马赛克征

定义

马赛克征是指不同密度的片状影互相镶嵌。它可能代表：片状的间质性疾病、小气道闭塞性疾病或血管闭塞性疾病[1-2]。由后两类引起的马赛克征称为马赛克样灌注（图 13.1 和图 13.2）。不同密度的组合（磨玻璃密度、正常肺组织和马赛克样灌注引起的透明度增高区）常使肺组织呈"地图样"外观，被称为"猪头肉冻"征。

常见疾病

病因包括：浸润性肺疾病、气道疾病和血管疾病。气道疾病包括：支气管扩张、囊性纤维化（图13.2）、过敏性支气管肺曲霉菌病（ABPA）、哮喘和缩窄性支气管炎（图 13.1）。血管疾病包括：慢性肺动脉栓塞（图 13.3）和肺动脉高压（图 13.4）（表 13.1）。多种以磨玻璃改变为特征的间质性肺疾病也可见到马赛克征。带或不带有网状结构的磨玻璃区域在将在第二十章和第二十一章介绍。兼有浸润和阻塞的疾病（过敏性肺炎、结节病、毛细支气管炎非典型感染）也可出现马赛克征。

分布

在囊性纤维化肿，当出现支气管扩张时，近端或肺门周围支气管常受累。全肺肺叶均可受累，但在疾病早期主要分布上叶[3]。尽管表现有一些重叠，囊性纤维化的马赛克样灌注区与肺小叶或肺亚段一致[4]，而慢性血栓性疾病多呈段或亚段性分布[5]。在亚急性过敏性肺炎中，磨玻璃区域常呈弥散、双肺对称性分布。而马赛克样灌注呈多灶性，且常累及单一或多个相邻肺小叶[6]。

临床意义

囊性纤维化由常染色体隐性缺陷引起，引起囊性纤维跨膜调节蛋白结构的改变，并导致细胞膜氯离子转运的异常[7]。曲霉菌属在支气管内的生长所引起的 I 型和 III 型过敏反应导致 ABPA 的发生，表现为典型的嗜酸性粒细胞增多症、哮喘和特征性影像[8]。引起缩窄性毛细支气管炎的条件包括：心肺或肺移植、慢性同种异体移植排斥反应、骨髓移植相关的慢性移植物抗宿主疾病和胶原血管病，特别是风湿性关节炎[9]。肺动脉高压可为特发性或由慢性肺栓塞引起；引起肺栓塞的因素有：肿瘤细胞、寄生虫物质或异物等，实质性肺疾病，肝疾病，血管炎，HIV 感染，心脏左向右分流[5]。大部分过敏性肺炎病例在吸入过敏原多年后才开始发病，过敏原包括细菌、动物或植物蛋白和某些特定的化学物质[10]。

鉴别诊断要点

1. 无论何种原因，当出现马赛克样灌注时，密度减低区域中的肺血管常比相对高密度区域的血管看上去要细小[11-12]。这一点对鉴别马赛克样灌注和磨玻璃密度很有用。在磨玻璃密度的患者中，其血管大小没有差别。
2. 由气道疾病引起的马赛克样灌注的患者中，在相对透明的区域可见到支气管不规则扩张或管壁增厚[2]，还常可见到密度减低的肺小叶[13]。

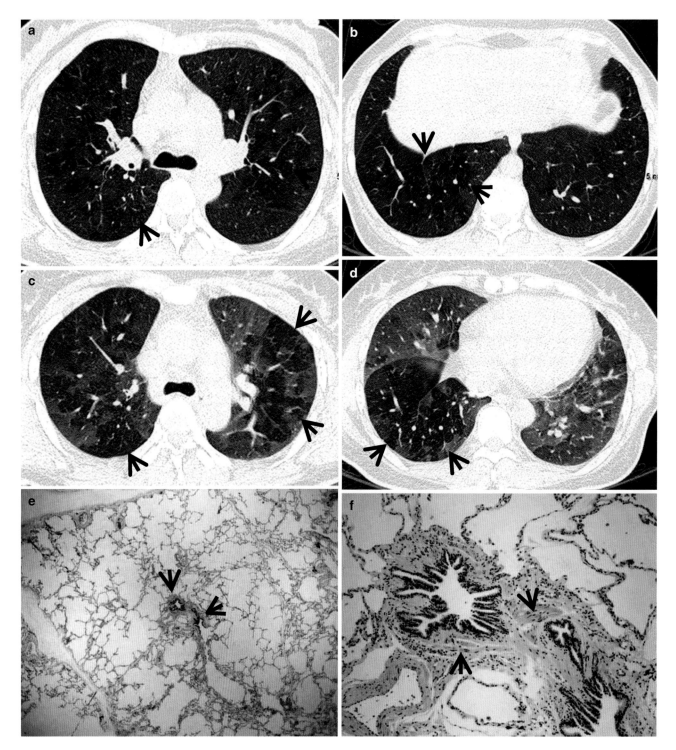

图 13.1 缩窄性毛细支气管炎。女，45 岁。（**a，b**）主支气管（**a**）和右膈顶（**b**）的肺窗薄层（层厚＝1.5 mm）CT 扫描图，显示双肺中马赛克样灌注的不均匀区域（箭头所示）。（**c，d**）在相似水平（**a** 与 **c**）（**b** 与 **d**）的呼气相 CT 扫描清晰地显示双肺的空气潴留（箭头所示）。（**e**）外科肺活检得到的病理切片在低倍镜（×40）下显示，细支气管胶原类纤维引起膜性细支气管腔的狭窄（箭头所示）。（**f**）高倍光镜（×200）下显示上皮细胞和黏膜肌层间固有层的纤维性增厚（箭头所示）

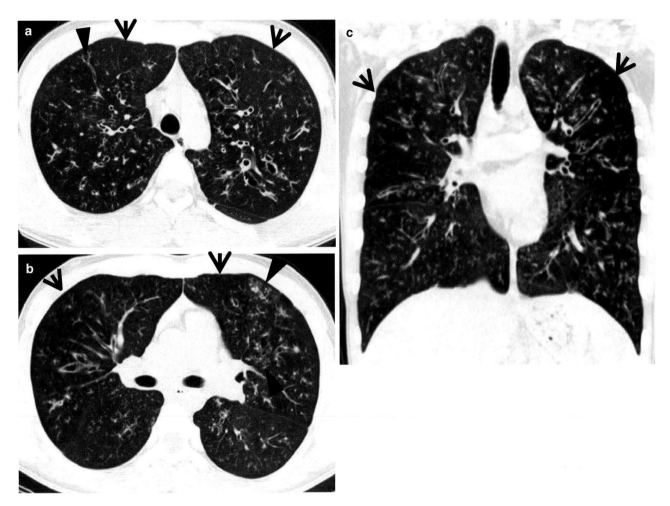

图 13.2　囊性纤维化。男，24 岁，肺移植术后。(**a，b**) 于主动脉弓 (**a**) 和主支气管 (**b**) 水平薄层 CT（层厚＝2.5 mm）的肺窗显示双肺广泛的支气管扩张和蜂窝状细支气管炎（楔形箭头所示），同时可见双肺的马赛克样区域（箭头所示）。(**c**) 冠状重建像（层厚＝2.0 mm）显示双肺广泛的支气管扩张和蜂窝状细支气管炎。请注意，在双肺马赛克样区域（箭头所示）内，少血（血管直径缩小）的征象清晰可见。(**d**) 肺切除大体病理和显微图像显示支气管（或细支气管）扩张及脓液。在右肺部分肺组织中，可见气道壁纤维化，并继发阻塞性气道扩张（空心箭头所示）

呼气相扫描显示空气潴留，常有助于确诊。呼气相扫描能更好地显示不同区域间的透明度差异[14]。

3. 由血管疾病引起的马赛克样灌注的患者中，密度减低的区域常大于肺小叶。在慢性肺栓塞或肺动脉高压患者中，除了马赛克样灌注，还可见到肺动脉干扩张。

4. 在马赛克样灌注的患者中，如见到特征性的血管征象，如网状影、索条影、肺动脉内膜不光整、突然狭窄或完全阻塞及肺动脉主干扩张，可诊断为慢性肺动脉栓塞[15]。

5. 应用心电门控的多层螺旋 CT 研究表明，右肺动脉的扩张性能、收缩期和舒张期右心室流出道大小以及舒张期的室壁厚度等功能性参数的观察者间一致性良好，可作为诊断肺动脉高压的可靠标准[16]。血管疾病引起的肺动脉高压（17/23，74%）比心脏或肺疾病引起的肺动脉高压（3/38，8%）更容易出现马赛克肺灌注[17]。

6. "猪头肉冻"征常提示兼有浸润和梗阻的疾病，且常伴细支气管炎。出现这种征象的患者中，GGO 多由肺浸润引起，而血管量减少的马赛克灌注征多由小气道疾病引起。吸气相的 GGO 和呼气相的空气潴留同时存在提示疾病既有浸润性病变又有气道梗阻，如过敏性肺炎[14]。

d

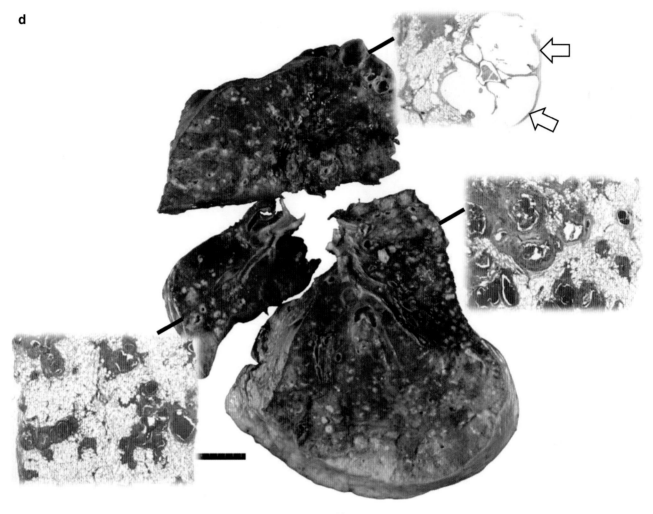

图 13.2 （续）

囊性纤维化

病理学

囊性纤维化是一种常染色体隐性遗传性疾病，主要是由囊性纤维化跨膜转导调节蛋白基因突变引起多系统受累的疾病。呼吸系统上皮细胞的氯、钠运输异常，导致气道分泌物黏稠，易反复感染。在疾病终末期，可出现广泛的支气管扩张（上叶更严重）、黏稠黏液栓、胸膜纤维化或粘连、肺实变和肺不张（图 13.2）。显微镜下，常可看到各级气道的急、慢性炎症，支气管腺及杯状细胞过度增生，鳞状化生及黏液淤积（图 13.2）。

症状与体征

囊性纤维化是基因疾病，可导致多个器官的并发症，特别是肺部和胰腺，表现与一些其他疾病类似。成人常见的呼吸道表现有咳嗽、咳痰、气喘、呼吸困难和反复呼吸道感染，并且可进展为肺心病。成人常见的消化系统表现有反复腹痛、胆汁性肝硬化合并门脉高压，以及胰腺炎反复发作。部分患者可有不孕症。

CT 表现

早期囊性纤维化的主要 HRCT 表现是马赛克样灌注，这是由于小气道病变产生的空气潴留。其他典型的 CT 特征有支气管扩张和支气管鞘增厚（主要累及上叶）、小叶中心性结节或树芽征，以及继发于黏液栓的肺不张或肺实变[3,18]（图 13.2）。柱状型支气管扩张最为常见，但随着疾病进展，也可见到曲张型和囊状型。

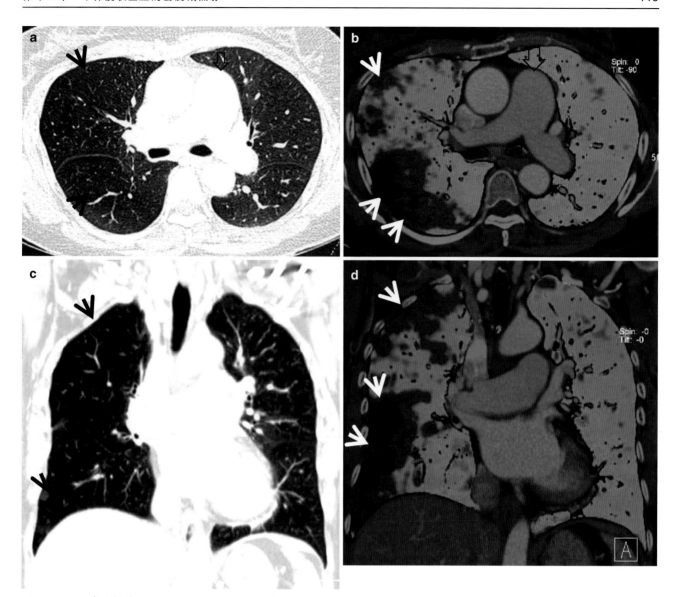

图 13.3　马赛克样灌注。女，58 岁，慢性栓塞合并肺动脉高压。（**a**）主支气管水平薄层 CT 扫描（层厚＝1.0 mm）肺窗显示右肺马赛克样密度区（箭头所示）。请注意明显扩张的肺动脉干。（**b**）双源双能量 CT 碘灌注成像清晰显示马赛克样灌注区域（箭头所示，蓝色区域）。（**c**）冠状重建像（层厚＝2.0 mm）显示多个马赛克样密度区（箭头所示）。（**d**）碘灌注像更清晰地显示马赛克样灌注区域（箭头所示）

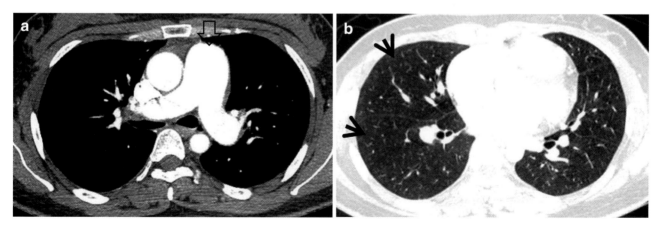

图 13.4　马赛克样灌注。特发性肺动脉高压，女，28 岁。（**a**）主支气管水平增强 CT（层厚＝1.0 mm）纵隔窗显示显著扩张的肺动脉干（空心箭头所示）。（**b**）右下肺静脉水平的肺窗显示疑似马赛克样改变的区域（箭头所示）

表 13.1 表现为马赛克样改变的常见疾病

疾病	鉴别要点
气道疾病	
支气管扩张	支气管扩张，轨道征，印戒征
囊性纤维化	马赛克样灌注，上叶支气管扩张
ABPA	中央性支气管扩张，高密度黏液栓，马赛克样灌注
哮喘	中、小支气管管壁增厚和缩窄，圆柱状支气管扩张，小叶中心性结节，多发片状的马赛克样灌注区
缩窄性细支气管炎	马赛克样灌注，呼气相空气潴留
血管性疾病	
慢性肺动脉栓塞	马赛克样灌注，同侧气道扩张，慢性栓塞的血管表现
肺动脉高压	马赛克样灌注，肺动脉干扩张，无血栓
兼有浸润和梗阻的疾病	
亚急性过敏性肺炎	吸气相的 GGO 和呼气相的空气潴留
结节病	伴淋巴管周围微结节
非典型肺炎合并细支气管炎	片状 GGO，小叶中心性结节，马赛克样灌注

缩写：ABPA，过敏性支气管肺曲霉菌病；GGO，磨玻璃密度影

CT-病理对照

囊性纤维化可引起气道黏液腺分泌异常，并继发炎症和感染[3]。囊性纤维化最早且最常见的病变是细小支气管的黏液栓（图 13.2）。马赛克样灌注是囊性纤维化早期的主要 HRCT 征象，这对应于细小支气管炎症和黏液栓引起的空气潴留（图 13.2）。炎症破坏了气道的正常结构，随后进展为支气管扩张。支气管扩张和支气管周增厚主要分布于上叶，这可能与重力长期作用于弹力纤维受损的肺组织有关。黏液栓引发气道梗阻，导致 HRCT 可见小叶中心性结节或树芽征，并出现肺不张或肺实变。

预后

治疗包括对黏液滞留和慢性肺感染的控制、胰酶替代及营养支持。新的治疗方法包括药物和基因治疗，这为更好的治疗进展提供了可能性[19]。对于呼吸衰竭患者，肺移植是一个可接受的选择。目前，虽然疗效很不确定，但是一半的患者能够生存到 37 岁以上。

缩窄性细支气管炎

病理学

缩窄性细支气管炎是一种小气道疾病，可出现不同程度的气道狭窄或闭塞。组织学上，可见黏膜下瘢痕、管腔向心性狭窄、外膜瘢痕和慢性炎症改变。在晚期，管腔因纤维化而完全闭塞（图 13.1）。

症状与体征

临床上，缩窄性细支气管炎的特征是渐进的气流阻塞，临床治疗效果差且死亡率很高[20]。患者主诉咳嗽和呼吸困难，并且在数周至数月内持续加重。体格检查时 40%～60% 的患者可闻及吸气性喘鸣。

CT 表现

主要的 HRCT 征象常包括马赛克样灌注、吸气相血管管径缩小和呼气相空气潴留[21]。呼气相空气潴留是诊断缩窄性细支气管炎最敏感的 HRCT 征象[22]（图 13.1）。中央和外周的支气管扩张也较常见。其他还包括小叶中心性小结节和树芽征。

CT-病理对照

HRCT 上的马赛克样灌注被认为是气道梗阻远端的肺泡通气不足所致，这可引起继发性血管收缩。血管收缩在 CT 上表现为透明度增高[23]（图 13.1）。支气管扩张可继发于缩窄性细支气管炎本身或早前的支气管病变。小叶中心性小结节和树芽征由细支气管鞘增厚、细支气管扩张和分泌物积聚引起[24]。

预后

无论什么病因，缩窄性细支气管炎的预后不佳。大部分患者在数月至数年内逐渐恶化，最后死于呼吸衰竭。大环内酯类抗生素有免疫调节的效果并一直被应用于临床。

慢性肺栓塞

病理学

在慢性肺栓塞（PE），因血栓机化引起动脉梗

阻，继而引起肺动脉高压。光镜下，慢性 PE 的肺组织中可见扩张的毛细血管、肺泡壁多灶性坏死、局灶性炎症、少量的纤维蛋白渗出以及水肿，还可见到不同程度的支气管肺炎。

症状与体征

慢性 PE 与其他原因引起的肺动脉高压均表现为非特异性症状[25]，包括渐进性的劳力性呼吸困难、慢性疲劳、胸闷、心悸或晕厥。有时可闻及心脏杂音，可有下肢水肿、腹腔积液、肝大和发绀。

CT 表现

慢性 PE 最常见的肺实质异常是马赛克样灌注（透明度增高-低灌注区与透明度减低-高灌注区彼此镶嵌）[15]（图 13.3）。马赛克灌注模式多呈肺段或亚段性分布[26]。慢性 PE 可伴有同侧的气管扩张[27]。慢性 PE 的血管征象包括网状或索条状、内壁毛糙、肺动脉骤然狭窄或完全阻塞及肺动脉干扩张[15]。

CT-病理对照

透明度增高、血管减少的区域对应于血管部分或完全阻塞远端的肺组织，而透明度减低、血管增多的区域是血流重新分布到正常肺组织的结果。气道扩张被认为是继发于血管内壁纤维组织的收缩[27]。

预后

历史数据表明，若不进行治疗，慢性 PE 的 5 年生存率不高，为 10%～40%[25]。患者应接受终身的抗凝治疗。对于有症状的慢性 PE 患者可行肺动脉切开取栓。在有经验的医疗中心，围手术期总体死亡率为 4%～7%。肺动脉切开取栓术将 6 年生存率提高到 75%。

特发性肺动脉高压

病理学

在所有类型的肺动脉高压中均可见肺动脉（肌性动脉）中膜增生和内膜向心性或偏心性纤维化[28]。

症状与体征

肺动脉高压患者最常见的症状是劳力性呼吸困难[29]。其他常见表现包括疲劳、倦怠、胸痛、晕厥、心悸和下肢水肿。听诊时可发现大部分肺动脉高压患者的 S2 肺动脉瓣关闭音增强。

CT 表现

CT 上，特发性肺动脉高压的特征性血管征象是肺动脉干扩张（但无管腔内血栓）、末梢血管细小且扭曲（提示丛源性动脉病）及段、亚段动脉内径突然缩小[5]。其他征象包括右心扩张、心包积液和肺实质马赛克样灌注（图 13.4）。这种马赛克样灌注的特征是外周或肺门旁呈局灶性分布的血管周围低透明度区，或小的、分散的、边界清晰的密度减低区（位置对应于次级肺小叶）与弥漫的片状低透明度区彼此镶嵌[30]。与慢性 PE 引起的肺动脉高压相比，特发性肺动脉高压患者较少出现支气管和非支气管系统的动脉扩张。

CT-病理对照

CT 上出现的肺动脉干扩张与弹性动脉、肌性大血管管壁的增厚及管腔扩张相关。增厚主要是大血管内膜的纤维化、小肌性血管分支内膜纤维化和中膜肌层肥大及增生所致。在扩张的大血管中，能见到动脉粥样硬化斑块（有时合并钙化）。

丛源性肺动脉病见于肌性肺动脉，丛状病灶是其特征性表现，即局限性的血管扩张和管腔内由不同数量成纤维细胞样细胞分隔而成的丛状裂隙样通道。病灶的附近发出一支多余的小分支（直径常为 $100\sim200\,\mu m$）。此外，还可见到结实的动脉内膜纤维组织，大致呈同心圆样分布。有时，内膜纤维化呈偏心性分布或横跨整个管腔。丛源性肺动脉病被认为与血管截断相关（肺动脉干扩张、外周血管闭塞和马赛克样灌注）。

预后

随着对疾病的进一步认识以及新药的开发，例如内皮素受体拮抗药、磷酸二酯酶抑制药和类前列腺素，特发性肺动脉高压患者的生存率已有所改善，但仍需进一步提高。一份法国的统计资料显示肺动脉高压新发病例的 1 年、2 年和 3 年生存率分别为

85.7％、69.5％和 54.9％[31]。

气道疾病（支气管扩张和细支气管扩张）

定义

　　支气管扩张是不可逆的局灶性或弥漫性支气管扩张，多继发于慢性感染、近端气道阻塞或先天性支气管异常[1,32]（图 13.5）。薄层 CT 上的形态学标准包括相对于伴行肺动脉的支气管扩张（印戒征），管腔粗细不均匀，胸膜下 1 cm 内可见支气管[33]（图 13.5）。根据受累支气管的外观，可把支气管扩张分为柱状型、曲张型和囊状型。常伴随支气管壁增厚、黏液栓塞（可参照第十章）和小气道异常[33]。

　　细支气管扩张是指细支气管的膨胀扩张。当扩张的细支气管充盈渗出物且管壁增厚时，在 CT 上可见到树芽征或小叶中心性结节[34]。

　　牵拉性支气管扩张和细支气管扩张是指周围肺组织纤维化、收缩引起的管腔不规则扩张[35]。

常见疾病

　　支气管扩张可继发于慢性或严重的细菌（葡萄球菌、克雷伯菌、结核分枝杆菌和非结核分枝杆菌）感染、真菌（组织胞浆菌）感染和病毒感染（Swyer-James-MacLeod 综合征、AIDS）（图 13.6）。多种基因疾病也可引起支气管扩张，特别是黏膜纤毛清除异常、免疫缺陷或支气管（或壁）结构异常[囊性纤维化、α_1-抗胰蛋白酶缺陷综合征、纤毛运动障碍综合征（图 13.7）、Williams-Campbell 综合征、Mounier-Kuhn 综合征、免疫缺陷综合征]。非感染疾病包括变态反应性支气管肺曲霉菌病（ABPA），哮喘，肿瘤、异物或先天性畸形引起的支气管阻塞和系统性疾病（胶原血管病和小肠炎症）。缩

窄性细支气管炎和器官移植抗宿主病也可引起支气管扩张（表 13.2）。细支气管炎通常伴发细支气管扩张（请参考第十八章"小叶中心性分布的小结节"部分）。肺纤维化（普通型间质性肺炎、非特异型间质性肺炎）和肺结构变形（肺结核）的患者中，较常见到牵拉性支气管扩张和细支气管扩张。

分布

　　继发于肺结核的支气管扩张常分布在上叶[36]。非结核分枝杆菌病（NMD）引起的结节型支气管扩张常累及右肺中叶、左上肺舌段和双肺下叶。在囊性纤维化中，近端或肺门区的支气管常常受累，虽然早期即可引起全肺的支气管扩张，但以上叶为主[3]。纤毛运动障碍综合征常出现双侧中央性或弥散性支气管扩张，但以下叶为主，有时仅分布于下叶[37]。在 Williams-Campbell 综合征患者，曲张型和囊状型支气管扩张局限于第 4～6 级支气管[38]。ABPA 多累及上叶的段或亚段支气管。

临床意义

　　囊性纤维化由常染色体隐性基因缺陷引起，主要是囊性纤维跨膜调节蛋白结构受影响，这将导致氯化物通过上皮细胞膜受阻[7]。囊性纤维化的主要临床表现是阻塞性肺疾病和胰腺功能不足。纤毛运动障碍综合征是一组常染色体隐性疾病，可出现纤毛结构和功能缺陷，易感染鼻窦炎、反复发生肺部感染和支气管扩张[39]，约一半患者伴全内脏或部分内脏反位。Williams-Campbell 综合征是一种先天性的支气管扩张，常在婴儿期确诊。这一疾病具有家族性且可伴其他先天性异常[40]。ABPA 是人体对支气管内的曲霉菌发生Ⅰ型和Ⅲ型超敏反应所致，特征在于伴嗜酸性粒细胞增多症、哮喘和典型影像表现[8]，几乎只发生于哮喘或囊性纤维化的患者。

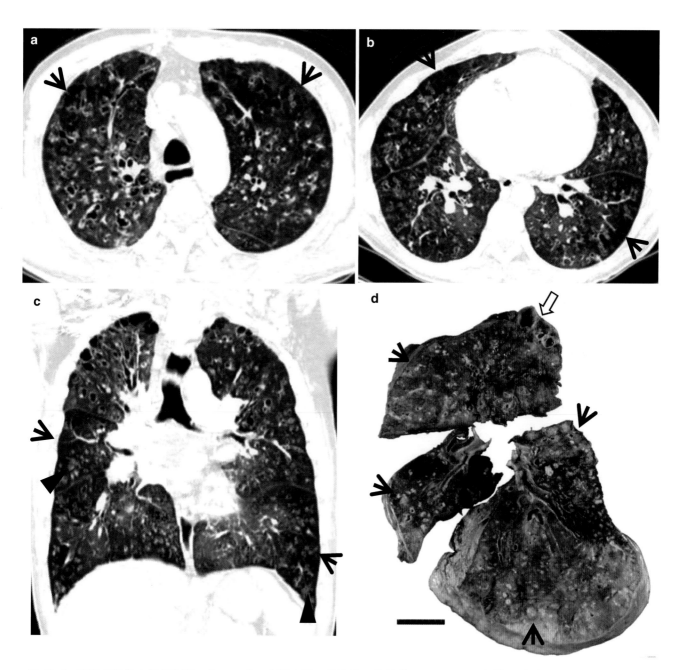

图 13.5 双肺广泛的支气管扩张。男，44 岁，病因未明，曾接受双肺移植。(a, b) CT 扫描（层厚＝2.5 mm）主动脉弓水平 (a) 和基底段支气管水平 (b) 肺窗显示双肺广泛的支气管扩张，同样可见到马赛克样密度（箭头所示）。(c) 冠状重建（层厚＝2.0 mm）示双肺广泛支气管扩张和树芽征的细支气管炎（楔形箭头所示），同样可见到马赛克样密度（箭头所示）。(d) 右侧肺切除大体病理标本显示支气管、细支气管扩张，且气道内充满脓栓（大量黄色坏死性结节，箭头所示），一直到膜性支气管水平。同样可见右上肺的肺大泡（空心箭头所示）

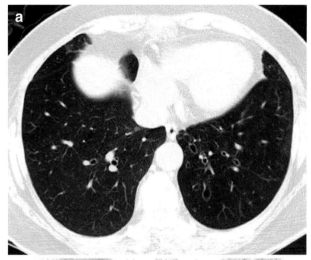

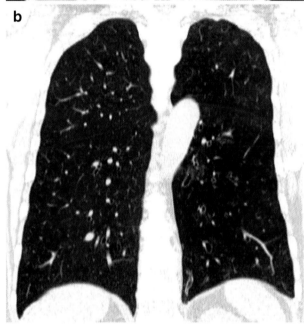

图 13.6 Swyer-James-MacLeod 综合征。女，71 岁。（a）CT 扫描（层厚＝2.5 mm）右侧膈顶肺窗显示左肺下叶支气管扩张和马赛克样密度。（b）冠状重建（层厚＝2.0 mm）显示仅左肺可见支气管扩张，同时左肺密度降低

鉴别诊断要点

1. 所报道的资料显示，通过 HRCT 诊断支气管扩张病因的准确率范围为 35%～60%[41-42]。有一项研究显示，对囊性纤维化的诊断准确率达到 68%，肺结核为 67%，ABPA 为 56%[42]。本研究显示，呈双肺上叶分布的以囊性纤维化（76%）和 ABPA（56%）最为常见，单肺上叶分布的多为肺结核，儿童病毒性感染多出现在肺下叶。

2. HRCT 显示支气管扩张和细支气管扩张累及 5 个肺叶以上时，特别是出现小叶实变或空洞时，高度提示非结核分枝杆菌肺疾病[43]。

3. 除了支气管扩张，Swyer-James-MacLeod 综合征的特征为肺（或肺叶）透明度增高、血管减少、吸气相肺（或肺叶）大小正常（或缩小）和呼气相空气潴留[44]。

4. 除了 Kartagener 综合征（内脏移位、鼻窦炎、支气管扩张），纤毛运动障碍综合征的影像表现是非特异性的。

5. ABPA 的特征性 HRCT 征象包括支气管扩张和主要累及上叶段或亚段细支气管的黏液栓塞。尽管这些征象是特异性的，但是中央性支气管扩张诊断 ABPA 的敏感性被证实只有 37%[37]。在 30% 的患者中，黏液栓塞在 CT 上表现为高密度[45]。

6. 牵引性支气管扩张的特征是纤维化区域内出现扩张和串珠状的支气管。出现蜂窝征改变的患者中，牵引性支气管扩张在 HRCT 上形似囊肿[46]。

Swyer-James-MacLeod 综合征

病理学

Swyer-James-MacLeod 综合征是一种特殊的感染后缩窄性细支气管炎，两肺常不对称[47]。

症状与体征

患者常有反复肺部感染的病史，表现为劳力性呼吸困难、痰多和气短等非特异性的呼吸道症状。

CT 表现

常见的肺部 CT 表现是单侧肺透明度增高和呼气相空气潴留[48]。60% 的患者出现支气管扩张（图 13.6），其临床表现和预后主要取决于是否存在囊状支气管扩张[48]。其他征象包括肺缩小或大小正常、肺叶不张和支气管扩张。同时可见对侧肺野片状分布的空气潴留。

CT-病理对照

此型患者中，闭塞性细支气管炎引起肺血流减

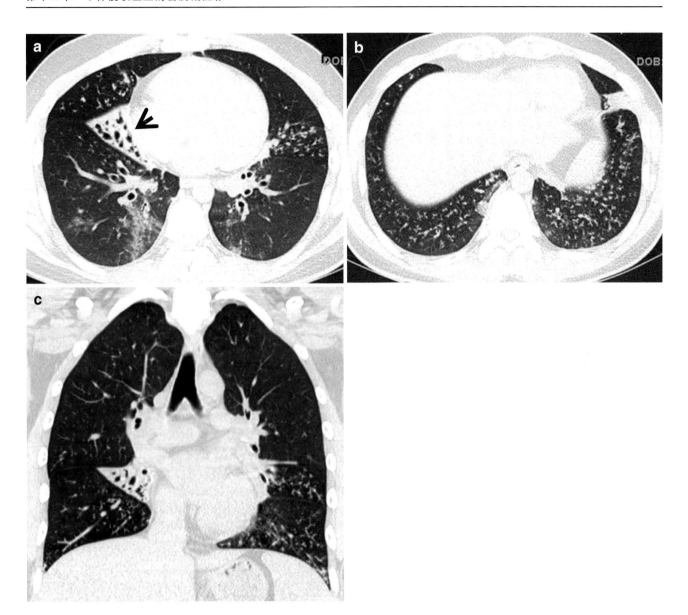

图13.7　男，20岁，纤毛运动障碍综合征。（a，b）CT 扫描（层厚＝2.5 mm）基底段支气管水平（a）和右侧膈顶（b）肺窗显示右肺中叶广泛的支气管扩张（箭，a）、双肺树芽征改变（富细胞型细支气管炎），及双肺下叶小片状实变区域。（c）冠状重建（层厚＝2 mm）显示右肺中叶特有的支气管扩张及双肺下叶树芽征。电镜下可见鼻黏膜内不正常的纤毛（此处未展示）。

少，因此导致单侧肺野透明度增高。

预后

　　除非合并重症肺炎，Swyer-James-MacLeod 综合征的临床病程相对较好。

纤毛运动障碍综合征

病理学

　　基于大量病例的研究发现，此综合征具有明确的病理基础。该病存在纤毛动力蛋白臂数目减少这一先天性异常，常常导致呼吸道感染。学界曾用术语"纤毛不动综合征"来描述所有存在纤毛发育缺陷的患者，而不考虑他们的内脏解剖结果。也曾称"原发性纤毛运动障碍"，但纤毛仍能运动，尽管这些运动并非有效。这一改变是常染色体隐性的，且有可变的外显率[49]。

症状与体征

　　此病早期主要的临床表现是反复的上呼吸道感染[50]。当进展至慢性鼻窦炎和支气管扩张时，会出现鼻塞和慢性脓性痰，期间可有肺炎和咯血。由于精子失去运动能力，大部分男性患者会出现不育。

CT 表现

最常见的 CT 表现有支气管鞘增厚、黏液栓、支气管扩张、空气潴留、GGO 或实变影[51-52]，还可见树芽征。肺部病变主要累及右肺中叶、舌段和下叶。一半的患者合并内脏转位（Kartagener 综合征，图 13.7）。约 8% 伴多脾症和漏斗胸。

CT-病理对照

因存在结构异常，纤毛只能进行无效的运动，使得患者易发生反复的肺部感染及支气管扩张。

预后

尽管纤毛运动障碍综合征无法治愈，但相对而言，患者仍较长寿。主要的治疗方案是清除鼻窦和支气管树的感染性分泌物，并合理应用抗生素。

表 13.2 表现出支气管扩张或细支气管扩张的常见疾病	
疾病	鉴别要点
细菌感染	
葡萄球菌、克雷伯菌	
结核分枝杆菌	支气管扩张常累及上叶
非结核分枝杆菌疾病	支气管扩张和细支气管炎常累及超过 5 个的肺叶，特别是出现小叶实变或空洞时
病毒感染	
Swyer-James-MacLeod 综合征	单侧肺透明度增高且呼气相空气潴留
HIV 感染	
真菌感染（组织胞浆菌病）	
基因疾病	
囊性纤维化	马赛克样灌注，支气管扩张累及上叶
α_1-抗胰蛋白酶缺陷	伴全腺泡型肺气肿
纤毛运动障碍综合征	双肺中央性和弥散性支气管扩张
Williams-Campbell 综合征	局限于第 4～6 级支气管的曲张型和囊状型支气管扩张
Mounier-Kuhn 综合征	
免疫功能缺陷综合征	
非感染性疾病	
ABPA	支气管扩张累及上叶段及亚段支气管
哮喘	中小支气管管壁增厚和狭窄、柱状支气管扩张和小叶中心性结节，马赛克样灌注
肿瘤、异物或先天性畸形引起的支气管梗阻	
系统性疾病（胶原血管疾病和小肠炎症）	

缩写：ABPA，过敏性支气管肺曲霉菌病

参考文献

1. Hansell DM, Bankier AA, MacMahon H, McLoud TC, Muller NL, Remy J. Fleischner Society: glossary of terms for thoracic imaging. Radiology. 2008;246:697–722.
2. Worthy SA, Muller NL, Hartman TE, Swensen SJ, Padley SP, Hansell DM. Mosaic attenuation pattern on thin-section CT scans of the lung: differentiation among infiltrative lung, airway, and vascular diseases as a cause. Radiology. 1997;205:465–70.
3. Wood BP. Cystic fibrosis: 1997. Radiology. 1997;204:1–10.
4. Lynch DA, Brasch RC, Hardy KA, Webb WR. Pediatric pulmonary disease: assessment with high-resolution ultrafast CT. Radiology. 1990;176:243–8.
5. Grosse C, Grosse A. CT findings in diseases associated with pulmonary hypertension: a current review. Radiographics. 2010;30: 1753–77.
6. Small JH, Flower CD, Traill ZC, Gleeson FV. Air-trapping in extrinsic allergic alveolitis on computed tomography. Clin Radiol. 1996;51:684–8.
7. Stern RC. The diagnosis of cystic fibrosis. N Engl J Med. 1997;336:487–91.
8. Jeong YJ, Kim KI, Seo IJ, et al. Eosinophilic lung diseases: a clinical, radiologic, and pathologic overview. Radiographics. 2007;27: 617–37; discussion 637–9.
9. King Jr TE. Overview of bronchiolitis. Clin Chest Med. 1993;14:607–10.
10. Hirschmann JV, Pipavath SN, Godwin JD. Hypersensitivity pneumonitis: a historical, clinical, and radiologic review. Radiographics. 2009;29:1921–38.
11. Webb WR. High-resolution computed tomography of obstructive lung disease. Radiol Clin North Am. 1994;32:745–57.
12. Schwickert HC, Schweden F, Schild HH, et al. Pulmonary arteries and lung parenchyma in chronic pulmonary embolism: preoperative and postoperative CT findings. Radiology. 1994;191: 351–7.
13. Im JG, Kim SH, Chung MJ, Koo JM, Han MC. Lobular low attenuation of the lung parenchyma on CT: evaluation of forty-eight patients. J Comput Assist Tomogr. 1996;20:756–62.
14. Arakawa H, Webb WR, McCowin M, Katsou G, Lee KN, Seitz RF. Inhomogeneous lung attenuation at thin-section CT: diagnostic value of expiratory scans. Radiology. 1998;206:89–94.
15. Han D, Lee KS, Franquet T, et al. Thrombotic and nonthrombotic pulmonary arterial embolism: spectrum of imaging findings. Radiographics. 2003;23:1521–39.
16. Revel MP, Faivre JB, Remy-Jardin M, Delannoy-Deken V, Duhamel A, Remy J. Pulmonary hypertension: ECG-gated 64-section CT angiographic evaluation of new functional parameters as diagnostic criteria. Radiology. 2009;250:558–66.
17. Sherrick AD, Swensen SJ, Hartman TE. Mosaic pattern of lung attenuation on CT scans: frequency among patients with pulmonary artery hypertension of different causes. AJR Am J Roentgenol. 1997;169:79–82.

18. Brody AS, Klein JS, Molina PL, Quan J, Bean JA, Wilmott RW. High-resolution computed tomography in young patients with cystic fibrosis: distribution of abnormalities and correlation with pulmonary function tests. J Pediatr. 2004;145:32–8.

19. Mogayzel Jr PJ, Naureckas ET, Robinson KA, et al. Cystic fibrosis pulmonary guidelines. Am J Respir Crit Care Med. 2013;187:680–9.

20. Lynch 3rd JP, Weigt SS, DerHovanessian A, Fishbein MC, Gutierrez A, Belperio JA. Obliterative (constrictive) bronchiolitis. Semin Respir Crit Care Med. 2012;33:509–32.

21. Worthy SA, Park CS, Kim JS, Muller NL. Bronchiolitis obliterans after lung transplantation: high-resolution CT findings in 15 patients. AJR Am J Roentgenol. 1997;169:673–7.

22. Leung AN, Fisher K, Valentine V, et al. Bronchiolitis obliterans after lung transplantation: detection using expiratory HRCT. Chest. 1998;113:365–70.

23. Hartman TE, Primack SL, Lee KS, Swensen SJ, Muller NL. CT of bronchial and bronchiolar diseases. Radiographics. 1994;14:991–1003.

24. Padley SP, Adler BD, Hansell DM, Muller NL. Bronchiolitis obliterans: high resolution CT findings and correlation with pulmonary function tests. Clin Radiol. 1993;47:236–40.

25. Klok FA, Mos IC, van Kralingen KW, Vahl JE, Huisman MV. Chronic pulmonary embolism and pulmonary hypertension. Semin Respir Crit Care Med. 2012;33:199–204.

26. Bergin CJ, Rios G, King MA, Belezzuoli E, Luna J, Auger WR. Accuracy of high-resolution CT in identifying chronic pulmonary thromboembolic disease. AJR Am J Roentgenol. 1996;166:1371–7.

27. Remy-Jardin M, Remy J, Louvegny S, Artaud D, Deschildre F, Duhamel A. Airway changes in chronic pulmonary embolism: CT findings in 33 patients. Radiology. 1997;203:355–60.

28. Price LC, Wort SJ, Perros F, et al. Inflammation in pulmonary arterial hypertension. Chest. 2012;141:210–21.

29. McLaughlin VV, Davis M, Cornwell W. Pulmonary arterial hypertension. Curr Probl Cardiol. 2011;36:461–517.

30. Moser KM, Fedullo PF, Finkbeiner WE, Golden J. Do patients with primary pulmonary hypertension develop extensive central thrombi? Circulation. 1995;91:741–5.

31. Humbert M, Sitbon O, Chaouat A, et al. Survival in patients with idiopathic, familial, and anorexigen-associated pulmonary arterial hypertension in the modern management era. Circulation. 2010;122:156–63.

32. Kang EY, Miller RR, Muller NL. Bronchiectasis: comparison of preoperative thin-section CT and pathologic findings in resected specimens. Radiology. 1995;195:649–54.

33. Naidich DP, McCauley DI, Khouri NF, Stitik FP, Siegelman SS. Computed tomography of bronchiectasis. J Comput Assist Tomogr. 1982;6:437–44.

34. Hansell DM. Small airways diseases: detection and insights with computed tomography. Eur Respir J. 2001;17:1294–313.

35. Hogg JC, Macklem PT, Thurlbeck WM. Site and nature of airway obstruction in chronic obstructive lung disease. N Engl J Med. 1968;278:1355–60.

36. Lee KS, Hwang JW, Chung MP, Kim H, Kwon OJ. Utility of CT in the evaluation of pulmonary tuberculosis in patients without AIDS. Chest. 1996;110:977–84.

37. Reiff DB, Wells AU, Carr DH, Cole PJ, Hansell DM. CT findings in bronchiectasis: limited value in distinguishing between idiopathic and specific types. AJR Am J Roentgenol. 1995;165:261–7.

38. Kaneko K, Kudo S, Tashiro M, Kishikawa T, Nakanishi Y, Yamada H. Case report: computed tomography findings in Williams-Campbell syndrome. J Thorac Imaging. 1991;6:11–3.

39. Rosen MJ. Chronic cough due to bronchiectasis: ACCP evidence-based clinical practice guidelines. Chest. 2006;129:122S–31.

40. Lee P, Bush A, Warner JO. Left bronchial isomerism associated with bronchomalacia, presenting with intractable wheeze. Thorax. 1991;46:459–61.

41. Lee PH, Carr DH, Rubens MB, Cole P, Hansell DM. Accuracy of CT in predicting the cause of bronchiectasis. Clin Radiol. 1995;50:839–41.

42. Cartier Y, Kavanagh PV, Johkoh T, Mason AC, Muller NL. Bronchiectasis: accuracy of high-resolution CT in the differentiation of specific diseases. AJR Am J Roentgenol. 1999;173:47–52.

43. Koh WJ, Lee KS, Kwon OJ, Jeong YJ, Kwak SH, Kim TS. Bilateral bronchiectasis and bronchiolitis at thin-section CT: diagnostic implications in nontuberculous mycobacterial pulmonary infection. Radiology. 2005;235:282–8.

44. Moore AD, Godwin JD, Dietrich PA, Verschakelen JA, Henderson Jr WR. Swyer-James syndrome: CT findings in eight patients. AJR Am J Roentgenol. 1992;158:1211–5.

45. Logan PM, Muller NL. High-attenuation mucous plugging in allergic bronchopulmonary aspergillosis. Can Assoc Radiol J. 1996;47:374–7.

46. Nishimura K, Kitaichi M, Izumi T, Nagai S, Kanaoka M, Itoh H. Usual interstitial pneumonia: histologic correlation with high-resolution CT. Radiology. 1992;182:337–42.

47. Kang EY, Woo OH, Shin BK, Yong HS, Oh YW, Kim HK. Bronchiolitis: classification, computed tomographic and histopathologic features, and radiologic approach. J Comput Assist Tomogr. 2009;33:32–41.

48. Lucaya J, Gartner S, Garcia-Pena P, Cobos N, Roca I, Linan S. Spectrum of manifestations of Swyer-James-MacLeod syndrome. J Comput Assist Tomogr. 1998;22:592–7.

49. Storm van's Gravesande K, Omran H. Primary ciliary dyskinesia: clinical presentation, diagnosis and genetics. Ann Med. 2005;37:439–49.

50. Lillington GA. Dyskinetic cilia and Kartagener's syndrome. Bronchiectasis with a twist. Clin Rev Allergy Immunol. 2001;21:65–9.

51. Kennedy MP, Noone PG, Leigh MW, et al. High-resolution CT of patients with primary ciliary dyskinesia. AJR Am J Roentgenol. 2007;188:1232–8.

52. Garcia-Pena P, Boixadera H, Barber I, Toran N, Lucaya J, Enriquez G. Thoracic findings of systemic diseases at high-resolution CT in children. Radiographics. 2011;31:465–82.

空气半月征
Air-Crescent Sign

14

定义

空气半月征是指半月形的空气分隔开空洞内的肿块和洞壁[1-2]（图 14.1）。

常见疾病

一般来说，空气半月征是早前存在的空洞内出现曲霉菌定居生长（曲霉肿）（图 14.1 和 14.2）或血管侵袭性肺曲霉菌病中梗死肺组织回缩的特征性表现。其他不甚常见的疾病包括：结核、Rasmussen动脉瘤（图 14.3）、韦格纳肉芽肿、复杂型肺包虫病、血肿、肺脓肿和坏死性肺癌（表 14.1）。

分布

曲霉菌球和结核引起的空气半月征常出现在上叶。Rasmussen 动脉瘤常分布在外周，不累及肺动脉干的分支[3]。肺脓肿常出现在上叶后段或下叶背段。包虫囊肿常位于下叶。

临床意义

宿主免疫正常和病程长（通常数年）是形成曲霉肿的必需条件，这有助于鉴别侵袭性曲霉菌病。曲霉肿最常见的基础疾病是结核和结节病。其他少见的包括支气管囊肿、肺隔离症和继发于卡氏肺囊虫病的肺气肿。多达 63% 的侵袭性肺曲霉菌病可出现空气半月征。大约一半的中性粒细胞减少症患者

在恢复期可见此征象，原因是真菌侵犯血管引起组织的缺血及坏死[4]。

慢性空洞型肺结核可继发 Rasmussen 动脉瘤，发病率为 5%。常表现为咯血，有时量很大，甚至危及生命。肺血管炎在出现典型的影像表现之前，可表现为弥漫性肺泡出血、急性肾小球肾炎、慢性难治性鼻窦炎或流鼻涕、影像检查发现结节（或空洞）和多系统疾病[5]。肺脓肿可能继发于吸入性肺炎或全身感染的扩散（脓毒性栓塞），常见的致病菌包括厌氧菌、金色葡萄球菌、铜绿假单胞菌和克雷伯菌。

鉴别诊断要点

1. 空洞性病灶的壁结节是否强化是鉴别腔内曲霉肿和空洞型肺癌最重要的影像特征之一[6]。曲霉肿会随着患者体位改变而移动。
2. 当肺包虫囊肿和气道连通时，可见到空气半月征。少量空气进入内囊和外囊之间，在囊肿的外围部分可见薄层新月形空气影。当囊肿破入支气管树内，塌陷的内囊与周围的空气形成对比，呈现水上百合征[7]。囊肿在 CT 上表现为均匀的水样密度[8]。
3. 在结核性空洞附近见到局限性扩张的肺段动脉几乎可直接诊断 Rasmussen 动脉瘤。

曲霉肿

病理学

真菌在肺空洞内生长但不侵犯肺组织时形成曲霉肿（图 14.2）。曲霉菌球常在之前存在的空洞内

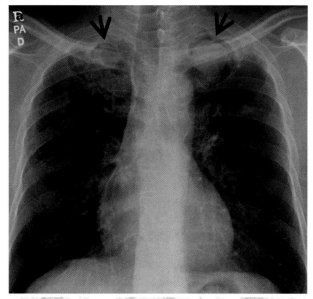

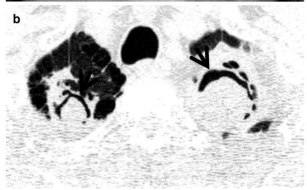

图 14.1　空气半月征。男，76 岁，慢性结核空洞内出现曲霉肿。（**a**）胸片示双肺尖空气半月征（箭头所示）。同时双上肺可见多发小结节影。（**b**）大血管水平薄层 CT（层厚＝1.5 mm）肺窗示双肺尖空洞内的曲霉肿，展现所谓的空气半月征（箭头所示）。同时可见右肺尖的索条影和双侧的肺大泡

形成，特别是陈旧的结核空洞（图 14.1）、支气管扩张（图 14.2）、脓肿、肺气肿或先天性囊肿。在肺癌阻塞的远端扩张支气管内和周围型肺癌中心坏死形成的空洞内也可见到曲霉肿。显微镜下可见曲霉肿包括稠密的网状菌丝（图 14.2），但大部分已经死亡，只有表面的菌丝得以存活。

症状与体征

　　曲霉肿可以存在数年而不引起症状[9]。大部分患者会出现轻微的咯血，有时会出现严重的咯血，特别是在患有结核时。据报道，咯血见于 69％～83％的患者。其他症状有慢性咳嗽和呼吸困难，这些很可能为基础疾病所致。发热者罕见。

CT 表现

　　特征性 CT 表现是空洞内无强化的软组织肿块和空气半月征[10]（图 14.1 和图 14.2）。曲霉肿常会随着患者体位的改变而移动。常伴洞壁和邻近胸膜的增厚[11-12]。

CT-病理对照

　　真菌菌丝缠绕的凝聚物与黏液及细胞碎片混合在一起，在 CT 上表现为不强化的软组织肿块[13]（图 14.2）。肿块和洞壁被空气隔开，呈现空气半月征，且肿块常随体位而改变位置。超敏反应引起洞壁及胸膜增厚[11]。

预后

　　曲霉肿的自然病程多变。大部分患者病灶保持静止。咯血所致的死亡率为 2％～14％。对于无症状的患者可以不治疗。目前尚无一致的证据表明抗真菌药物对曲霉肿有效。当出现危及生命的咯血时，应采用支气管动脉栓塞进行临时性的止血。尽管手术效果有所改进，但手术切除仍会出现较高的发病率和死亡率，范围在 1％～23％。

Rasmussen 动脉瘤

病理学

　　肺结核可累及血管，如引起闭塞性动脉内膜炎，导致肺和支气管动脉在管壁穿透前发生闭塞。但是，有时干酪样变进展太快，以致空洞侧的肌层和弹性纤维在动脉完全阻塞前被破坏，并形成动脉瘤[14]。

症状与体征

　　咯血是常见的症状，量大时可能威胁生命[15]。另外，呼吸道症状包括源于基础疾病的咳嗽和呼吸困难。

CT 表现

　　Rasmussen 动脉瘤是邻近肺结核灶或慢性空洞的肺段动脉的局限性扩张，病灶主要位于结核空洞壁内，增强扫描强化非常明显[16]（图 14.3）。

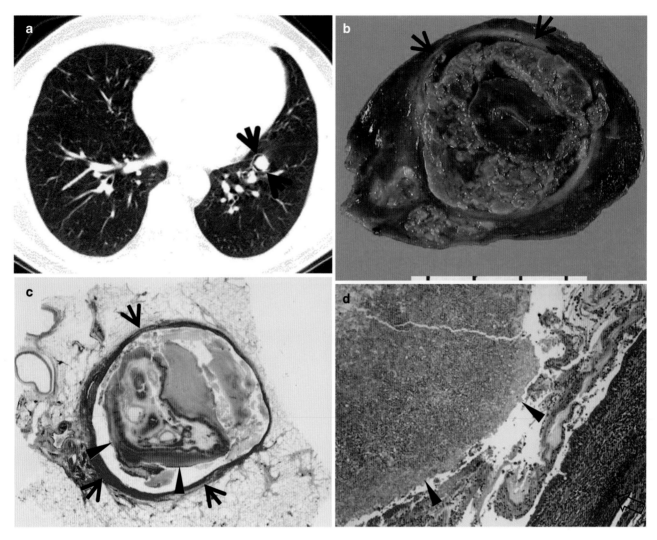

图 14.2 空气半月征。男，53 岁，扩张的支气管内的曲霉肿。（**a**）CT 扫描（层厚＝1.5 mm）右下肺静脉水平肺窗显示左肺下叶扩张的支气管（箭头所示）内可见曲霉肿并空气半月征。（**b**）左肺下叶手术切除大体病理标本显示支气管内灰黄色的软组织病变（箭头所示），空气位于病灶和管壁之间，形成空气半月征。（**c**）光镜下显示扩张的支气管（箭头所示）内含真菌球（楔形箭头所示）。（**d**）高倍（×100）光镜下显示曲霉肿的部分区域由密实的菌丝（楔形箭头所示）组成，支气管壁可见慢性炎症（空心箭头所示）

CT-病理对照

　　Rasmussen 动脉瘤主要是结核空洞邻近肺动脉壁的弱化所致。动脉壁逐渐变薄和纤维化，发展成假性动脉瘤，随后破裂出血。

预后

　　由于相当罕见，无从判断 Rasmussen 动脉瘤的预后。

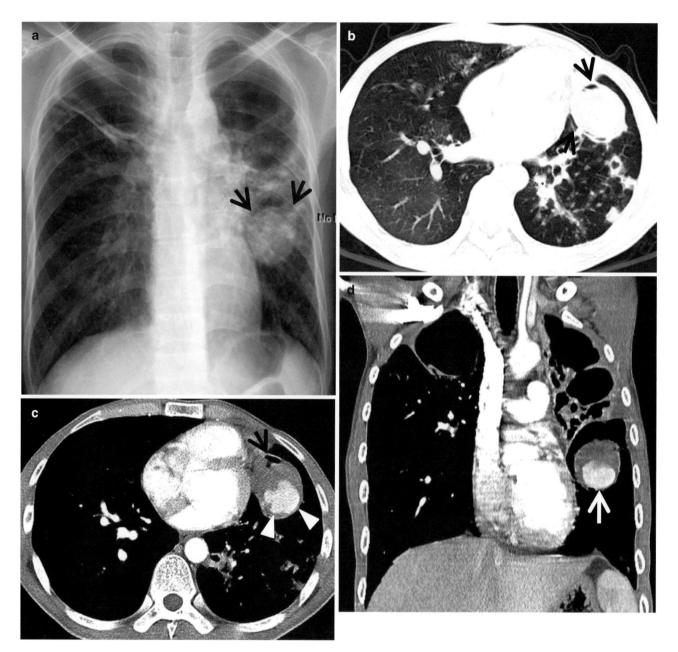

图 14.3 空气半月征。男，34 岁，Rasmussen 动脉瘤。（**a**）胸片示双肺上叶破坏性结核病灶，并可见肺大泡和空气半月征（箭头所示）。（**b**）右下肺静脉层面薄层 CT（层厚＝2.5 mm）肺窗示左肺上叶舌段空气半月征及软组织肿块（箭头所示），还可见左肺和右肺中叶的空洞和非空洞性结节。（**c**）与 b 图同层面增强 CT 纵隔窗显示高度强化的动脉瘤（楔形箭头所示）及周围的空气半月征（箭头所示）。（**d**）冠状面重建（层厚＝2.0 mm）显示动脉瘤（箭头所示）。（**e**）左肺血管造影更清晰地显示动脉瘤（箭头所示）

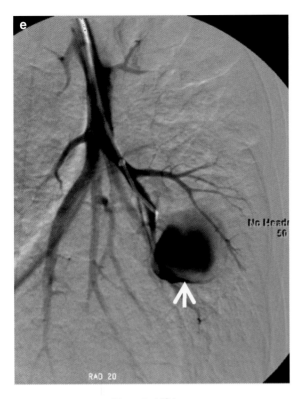

图 14.3（续）

表 14.1 出现空气半月征的常见疾病	
疾病	鉴别要点
曲霉肿	空洞内无强化软组织肿块伴空气半月征
血管侵袭性肺曲霉菌病	梗死肺组织回缩，CT 晕征
肺结核	
Rasmussen 动脉瘤	邻近结核空洞的肺段动脉的局限性扩张
韦格纳肉芽肿	双侧胸膜下多发结节或肿块
复杂型肺包虫病	水上百合征，均匀水样密度
血肿	
肺脓肿	
坏死性肺癌	

参考文献

1. Hansell DM, Bankier AA, MacMahon H, McLoud TC, Muller NL, Remy J. Fleischner Society: glossary of terms for thoracic imaging. Radiology. 2008;246:697–722.
2. Collins J. CT signs and patterns of lung disease. Radiol Clin North Am. 2001;39:1115–35.
3. Ungaro R, Saab S, Almond CH, Kumar S. Solitary peripheral pulmonary artery aneurysms. Pathogenesis and surgical treatment. J Thorac Cardiovasc Surg. 1976;71:566–71.
4. Kim MJ, Lee KS, Kim J, Jung KJ, Lee HG, Kim TS. Crescent sign in invasive pulmonary aspergillosis: frequency and related CT and clinical factors. J Comput Assist Tomogr. 2001;25:305–10.
5. Chung MP, Yi CA, Lee HY, Han J, Lee KS. Imaging of pulmonary vasculitis. Radiology. 2010;255:322–41.
6. Park Y, Kim TS, Yi CA, Cho EY, Kim H, Choi YS. Pulmonary cavitary mass containing a mural nodule: differential diagnosis between intracavitary aspergilloma and cavitating lung cancer on contrast-enhanced computed tomography. Clin Radiol. 2007;62:227–32.
7. Beggs I. The radiology of hydatid disease. AJR Am J Roentgenol. 1985;145:639–48.
8. Saksouk FA, Fahl MH, Rizk GK. Computed tomography of pulmonary hydatid disease. J Comput Assist Tomogr. 1986;10:226–32.
9. Riscili BP, Wood KL. Noninvasive pulmonary Aspergillus infections. Clin Chest Med. 2009;30:315–35, vii.
10. Franquet T, Muller NL, Gimenez A, Guembe P, de La Torre J, Bague S. Spectrum of pulmonary aspergillosis: histologic, clinical, and radiologic findings. Radiographics. 2001;21:825–37.
11. Franquet T, Gimenez A, Cremades R, Domingo P, Plaza V. Spontaneous reversibility of "pleural thickening" in a patient with semi-invasive pulmonary aspergillosis: radiographic and CT findings. Eur Radiol. 2000;10:722–4.
12. Sansom HE, Baque-Juston M, Wells AU, Hansell DM. Lateral cavity wall thickening as an early radiographic sign of mycetoma formation. Eur Radiol. 2000;10:387–90.
13. Aquino SL, Kee ST, Warnock ML, Gamsu G. Pulmonary aspergillosis: imaging findings with pathologic correlation. AJR Am J Roentgenol. 1994;163:811–5.
14. Morgan JM, Morgan AD, Addis B, Bradley GW, Spiro SG. Fatal haemorrhage from mycotic aneurysms of the pulmonary artery. Thorax. 1986;41:70–1.
15. Kim HY, Song KS, Goo JM, Lee JS, Lee KS, Lim TH. Thoracic sequelae and complications of tuberculosis. Radiographics. 2001;21:839–58; discussion 859–60.
16. Picard C, Parrot A, Boussaud V, et al. Massive hemoptysis due to Rasmussen aneurysm: detection with helicoidal CT angiography and successful steel coil embolization. Intensive Care Med. 2003;29:1837–9.

印戒征
Signet Ring Sign

15

定义

印戒征用于描述由高密度的环形（扩张支气管横断面）与伴行的稍小高密度影（肺动脉）组成的印章戒指（或珍珠戒指）样结构[1]（图15.1）。正常情况下支气管的直径与伴行肺动脉的直径大致相同，印戒征的出现提示了支气管/血管直径比例增加。这是支气管扩张的基本 CT 征象。

常见疾病

尽管印戒征是支气管扩张的基本 CT 征象，但它也可以出现在肺动脉血流量异常减少的情况下，例如肺动脉近端中断和慢性肺栓塞（图15.2）（表15.1）。

分布

参考第十三章的"气道疾病（支气管扩张和细支气管扩张）"部分。

临床意义

与支气管扩张相关的临床意义也请参考第十三章的"气道疾病（支气管扩张和细支气管扩张）"部分。

右肺动脉近端中断（图15.2）经常伴有其他先天性心脏畸形，如室间隔缺损、法洛四联症、主动脉缩窄、主动脉瓣下狭窄、大动脉转位、弯刀综合征和动脉导管未闭等。

鉴别诊断要点

1. 印戒征是鉴别支气管扩张与其他囊性肺疾病的一个辅助征象[2]。支气管鞘增厚、支气管管腔粗细不均匀、肋胸膜下1 cm范围内可见支气管等伴随征象均有助于支气管扩张的诊断。
2. 肺动脉近端中断的患者，通常可以看到近端段及亚段支气管的柱状扩张，其分布与感染后支气管扩张明显不同，后者多分布在肺野的外带。

右肺动脉近端中断（缺如）

病理学

右肺动脉近端中断（缺如）是一种少见的发育畸形。由于肺动脉的肺内段通常存在且畅通，"中断"比"缺如"更为贴切。肺动脉近端中断时，肺动脉在肺门处突然消失，相应肺部的血液供应来自体循环的侧支血管，主要是支气管动脉，还可来自肋间动脉、内乳动脉、锁骨下动脉和无名动脉的胸膜分支[3]。

症状与体征

最常见的症状为反复肺部炎症、咯血及轻度劳力性呼吸困难[4]。个别患者没有症状。10%患者由于增粗的侧支血管破裂而出现咯血。

CT 表现

CT 血管造影表现为右肺动脉缺如，包括右肺动脉干纵隔段完全缺如以及粗大的侧支血管[5]（图15.2）。薄层 CT 表现为网格影、小叶间隔增厚、胸膜下实变、肺囊性病变、支气管扩张及体循环侧支

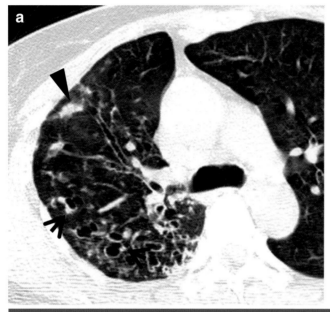

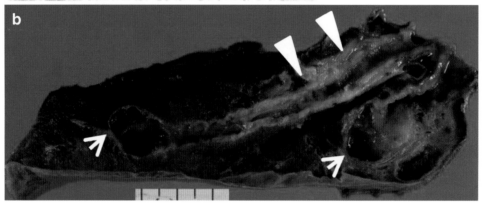

图 15.1 印戒征。男，44 岁，支气管扩张。（a）CT（层厚 = 2.5 mm）肺窗显示右肺上叶支气管支气管扩张及印戒征
（箭头所示）以及扩张支气管腔内的黏液栓（楔形箭头所示）。（b）右肺上叶切除术后大体病理显示支气管柱状扩张及
支气管末端囊性变（箭头所示）。同时可见活动性炎症所致的支气管壁增厚（楔形箭头所示）

小血管形成的印戒征（图 15.2）、支气管鞘增厚及
由于体循环侧支血管增多所致的胸膜增厚[6]。

CT-病理对照

小叶间隔光滑增厚常见的原因为间质内静脉或
淋巴管扩张和间质性肺水肿[7]。体循环与肺循环的

压力梯度或高氧血症可导致局部肺缺血、梗死或出
血以及炎症，发展成囊肿。肺循环血量减少可造成
小范围的肺梗死，表现为胸膜下实变，体循环侧支
血管穿过胸膜则引起胸膜增厚。肺动脉的变细反而
使气道扩张，因为它们包绕在同一个支气管血管束
中，这与慢性肺动脉栓塞很相似[6]。

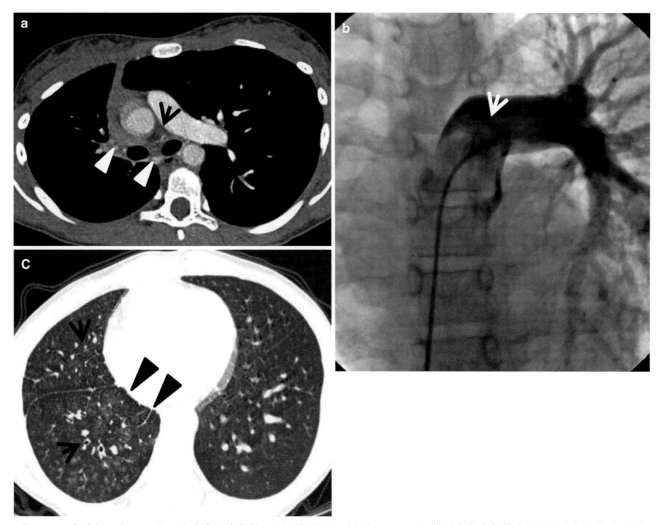

图 15.2　印戒征。女，10 岁，肺动脉近端中断。（**a**）增强 CT（层厚＝5.0 mm）纵隔窗主支气管水平显示心包内右肺动脉近段缺如（箭头所示）。同时可见右肺支气管动脉及其分支增粗（楔形箭头所示）。（**b**）常规肺血管造影显示右肺动脉近段截断（箭头所示）。（**c**）心室水平肺窗可见右肺内由扩张的支气管及伴随小的体循环动脉组成的印戒征（箭头所示）。同时，可见右肺小叶间隔均匀增厚（楔形箭头所示）以及小叶中心性磨玻璃结节（咯血后吸入的血液）

表 15.1　出现印戒征的常见病变	
疾病	鉴别要点
支气管扩张	支气管扩张，轨道征
肺动脉近端中断	右肺动脉干纵隔部分完全缺如、小叶间隔增厚

预后

肺动脉缺如患者中 19％～25％伴有肺动脉高压，肺动脉高压是影响预后最重要的因素[4]。

参考文献

1. Hansell DM, Bankier AA, MacMahon H, McLoud TC, Muller NL, Remy J. Fleischner Society: glossary of terms for thoracic imaging. Radiology. 2008;246:697–722.
2. Marshall GB, Farnquist BA, MacGregor JH, Burrowes PW. Signs in thoracic imaging. J Thorac Imaging. 2006;21:76–90.
3. Castaner E, Gallardo X, Rimola J, et al. Congenital and acquired pulmonary artery anomalies in the adult: radiologic overview. Radiographics. 2006;26:349–71.
4. Bouros D, Pare P, Panagou P, Tsintiris K, Siafakas N. The varied manifestation of pulmonary artery agenesis in adulthood. Chest. 1995;108:670–6.
5. Morgan PW, Foley DW, Erickson SJ. Proximal interruption of a main pulmonary artery with transpleural collateral vessels: CT and MR appearances. J Comput Assist Tomogr. 1991;15:311–3.
6. Ryu DS, Spirn PW, Trotman-Dickenson B, et al. HRCT findings of proximal interruption of the right pulmonary artery. J Thorac Imaging. 2004;19:171–5.
7. Aquino SL, Kee ST, Warnock ML, Gamsu G. Pulmonary aspergillosis: imaging findings with pathologic correlation. AJR Am J Roentgenol. 1994;163:811–5.

第二篇
弥漫性肺疾病

小叶间隔增厚
Interlobular Septal Thickening

16

光滑型小叶间隔增厚

定义

小叶间隔为构成次级肺小叶边缘的薄片状结构，长10～20 mm。在肺边缘处小叶间隔通常垂直于胸膜。小叶间隔由结缔组织构成，包含淋巴管和小叶静脉，病变累及小叶间隔内的任何一部分都可以导致其增厚，并在CT图像上得以显影[1]（图16.1和图16.2）。光滑型小叶间隔增厚是指一种较均匀和平滑的小叶间隔增厚。

常见疾病

引起光滑型小叶间隔增厚的疾病包括肺水肿（图16.2）、肺癌性淋巴管炎（PLC）、淋巴瘤或白血病肺浸润（图16.1）、弥漫性肺泡出血（diffuse alveolar hemorrhage，DAH）、肺炎和脂质贮积症（尼曼-皮克病）[2]（图16.3）。

肺纤维化通常导致小叶间隔不规则增厚。

分布

在大多数疾病中，肺部病灶常呈随机分布的片状影，累及范围广。PLC可累及单侧或双侧肺，局灶性或弥漫性，对称或不对称。尼曼-皮克病早期可仅累及肺底部，随着病程进展整个肺部可受累[2]。肺纤维化的病变也是从双下肺野开始，逐渐向上部发展。

临床意义

心功能受损（心力衰竭或心房颤动）以及心功能不全时输液过量（如化疗）是导致间质性肺水肿最常见的病因[3]。PLC最常见的原发肿瘤为乳腺癌、肺癌、结肠癌和胃癌[4]。尼曼-皮克病为遗传性神经磷脂酶生成障碍，导致过量的神经磷脂在肝、脾、肺部、骨髓和脑部沉积，累及肺部时患者可以没有任何症状，但严重者可导致呼吸衰竭。该病最具特征的表现是组织病理学检查发现大的泡沫细胞（NP细胞）在小叶间隔、支气管壁及胸膜聚集，影像上可见双上肺野的磨玻璃结节及双下肺野的小叶间隔增厚[2]。

鉴别诊断要点

疾病	分布区域								临床表现			其他
	上叶	中叶	下叶	胸膜下性	中心性	随机	沿支气管血管束	随机	急性	亚急性	慢性	
肺水肿	+	+	+			+		+	+			伴或不伴肺内密度增高影
肺癌性淋巴管炎	+	+	+			+		+		+	+	进展期可呈结节状
弥漫性肺泡出血	+	+	+			+		+	+			肺内密度增高影，但不累及胸膜下区、肺尖
肺炎						+		+	+			肺内密度增高影
尼曼-皮克病		+				+		+			+	上肺野GGO
特发性肺纤维化		+	+	+				+			+	小叶间隔不规则增厚，可见蜂窝影或牵拉性支气管扩张

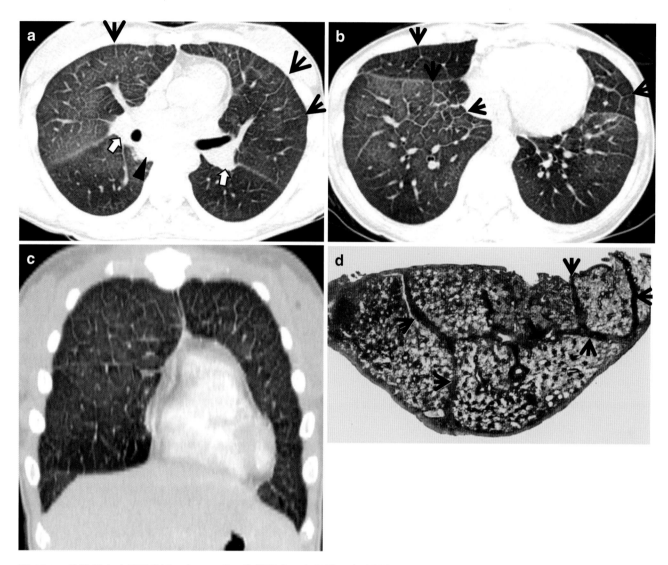

图 16.1　光滑型小叶间隔增厚。女，27 岁，弥漫性大 B 细胞淋巴瘤肺浸润。（**a，b**）CT（层厚＝5.0 mm）肺窗在中间段支气管（**a**）、肝上下腔静脉（**b**）水平可见双肺内小叶间隔均匀增厚及弥漫的 GGO（箭头所示），以前部为著。同时双侧肺门（图 a 空心箭头所示）及气管隆嵴下（图 a 楔形箭头所示）可见肿大淋巴结。（**c**）冠状位重建图（层厚＝5.0 mm）同样显示双肺内弥漫分布的 GGO 及小叶间隔均匀增厚。（**d**）另一位患者（男，52 岁，边缘区 B 细胞淋巴瘤）病理标本低倍（×40）光镜证实光滑型小叶间隔增厚（箭头所示）及肺泡壁增厚。该患者薄层 CT 显示为局部 GGO，内部可见小叶间隔增厚（此处无附图）

肺水肿

发病机制与病理

　　血流动力学紊乱、肺泡微血管损伤所致的毛细血管通透性增高均可导致肺水肿。在血流动力学紊乱所致的肺水肿（左心衰竭）中，液体最早在肺基底部聚集（坠积性肺水肿），形成了特征性的"湿肺"。病理学检查表现为肺泡毛细血管充盈、肺泡内可见颗粒状粉色沉积物。长期肺淤血的患者（二尖瓣狭窄）在肺泡腔内可见大量含有含铁血黄素的巨噬细胞，肺质地变硬，肉眼见大体标本呈棕褐色[5]。

症状与体征

　　肺水肿的临床表现取决于其严重程度。病程初期表现为咳嗽、气促、呼吸困难。患者主诉主要为白天轻度足部水肿、夜间阵发性呼吸困难，可闻及喘鸣音。当肺泡腔充满液体时，患者呼吸困难加重，气促明显，咳泡沫痰或者痰中带血。肺部听诊可听到干、湿啰音。严重的充血性心力衰竭通常可见潮式呼吸。

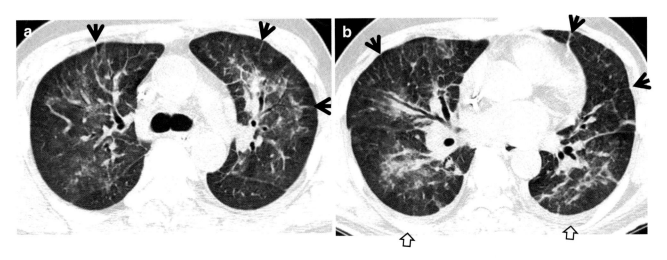

图 16.2 光滑型小叶间隔增厚。男，59 岁，套细胞淋巴瘤患者，化疗前进行水化，过度水化引起间质性肺水肿。（**a**，**b**）CT（层厚＝2.5 mm）肺窗奇静脉弓水平（**a**）及下叶支气管水平（**b**）可见双肺弥漫 GGO 及小叶间隔均匀增厚（箭头所示），双肺前部较明显。同时可见双侧胸腔少量积液（图 b 空心箭头所示）。使用利尿剂后肺内病变消失

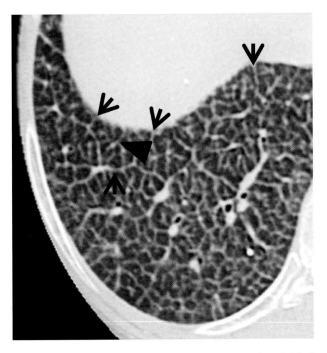

图 16.3 尼曼-皮克病（脂质贮积症）。女，39 岁。右膈顶水平右肺局部放大像显示增厚的小叶间隔（箭头所示）及小叶内线（楔形箭头所示）。请注意肺实质的磨玻璃样改变

CT 表现

间质性肺水肿在 TSCT 上表现为小叶间隔、叶间裂及支气管血管束增厚[6-7]（图 16.2）。小叶间隔一般增厚均匀（光滑型）、形态统一，也可见间隔内静脉局限性扩张造成的结节状增厚。GGO 为另一常见表现，可呈片状或弥漫分布，多呈肺门旁和重力

性分布。肺泡性肺水肿在薄层 CT 上表现为 GGO 及实变，主要呈肺门旁和重力性分布[6]。

CT-病理对照

流体静力性肺水肿最早表现为气道、伴行血管及小叶间隔内组织间隙扩大，支气管血管束及小叶间隔内液体聚集，引起支气管套袖征及小叶间隔增厚[8]。由于胸膜结缔组织与小叶间隔相连续，因此小叶间隔内液体聚集常伴有叶间裂增厚。间质性肺水肿引起肺泡壁增厚。在肺泡性肺水肿，肺泡腔充满液体，表现为 GGO，甚至实变。

预后

肺水肿的治疗须给予充分的生命支持，然后针对导致肺水肿的病因进行处理。必要时需进行氧疗及肺保护性机械通气。可使用利尿药、正性肌力药、血管舒张药等减轻水肿液的继续积聚。

尼曼-皮克病

病理学

尼曼-皮克 A 型、B 型也称为酸性鞘磷脂酶缺乏症，是由于缺乏特异性的酸性鞘磷脂酶所致。光镜下的特点为肺泡、肺泡壁、小叶间淋巴管及胸膜下区可见脂质蓄积形成的泡沫细胞浸润，而肺的结构无异常[2]。

症状与体征

尼曼-皮克病成人型主要在 11～30 岁间发病，病症相对较轻，主要表现为肝脾大和凝血功能障碍，偶尔表现为小脑共济失调。肺间质性改变一般不产生临床症状[9]。

CT 表现

薄层 CT 可见双肺 GGO，光滑型小叶间隔增厚及平滑的小叶内线[2,10]（图 16.3）。病变弥漫性分布，但更容易累及下肺野。肝脾大及周围淋巴结肿大比较常见。

CT-病理对照

病理学上，多数器官内可见大量泡沫细胞（NP 细胞）聚集[11]。CT 上的 GGO 是由于肺泡被 NP 细胞不完全填充及弥漫性内源性类脂质肺炎所致，NP 细胞在小叶间隔聚积导致 CT 上的小叶间隔增厚[2]。

预后

生物酶替代治疗、基因治疗及干细胞移植等多种方法已经用在该病的治疗中。A 型尼曼-皮克病患者神经退行性改变进展迅速，多在 3 年内死亡。而 B 型患者可无神经退行性改变或改变轻微，通常可以活至成年。

结节型小叶间隔增厚

定义

小叶间隔定义同前（见"光滑型小叶间隔增厚"一节）。结节型小叶间隔增厚可能是由于病变累及间隔内的淋巴管所致（图 16.4～图 16.6）。

常见疾病

导致结节型小叶间隔增厚的疾病包括肺癌性淋巴管炎（PLC）[4]（图 16.4 和图 16.5）和肺结节病[12]（图 16.6）。偶见于硅肺病及肺淀粉样变性[13-14]（请参考第十八章"淋巴管周围型小结节"部分）。

分布

在大部分疾病中，肺部病灶呈片状或随机分布，范围广。在 PLC 中病变累及单侧或双肺，病灶局限或弥漫，呈对称或不对称分布。硅肺病及结节病患者病变多位于中上肺野，但结节病也可以累及全肺而没有明显的区域性。淀粉样变性主要集中在双下肺。

鉴别诊断要点

| 疾病 | 分布区域 | | | | | | | 临床表现 | | | 其他 |
	上叶	中叶	下叶	胸膜下	中心性	随机	沿支气管血管束	随机	急性	亚急性	慢性	
肺癌性淋巴管炎	+	+	+			+		+		+	+	进展期小叶间隔结节状增厚
肺结节病	+	+	±			+	+				+	肺实质密度增高影或沿淋巴管分布的小结节影
硅肺病	+	+				+		+			+	沿淋巴管分布小结节影
肺淀粉样变性			+	+				+			+	肺实质密度增高影或沿淋巴管分布的小结节影

临床意义

PLC 最常见的原发肿瘤来源于乳腺、肺、结肠以及胃[4]。煤灰或二氧化硅的职业暴露史对尘肺病的诊断有重要的提示作用。肺结节病患者通常无特殊症状，但肺部影像学检查出现异常时需要考虑本病。但部分肺结节病患者可有疲乏、发热、体重减轻、干咳或气促，超过 20% 的患者还可出现皮疹、皮下结节等皮肤问题，偶有眼部症状，如视物模糊、疼痛和光过敏等。淀粉样变性为 β-折叠片状的不溶性蛋白（淀粉样蛋白）积聚形成的一组疾病。在系统性淀粉样变性，无论原发或还是继发于慢性肾衰竭、慢性感染、类风湿性关节炎、结核病、梅毒、骨髓炎及炎症性肠炎等系统性疾病，淀粉样物质在肺内的异常沉积都是很常见的[2]。

肺癌性淋巴管炎

病理学

PLC 是肿瘤肺部转移的一种表现，主要为淋巴道转移。此类肿瘤以腺癌最为常见。整个肺野可见数量不等的病灶，可累及肺泡壁间质、肺泡本身及肺肌性小动脉管腔[4,15]（图 16.4）。

症状与体征

由于肺功能储备充足，患者可无呼吸道症状，或症状轻微。淋巴管广泛受侵时患者可出现咳嗽、

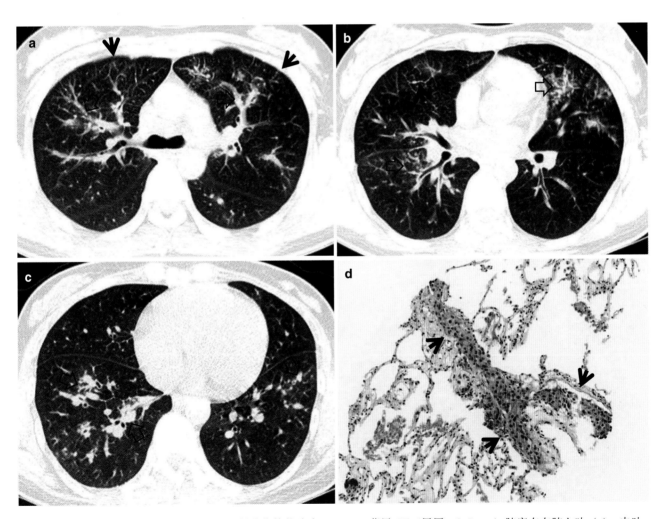

图 16.4 肺癌性淋巴管炎。女，35 岁，胃低分化管状腺癌。（a～c）薄层 CT（层厚＝2.5 mm）肺窗在右肺上叶（a）、中叶（b）支气管及基底段支气管（c）水平分别显示小叶间隔光滑型及结节型增厚。同时可见支气管血管束增厚（空心箭头所示）。（d）另一患者经纤维支气管镜活检标本高倍镜（×200）示间质淋巴管内大量肿瘤细胞浸润（箭头所示），从而形成了 CT 可见的小叶间隔光滑型或结节型增厚

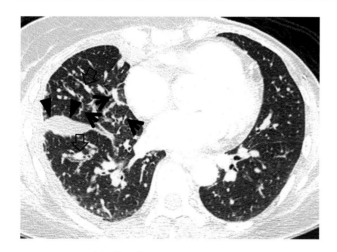

图 16.5 肺癌性淋巴管炎。女，52 岁。乳腺癌左侧乳房切除术后。薄层 CT（层厚＝1.0 mm）肺窗在右下肺静脉水平可见结节状、带状的小叶间隔增厚（箭头所示），以右肺为著。同时可也看到右肺支气管血管束（空心箭头所示）较左侧增厚，右侧斜裂积液（楔形箭头所示）

呼吸困难、胸痛等非特异性的症状。晚期可出现严重的呼吸困难和低氧血症。

CT 表现

PLC 高分辨率 CT 的特征性表现为小叶间隔、支气管血管束光滑型或结节型增厚，但肺的正常结构保留[4,15]（图 16.4 和图 16.5）。肿瘤经胸膜间质组织播散导致叶间裂光滑或结节状增厚（图 16.5）。早期，这种变化可能不易察觉，但随着病程进展多表现为双肺广泛受累，伴有 GGO（图 16.4 和图 16.5）。30％～40％患者可出现胸腔积液、肺门或纵隔淋巴结肿大（图 16.5）。

CT-病理对照

CT 所见的小叶间隔及支气管血管束增厚在病理学上与肿瘤细胞浸润、结缔组织反应性增生和淋

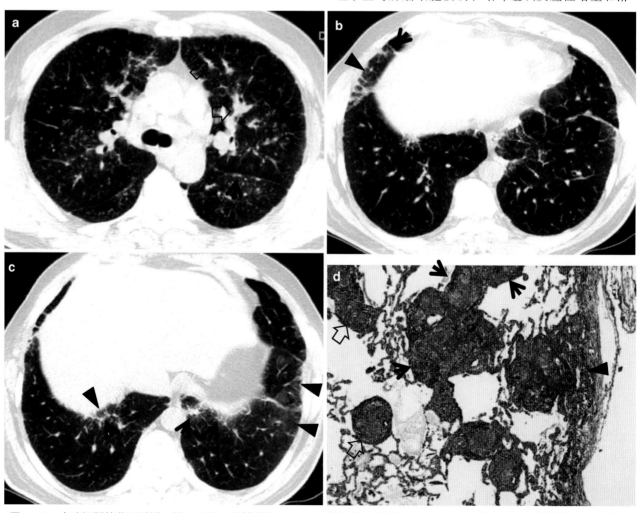

图 16.6 小叶间隔结节型增厚。男，53 岁，肺结节病。（a～c）薄层 CT（层厚＝1.5 mm）主支气管（a）、右膈顶（b）及肝后下腔静脉（c）水平显示双肺小叶间隔、叶间裂结节状增厚（箭头所示），支气管血管束增厚（空心箭头所示）和斑片状磨玻璃密度影（楔形箭头所示）。（d）另一患者肺手术活检标本高倍镜（×100）显示位于小叶间隔（箭头所示）、肺泡壁（空心箭头所示）及胸膜下间质（楔形箭头所示）内的非干酪性肉芽肿。小叶间隔内的肉芽肿在 CT 上表现为小叶间隔结节状增厚

巴管梗阻导致的水肿对应[4]（图16.4）。肿瘤浸润胸膜间质和水肿导致了叶间裂增厚。进展期，肺水肿呈弥漫的GGO。

预后

PLC的预后主要取决于原发肿瘤的恶性程度，除了少数肿瘤经多模态联合治疗可治愈外，其总体预后不佳。

参考文献

1. Hansell DM, Bankier AA, MacMahon H, McLoud TC, Muller NL, Remy J. Fleischner Society: glossary of terms for thoracic imaging. Radiology. 2008;246:697–722.
2. Chung MJ, Lee KS, Franquet T, Muller NL, Han J, Kwon OJ. Metabolic lung disease: imaging and histopathologic findings. Eur J Radiol. 2005;54:233–45.
3. Ware LB, Matthay MA. Clinical practice. Acute pulmonary edema. N Engl J Med. 2005;353:2788–96.
4. Johkoh T, Ikezoe J, Tomiyama N, et al. CT findings in lymphangitic carcinomatosis of the lung: correlation with histologic findings and pulmonary function tests. AJR Am J Roentgenol. 1992;158:1217–22.
5. Husain AN. Chapter 15. The lung. In: Maitra A, Kumar V, editors. Robbins and Cotran pathologic basis of disease. International edition, 8th ed. Philadelphia: Saunders/Elsevier; 2010. p. 706.
6. Primack SL, Muller NL, Mayo JR, Remy-Jardin M, Remy J. Pulmonary parenchymal abnormalities of vascular origin: high-resolution CT findings. Radiographics. 1994;14:739–46.
7. Storto ML, Kee ST, Golden JA, Webb WR. Hydrostatic pulmonary edema: high-resolution CT findings. AJR Am J Roentgenol. 1995;165:817–20.
8. Bessis L, Callard P, Gotheil C, Biaggi A, Grenier P. High-resolution CT of parenchymal lung disease: precise correlation with histologic findings. Radiographics. 1992;12:45–58.
9. Schuchman EH. The pathogenesis and treatment of acid sphingomyelinase-deficient Niemann-Pick disease. Int J Clin Pharmacol Ther. 2009;47 Suppl 1:S48–57.
10. Mendelson DS, Wasserstein MP, Desnick RJ, et al. Type B Niemann-Pick disease: findings at chest radiography, thin-section CT, and pulmonary function testing. Radiology. 2006;238:339–45.
11. Nicholson AG, Florio R, Hansell DM, et al. Pulmonary involvement by Niemann-Pick disease. A report of six cases. Histopathology. 2006;48:596–603.
12. Murdoch J, Muller NL. Pulmonary sarcoidosis: changes on follow-up CT examination. AJR Am J Roentgenol. 1992;159:473–7.
13. Bergin CJ, Muller NL. CT in the diagnosis of interstitial lung disease. AJR Am J Roentgenol. 1985;145:505–10.
14. Chong S, Lee KS, Chung MJ, Han J, Kwon OJ, Kim TS. Pneumoconiosis: comparison of imaging and pathologic findings. Radiographics. 2006;26:59–77.
15. Munk PL, Muller NL, Miller RR, Ostrow DN. Pulmonary lymphangitic carcinomatosis: CT and pathologic findings. Radiology. 1988;166:705–9.

蜂窝征
Honeycombing

17

主要位于胸膜下或肺基底部的蜂窝征

定义

病理学上，蜂窝征（honeycombing，HC）是由肺组织的破坏和纤维化所致，病变区域含大量纤维性厚壁的囊状空腔[1]（图 17.1）。其特征在于囊的直径通常小于 1 mm（常低于 CT 的分辨率），因此与 CT 所显示的蜂窝征不一定一致。薄层 CT（TSCT）蜂窝征为一簇囊状空腔构成，其直径多在 3～10 mm 左右，有时直径可达 25 mm[2]（图 17.1b）。部分研究者认为蜂窝征为多层的囊状空腔簇拥构成，囊腔间拥有共同的壁；也有人认为仅由一层囊腔构成[3]（图 17.1c）。

常见疾病

轴位 CT 显示 HC 的囊状结构由扩张的外周细支气管或肺泡管构成，其周围为多层折叠的增厚的肺泡壁（真性蜂窝囊）或牵拉性支气管扩张。在特发性肺纤维化（idiopathic pulmonary fibrosis，IPF）和普通型间质性肺炎（usual interstitial pneumonia，UIP）（图 17.1 和图 17.2）中，外周的囊状结构主要由真性蜂窝囊组成，而非特异性间质性肺炎（nonspecific interstitial pneumonia，NSIP）（图 17.3）的囊状结构似乎多为牵拉性支气管扩张的切线位观[4]。其实，与 IPF 和 UIP 一样，NSIP 蜂窝征的多数囊肿为真性囊肿。据报道，40％的非特异性间质性肺炎可见蜂窝征[5]。石棉肺患者中约 10％可见蜂窝征（图 17.4），可伴有小叶间隔不规则增厚、小叶内间质增厚、胸膜下点状或分枝状密度增高影、GGO 和胸膜斑[6]。

分布

在多数疾病，肺部病变多分布于双下肺的胸膜下区域。NSIP 的病变可沿支气管血管束分布而胸膜下基本上没有病灶[7]。

临床意义

蜂窝征是 CT 确诊 UIP 的重要征象，同时对纤维化型特发性间质性肺炎的预后判断也非常重要[8]。

在纤维化型特发性间质性肺炎，即使蜂窝征不明显，系列 CT 随访可显示蜂窝征或网格影范围扩大以及 GGO 病灶的减少。基线 CT 扫描显示的肺纤维化的整体水平可预测该患者的预后情况[9]。

薄层 CT 的纤维化积分（网格影及蜂窝征的范围）可用于预后评估。UIP 或纤维化的 NSIP 患者纤维化积分较高而一氧化碳弥散量较低时，患者死亡风险较高[10]。

CT 上需要与蜂窝征鉴别的是间隔旁型肺气肿及不同程度的牵拉性支气管扩张。NSIP 伴有肺气肿时与 UIP 容易混淆[11]。任何发生纤维化的间质性肺炎伴肺气肿时均可增加 CT 诊断的难度[12]。

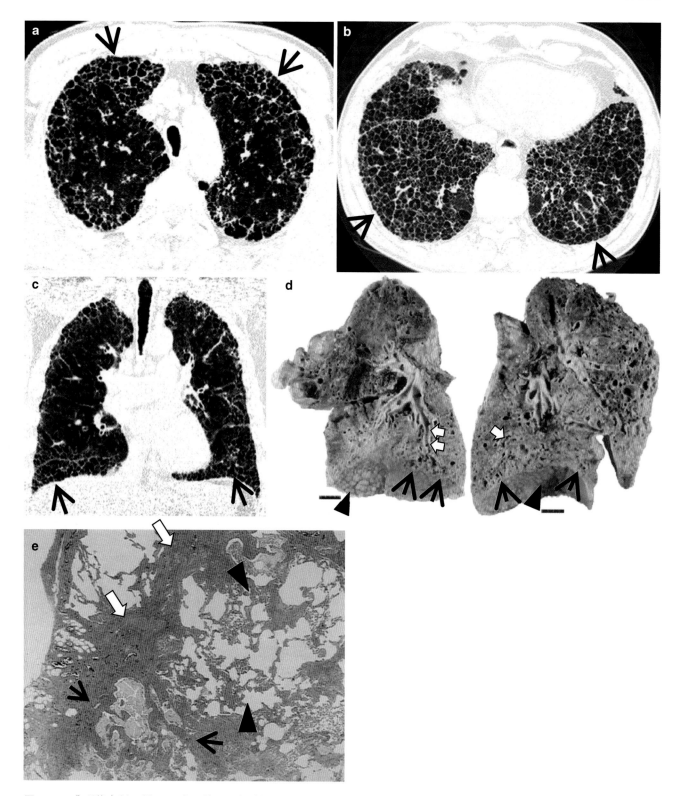

图 17.1　典型蜂窝征。男，50 岁，普通型间质性肺炎。（**a，b**）薄层 CT（层厚＝1.5 mm）肺窗于主动脉弓（**a**）右膈顶（**b**）
水平分别显示双肺胸膜下区紧密排列的囊肿（箭头所示），囊肿为两层或两层以上。（**c**）冠状位重建（层厚＝2 mm）显示双肺
胸膜下的蜂窝状囊肿（箭头所示）。（**d**）另一普通型间质性肺炎急性加重期患者的肺切除标本显示双肺下叶实变（楔形箭头所
示），内有蜂窝状囊肿（箭头所示）。同时可见到牵拉性支气管扩张（空心箭头所示）。（**e**）高倍镜（×200）显示充盈黏液的
蜂窝状囊肿（箭头所示）、间质纤维化（空心箭头所示）和炎症细胞浸润（楔形箭头所示）

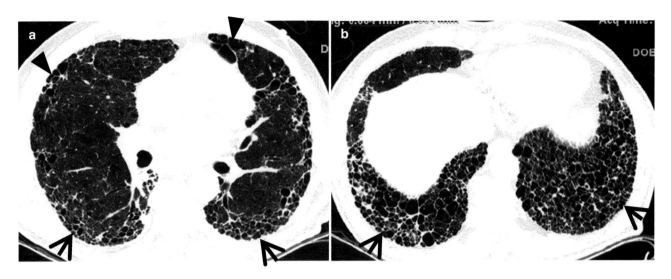

图 17.2 典型的蜂窝状囊肿。男，58 岁，普通型间质性肺炎。（a，b）薄层 CT（层厚＝1.5 mm）肺窗于中间段支气管远端（a）及右膈顶（b）水平显示双肺胸膜下紧密排列的囊肿（箭头所示），大部分囊肿至少为两层。同时可见双肺中野前部的肺气肿（楔形箭头所示）

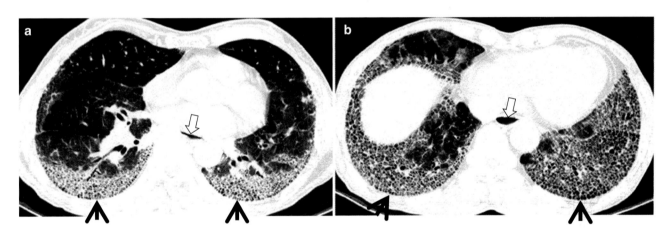

图 17.3 蜂窝状囊肿。女，67 岁，进行性系统性硬化症（PSS）相关性非特异性间质性肺炎。（a，b）薄层 CT（层厚＝1.5 mm）肺窗于下肺静脉（a）、右膈顶（b）水平显示双肺下野 GGO 和蜂窝状囊肿（箭头所示）。患者肺纤维化急性加重，可见到以蜂窝状囊肿为背景的 GGO。另外，由于 PSS 累及食管导致远端食管扩张、积气（空心箭头所示）

鉴别诊断要点

	分布区域							临床表现			
疾病	上叶	中叶	下叶	胸膜下	中心性	随机	沿支气管血管束	随机	急性	亚急性	慢性	其他
特发性肺纤维化/普通型间质性肺炎	+	+	+					+			+	
非特异性间质性肺炎		+	+	+	+		+	+	+		+	女性多见，胸膜下没有病灶，沿支气管血管束分布
石棉肺		+	+	+				+			+	职业暴露史及胸膜斑；胸膜下点状、分枝状高密度影及胸膜下线

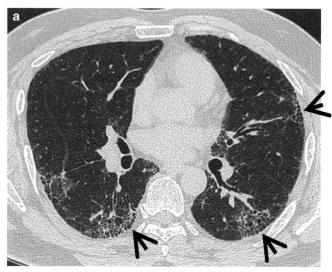
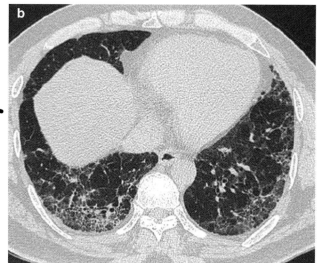
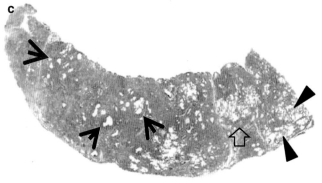

图 17.4   蜂窝状囊肿。男，39 岁，房屋拆迁工人，石棉肺。(**a，b**) 薄层 CT (层厚＝1.5 mm) 肺窗于右中叶支气管 (**a**) 及右膈顶 (**b**) 水平显示双肺下部胸膜下区网格状、GGO 及散在分布的蜂窝状囊肿 (箭头所示)。(**c**) 右肺下叶手术活检标本低倍镜 (×40) 显示普通型间质性肺炎大片不规则的间质纤维化区域，内可见蜂窝征 (箭头所示)、少数慢性炎症细胞浸润 (空心箭头所示) 及正常肺组织 (楔形箭头所示)

特发性肺纤维化和普通型间质性肺炎

病理学

一般来说，尸检或手术切除的标本显示肺体积缩小，质地坚硬。下肺受累最为严重，胸膜面可见到铺路石样小结节，与慢性肝硬化相似。不同于石棉肺，其胸膜纤维化较为少见。肺切面可见纤维化及胸膜下为主的不同程度的蜂窝影 (图 17.1)。UIP 的主要征象为以胸膜下及间隔旁分布为主，肺实质片状受累，纤维化导致正常结构丢失，纤维灶旁出现成纤维细胞提示处于进展阶段，只有轻度到中度的慢性间质炎症，但无尘埃、肉芽肿或朗格汉斯细胞积聚等改变[13]。

症状与体征

IPF 多见于中老年 (诊断中位年龄为 66 岁，范围 55～75 岁)[14]。干咳和慢性进行性劳力性呼吸困难为 IPF 主要症状，全身症状如发热、体重减轻较少见。IPF 早期患者可无症状，超过半数患者有杵状指。肺底可闻及吸气性细湿啰音。

CT 表现

高分辨率 CT (HRCT) 上，UIP 的特征性表现包括小叶内线影和蜂窝征，主要累及胸膜下及肺基底部[15] (图 17.1 和图 17.2)。小叶内间质增厚使得肺和肺血管之间、支气管及胸膜之间的界面变得不规则。纤维化区域内的支气管、细支气管扩张、迂曲 (牵拉性细支气管扩张、支气管扩张)。肺实质受累时多呈片状分布，同一个肺叶内可见病变区与正常肺组织。HRCT 上还可见到小叶间隔不规则增厚及片状 GGO。HRCT 中纤维化的总体情况（网格影及蜂窝征）与反映疾病严重程度的肺功能指标及预后相关[10]。基线 CT 上蜂窝征的范围和系列随访中的进展情况是纤维化间质性肺炎（包括 UIP 和纤维化型 NSIP）的重要预后因素[9]。

CT-病理对照

组织学上 UIP 表现为不同程度的间质炎症和纤维化[13]。随着病变程度加重，肺泡逐渐被纤维组织取代，并造成呼吸性细支气管和肺泡管的扩张，从而形成蜂窝状囊肿。小叶内线状影为间质纤维化的表现，小叶间隔增厚代表外围次级肺小叶的纤维化，而斑片状的 GGO 则代表炎症或纤维化。HRCT 上肺实质片状病变的病理学基础为病变轻微或者正常肺组织与纤维瘢痕和蜂窝征相间存在，因此呈不均匀密度影。

预后

IPF 为慢性、进行性、不可逆性的致命性肺疾病，中位存活期为 2～5 年。目前尚无有效的治疗措施[16]，肺移植为最终选择。

非特异性间质性肺炎

病理学

非特异性间质性肺炎是一种均匀分布的富细胞型间质性肺炎，特征是淋巴浆细胞浸润肺泡间隔。数量不等的纤维组织（主要为胶原）和慢性炎症细胞相互混杂，据此可分为富细胞型和纤维化型间质性肺炎。可见成片的肺泡内巨噬细胞渗出和小灶的管腔内纤维化，与梗阻性细支气管炎伴机化性肺炎（BOOP）类似，但通常间质性肺炎的表现更为明显[17]。

症状与体征

咳嗽和呼吸困难是特发性 NSIP 最常见的症状[14]。呼吸道症状多持续 6 个月左右，较 IPF 要短。NSIP 中位年龄为 52 岁（范围 26～73 岁）。也可出现杵状指，但不及 IPF 常见。

CT 表现

HRCT 上 NSIP 最常见的表现为双肺下叶肺周边部受累为主的 GGO 及网格影、牵拉性支气管扩张、双肺下叶体积缩小[5]，蜂窝征和实变相对少见。文献报道蜂窝征出现率为 0～44％（图 17.3）。NSIP 的 HRCT 表现可与隐源性机化性肺炎、脱屑性间质性肺炎及 UIP 重叠。NSIP 的肺部表现包括网格影、牵拉性支气管扩张和 GGO，这些征象在随访过程中可消退。尽管 NSIP 与 UIP 的鉴别诊断困难，但 NSIP 缺乏蜂窝征而此征象在 GGO 更加常见，网格影较 UIP 纤细。而且，在 NSIP 中，胸膜下常无病灶[7]，网格影沿中央支气管血管束分布也更为常见。近期有一个关于 NSIP 和 UIP 长期对照随访的研究报道，首次 CT 表现为 NSIP 征象的患者中有 28％在随访中发生了变化，影像学特点逐步趋向于 IPF/UIP[7]。

CT-病理对照

CT 上的 GGO 区域伴（或不伴）网格影或牵拉性支气管扩张在病理学上与间质内不同程度炎症细胞浸润或纤维化所致的肺间质增厚相对应，且两者在时间上同步[18]。肺部实变影与 COP、肺泡内泡沫细胞聚集或充盈黏液的蜂窝状囊肿相对应。

预后

特发性 NSIP 的预后比 IPF 好很多。据报道，其 5 年和 10 年生存率分别为 82.3％和 73.2％[14]，其中细胞型 NSIP 又明显好于纤维化型 NSIP。皮质激素联合或不联合免疫调节剂（如咪唑硫嘌呤）、环磷酰胺，为主要治疗药物。

石棉肺

病理学

石棉肺是指由于吸入过量的石棉纤维而导致的弥漫性肺纤维化。病理学上表现为呼吸性细支气管壁上散在分布的纤维灶以及石棉小体。随着纤维化进一步发展，病变向远端累及肺泡管，向近端累及膜性（终末）细支气管。纤维化亦可呈放射状累及呼吸性细支气管以远的肺泡间隔。终末期可出现蜂窝征。石棉小体是石棉暴露史的标志物，呈棒状、串珠状或哑铃状，有金褐色的外膜和一个薄的半透明核。铁染色可以证实石棉小体的存在，该小体呈深蓝色。胸膜斑由多层非细胞性的透明胶原纤维组成，排列成篮纹状，或多层胶原纤维层紧密排列，仅有少量的淋巴细胞浸润，偶可见纤维化[19]。

症状与体征

石棉肺的临床症状主要为干咳、呼吸困难，肺部听诊可闻及吸气相性细湿啰音，肺功能测试表现为限制性功能障碍，患者伴或不伴杵状指[15]。咳痰、哮鸣音少见。个别轻症患者无症状。

CT 表现

俯卧位 HRCT 对于石棉肺的检出最为敏感。病变早期表现为胸膜下点状及分枝状影、小叶内线影、小叶间隔增厚、胸膜下线影、胸膜为基底部的不规则结节、片状 GGO 和小囊影[17]（图 17.4）。病变多分布在双肺下叶背侧胸膜下区。进展期的患者常可见到蜂窝征。一项关于石棉肺和 IPF 的对照性研究发现，胸膜下点状及分枝状高密度影、胸膜下线、条带状高密度、气体潴留更常见于石棉肺，而蜂窝征、细支气管显影和实变区内支气管扩张更常见于 IPF[6]。但是，肺纤维化伴胸膜顶增厚是鉴别石棉肺和 IPF 最为重要的征象。

CT-病理对照

HRCT-病理对照研究发现，胸膜下点状、分枝状高密度影对应于细支气管周围纤维化[20]，而纤维化组织向受累支气管间的肺实质扩展则形成了基于胸膜的不规则结节影。HRCT 上的小叶间隔增厚代表小叶间隔的纤维化或小叶边缘纤维化，而 GGO 为肺泡壁轻度纤维化所致。病变严重时弥漫性间质纤维化将导致肺组织重塑和蜂窝征。

预后

石棉肺无特异性治疗，其治疗包括避免石棉进一步暴露，戒烟；如果并存的慢性阻塞性肺疾病及肺心病则均应治疗。石棉肺的预后多变，主要与肺组织受累的严重程度有关。同时需要密切关注是否发生肺癌或胸膜肿瘤。

主要位于上肺的蜂窝征

定义

请参照本章上一节"主要位于胸膜下或肺基底部的蜂窝征"的"定义"部分（图 17.5）。

常见疾病

在家族性 IPF 中，蜂窝征约见于 1/3 的患者，病变仍以双下肺野为主（67%，6/9），但其上肺野的发生率（33%）要高于非家族性 UIP[21]（图 17.5）。一项研究表明，蜂窝征见于大约 60% 的慢性过敏性肺炎（hypersensitivity pneumonia，HP）患者，并以上肺野为主[22]。而在进展期纤维化型结节病中，牵拉性支气管扩张、蜂窝征、其他囊性破坏、肺大泡和瘢痕旁型肺气肿等都可见，并以中、上肺野分布为主[23]。

分布

在上述三种疾病中，包括蜂窝征在内的一系列肺部病变都以上肺野较为明显。

临床意义

家族性 IPF 的临床表现与非家族性 IPF 相同，表现为干咳、进行性呼吸困难。患者生存期较长，5 年生存率达 67%[21]。虽然约 60% 的慢性过敏性肺炎患者可观察到蜂窝征，但不能凭借蜂窝征去鉴别

鉴别诊断要点

疾病	分布区域								临床表现			其他
	上叶	中叶	下叶	胸膜下	中心性	随机	沿支气管血管束	随机	急性	亚急性	慢性	
家族性特发性肺纤维化	+	+	+	+				+			+	有 1/3 患者表现为蜂窝征，上肺野分布为主
慢性过敏性肺炎	+	+			+			+			+	小叶性马赛克样密度影及小叶中心性小结节
进展期纤维化型结节病	+	+		+			+				+	肺门或纵隔淋巴结肿大

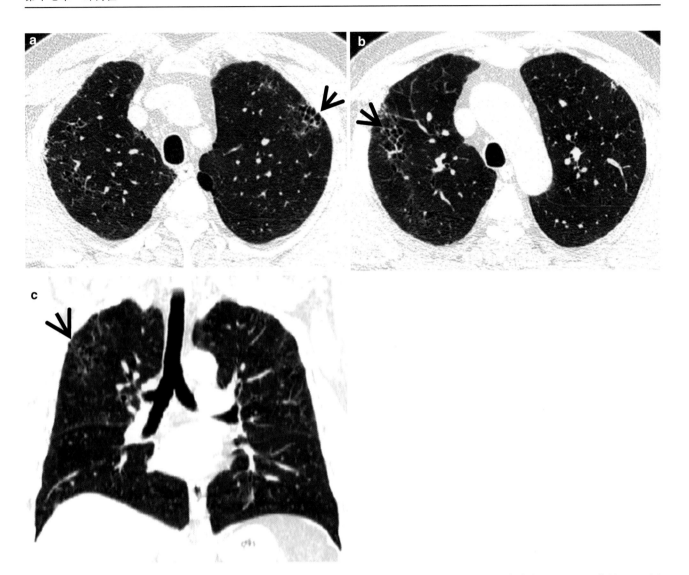

图 17.5　分布以上肺野为主的蜂窝征。男，51 岁，普通型间质性肺炎（经肺活检证实），无家族史。（**a，b**）薄层 CT（层厚＝1.5 mm）肺窗于大血管（**a**）、主动脉弓（**b**）水平显示双肺上叶片状蜂窝状囊肿（箭头所示）。（**c**）冠状位重建像（层厚＝2.0 mm）显示双上肺野为主的蜂窝状囊肿（箭头所示）

它与普通型间质性肺炎或纤维化型非特异性间质性肺炎[22]。

在终末期纤维化型结节病，可以观察到肺部病变的特征性分布；支气管扭曲（47％）伴或不伴肺肿块、蜂窝征（29％）和线状影（24％）。病变的形态与肺功能状态相关[24]。

家族性特发性肺纤维化

病理学

小部分 IPF 患者的一级亲属有无法解释的肺部疾病史，该类肺纤维化患者被认为是家族性 IPF 或家族性间质性肺炎。基因分析被用于研究家族性 IPF 的发病机制，结果发现 8％的患者出现端粒酶基因突变。端粒酶的突变被认为可以引起端粒缩短过快，从而导致细胞功能障碍和未成熟细胞的死亡[25]。

症状与体征

家族性 IPF 的临床表现与散发性 IPF 相似，但该类患者的诊断年龄要小很多[26]。

CT 表现

家族性 IPF 的薄层 CT 表现与散发性 IPF 相同，表现为多发 GGO、小叶内网格状改变、小叶间隔不规则增厚、牵拉性支气管扩张，以及小的实变灶。蜂窝征约见于 1/3 的患者，病变仍以下肺野为主（67%，6/9）。然而，病变主要位于双上肺野，其发生率（33%）高于非家族性 IPF[21]（图 2.5）。

CT-病理对照

请参考本章第一节"主要位于胸膜下或肺基底部的蜂窝征"的"CT-病理对照"部分。

预后

家族性 IPF 的总体预后情况尚不清楚，但合并端粒酶基因突变的肺纤维化患者病情逐渐加重，平均在确诊 3 年后死亡[27]。

慢性过敏性肺炎

病理学

纤维化型慢性过敏性肺炎（HP）具有 UIP 样的病理学特征，如小叶中心性纤维化、桥接纤维化、管腔内纤维化以及胸膜下和间隔旁纤维化。这些表现在 UIP 都很常见。在慢性 HP 患者中，细支气管的特征性改变是有大量淋巴细胞浸润，有时在呼吸性细支气管可见到肉芽肿、巨细胞或成纤维细胞[28]。

症状与体征

慢性 HP 表现为慢性进行性气短、咳嗽、疲乏、不适和体重减轻[29]。肺纤维化常导致严重的不可逆性生理性改变。通常无 HP 急性发作史，或被忽视。进展期可出现杵状指。

CT 表现

纤维化是慢性 HP 的特征性影像表现，当然也常可见到活动期的病变。慢性 HP 的 TSCT 表现包括小叶间质增厚、小叶间隔不规则增厚、牵拉性支气管扩张及叠加在亚急性 HP 表现（双肺片状 GGO、边界不清的小叶中心性小结节、吸气相小叶性马赛克样密度影和呼气相气体潴留）上的蜂窝征等[30]。慢性 HP 的影像表现可酷似 UIP 以及纤维化型 NSIP。TSCT 中最有助于鉴别慢性 HP 与后两者的征象是小叶性马赛克样密度影、小叶中心性小结节和不以下肺野分布为主的蜂窝征[22]。

CT-病理对照

慢性 HP 病理特征包括了 UIP 样、NSIP 样和机化性肺炎三者相叠加的表现，以及小叶中心纤维化、桥接纤维化（小叶中心及胸膜下区连为一体的纤维化），伴或不伴肉芽肿[31]。

预后

该病的治疗中，避免进一步接触可能的过敏源非常重要。可尝试使用皮质激素，但由于已进展到不可逆的肺纤维化阶段，30% 的患者在获诊后的几年内死亡。通常来讲，如果肺活检或 TSCT 发现纤维化，或肺功能检查证实呼吸功能严重受损，患者的死亡率将明显增加[32]。

终末期纤维化型肺结节病

病理学

肺结节病变组织病理学特点为非坏死性肉芽肿，多位于硬化性纤维化区域内。结节病的小肉芽肿易相互融合，形成大的结节性病灶，深埋于折光性嗜酸性胶原纤维。肉芽肿多沿胸膜、小叶间隔的淋巴管和支气管血管束分布。病灶内出现多核巨细胞是其特征，常可见各种特殊的胞质内容物（如绍曼小体、星状小体）。肉芽肿常自行消退，但也可发生纤维化（常形成蜂窝征）[33]。

症状与体征

终末期纤维化型肺结节病患者通常有不同程度的限制性和阻塞性肺功能障碍。患者呼吸困难症状明显，常有右心衰竭的体征，尤其是双下肢水肿。

CT 表现

薄层 CT 上，终末期纤维化型肺结节病表现为网格影、牵拉性支气管扩张、肺纹理扭曲、纤维性囊肿、肺大泡以及瘢痕旁肺气肿[34]。偶可见蜂窝状囊肿，以中上肺野胸膜下区域最为常见，位于肺基底部少见[24]。纤维化和蜂窝状囊肿的分布和位置是该病与 UIP 的鉴别要点。

CT-病理对照

叶或段支气管的纤维化或多发肉芽肿可导致肺

纹理扭曲和囊肿形成。

预后

对伴有肺心病的终末期肺结节病患者的治疗包括氧疗、使用利尿药和改善气道阻塞的支气管扩张药。肺移植已成功应用于该病的治疗[35]。

参考文献

1. Arakawa H, Honma K. Honeycomb lung: history and current concepts. AJR Am J Roentgenol. 2011;196:773–82.
2. American Thoracic Society, European Respiratory Society. American Thoracic Society/European Respiratory Society International Multidisciplinary Consensus Classification of the Idiopathic Interstitial Pneumonias. This joint statement of the American Thoracic Society (ATS), and the European Respiratory Society (ERS) was adopted by the ATS board of directors, June 2001 and by the ERS Executive Committee, June 2001. Am J Respir Crit Care Med. 2002;165:277–304.
3. Akira M, Sakatani M, Ueda E. Idiopathic pulmonary fibrosis: progression of honeycombing at thin-section CT. Radiology. 1993;189:687–91.
4. Watadani T, Sakai F, Johkoh T, et al. Interobserver variability in the CT assessment of honeycombing in the lungs. Radiology. 2013;266:936–44.
5. Kligerman SJ, Groshong S, Brown KK, Lynch DA. Nonspecific interstitial pneumonia: radiologic, clinical, and pathologic considerations. Radiographics. 2009;29:73–87.
6. Akira M, Yamamoto S, Inoue Y, Sakatani M. High-resolution CT of asbestosis and idiopathic pulmonary fibrosis. AJR Am J Roentgenol. 2003;181:163–9.
7. Silva CI, Muller NL, Hansell DM, Lee KS, Nicholson AG, Wells AU. Nonspecific interstitial pneumonia and idiopathic pulmonary fibrosis: changes in pattern and distribution of disease over time. Radiology. 2008;247:251–9.
8. Flaherty KR, Toews GB, Travis WD, et al. Clinical significance of histological classification of idiopathic interstitial pneumonia. Eur Respir J. 2002;19:275–83.
9. Lee HY, Lee KS, Jeong YJ, et al. High-resolution CT findings in fibrotic idiopathic interstitial pneumonias with little honeycombing: serial changes and prognostic implications. AJR Am J Roentgenol. 2012;199:982–9.
10. Shin KM, Lee KS, Chung MP, et al. Prognostic determinants among clinical, thin-section CT, and histopathologic findings for fibrotic idiopathic interstitial pneumonias: tertiary hospital study. Radiology. 2008;249:328–37.
11. Akira M, Inoue Y, Kitaichi M, Yamamoto S, Arai T, Toyokawa K. Usual interstitial pneumonia and nonspecific interstitial pneumonia with and without concurrent emphysema: thin-section CT findings. Radiology. 2009;251:271–9.
12. Cottin V, Nunes H, Brillet PY, et al. Combined pulmonary fibrosis and emphysema: a distinct underrecognised entity. Eur Respir J. 2005;26:586–93.
13. Raghu G, Collard HR, Egan JJ, et al. An official ATS/ERS/JRS/ALAT statement: idiopathic pulmonary fibrosis: evidence-based guidelines for diagnosis and management. Am J Respir Crit Care Med. 2011;183:788–824.
14. King Jr TE, Pardo A, Selman M. Idiopathic pulmonary fibrosis. Lancet. 2011;378:1949–61.
15. Muller NL, Coiby TV. Idiopathic interstitial pneumonias: high-resolution CT and histologic findings. Radiographics. 1997;17:1016–22.
16. Travis WD, Hunninghake G, King Jr TE, et al. Idiopathic nonspecific interstitial pneumonia: report of an American Thoracic Society project. Am J Respir Crit Care Med. 2008;177:1338–47.
17. Katzenstein AL, Myers JL. Nonspecific interstitial pneumonia and the other idiopathic interstitial pneumonias: classification and diagnostic criteria. Am J Surg Pathol. 2000;24:1–3.
18. Kim TS, Lee KS, Chung MP, et al. Nonspecific interstitial pneumonia with fibrosis: high-resolution CT and pathologic findings. AJR Am J Roentgenol. 1998;171:1645–50.
19. Roggli VL, Gibbs AR, Attanoos R, et al. Pathology of asbestosis-an update of the diagnostic criteria: report of the asbestosis committee of the college of American pathologists and pulmonary pathology society. Arch Pathol Lab Med. 2010;134:462–80.
20. Akira M, Yamamoto S, Yokoyama K, et al. Asbestosis: high-resolution CT-pathologic correlation. Radiology. 1990;176:389–94.
21. Nishiyama O, Taniguchi H, Kondoh Y, et al. Familial idiopathic pulmonary fibrosis: serial high-resolution computed tomography findings in 9 patients. J Comput Assist Tomogr. 2004;28:443–8.
22. Silva CI, Muller NL, Lynch DA, et al. Chronic hypersensitivity pneumonitis: differentiation from idiopathic pulmonary fibrosis and nonspecific interstitial pneumonia by using thin-section CT. Radiology. 2008;246:288–97.
23. Nunes H, Uzunhan Y, Gille T, Lamberto C, Valeyre D, Brillet PY. Imaging of sarcoidosis of the airways and lung parenchyma and correlation with lung function. Eur Respir J. 2012;40:750–65.
24. Abehsera M, Valeyre D, Grenier P, Jaillet H, Battesti JP, Brauner MW. Sarcoidosis with pulmonary fibrosis: CT patterns and correlation with pulmonary function. AJR Am J Roentgenol. 2000;174:1751–7.
25. Armanios MY, Chen JJ, Cogan JD, et al. Telomerase mutations in families with idiopathic pulmonary fibrosis. N Engl J Med. 2007;356:1317–26.
26. van Moorsel CH, van Oosterhout MF, Barlo NP, et al. Surfactant protein C mutations are the basis of a significant portion of adult familial pulmonary fibrosis in a Dutch cohort. Am J Respir Crit Care Med. 2010;182:1419–25.
27. Diaz de Leon A, Cronkhite JT, Katzenstein AL, et al. Telomere lengths, pulmonary fibrosis and telomerase (TERT) mutations. PLoS One. 2010;5:e10680.
28. Takemura T, Akashi T, Kamiya H, et al. Pathological differentiation of chronic hypersensitivity pneumonitis from idiopathic pulmonary fibrosis/usual interstitial pneumonia. Histopathology. 2012;61:1026–35.
29. Selman M, Buendia-Roldan I. Immunopathology, diagnosis, and management of hypersensitivity pneumonitis. Semin Respir Crit Care Med. 2012;33:543–54.
30. Hansell DM, Wells AU, Padley SP, Muller NL. Hypersensitivity pneumonitis: correlation of individual CT patterns with functional abnormalities. Radiology. 1996;199:123–8.
31. Takemura T, Akashi T, Ohtani Y, Inase N, Yoshizawa Y. Pathology of hypersensitivity pneumonitis. Curr Opin Pulm Med. 2008;14:440–54.
32. Hanak V, Golbin JM, Hartman TE, Ryu JH. High-resolution CT findings of parenchymal fibrosis correlate with prognosis in hypersensitivity pneumonitis. Chest. 2008;134:133–8.
33. Rosen Y, Athanassiades TJ, Moon S, Lyons HA. Nongranulomatous interstitial pneumonitis in sarcoidosis. Relationship to development of epithelioid granulomas. Chest. 1978;74:122–5.
34. Baughman RP, Winget DB, Bowen EH, Lower EE. Predicting respiratory failure in sarcoidosis patients. Sarcoidosis Vasc Diffuse Lung Dis. 1997;14:154–8.
35. Shlobin OA, Nathan SD. Management of end-stage sarcoidosis: pulmonary hypertension and lung transplantation. Eur Respir J. 2012;39:1520–33.

小结节
Small Nodules

18

小叶中心性分布的小结节

定义

当小结节（直径通常小于 10 mm）离胸膜表面或小叶间隔数毫米（通常集中在距离胸膜或叶间裂表面或小叶间隔 4～10 mm）时，被认为是小叶中心性的[1-2]。它们常常与小叶中心性的分枝样结节状结构相伴随，形成所谓的"树芽征"（图 18.1 和18.2）（见于第九章）。一般来说，这些小结节代表病灶累及小气道。但是，累及小动脉和毛细血管的血管病变可与小叶中心性小结节和分枝结节状结构（血管性树芽征）有相似的表现[1,3-4]（图 18.3）。

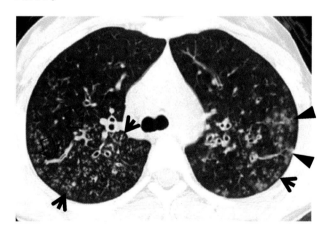

图 18.1 囊性纤维化患者。女，21 岁。CT 扫描（层厚＝2.5 mm）于奇静脉弓水平肺窗图像显示双肺上叶内边界清晰的（箭头所示）和边界不清的（楔形箭头所示）树芽征。还可见中型气道内的黏液栓（空心箭头所示）

常见疾病

表现为小叶中心性小结节或树芽征的疾病包括感染性细支气管炎［如流感嗜血杆菌性肺炎和肺炎支原体肺炎[5]（图 18.4）］、支气管扩散型肺结核[6-7]或非结核分枝杆菌（NTM）肺病[8-9]（图18.5）、弥漫性泛细支气管炎（diffuse panbronchiolitis，DPB）[10]（图 18.6）、亚急性过敏性肺炎、滤泡性细支气管炎[11]（图 18.7）或支气管相关性淋巴组织淋巴瘤[12]和囊性纤维化[13]。

血管性树芽征也可见于肺肿瘤栓塞[3]或局部的癌性淋巴管炎（图 18.3 和图 18.8）、异物或系统性红斑狼疮所致的坏死性肺血管炎[4,6]和局部肺淋巴转移[14]。

分布

在感染性细支气管炎和 DPB 中，小结节或树芽征主要出现在中下肺野。特别在 DPB 中，小结节呈对称性分布于胸膜下，伴支气管扩张[10]。在肺结核支气管扩散、过敏性肺炎和滤泡性细支气管炎、支气管相关性淋巴组织淋巴瘤，病灶呈随机及斑片状分布。非结核分枝杆菌肺病所致的结节状支气管扩张多位于右肺中叶和左肺上叶舌段。右肺上叶和双肺下叶等其他肺叶也可见树芽征（富细胞型毛细支气管炎）病灶。与 DPB 不同，支气管扩张和富细胞型毛细支气管炎的树芽征呈不对称分布[8-9]。

在肿瘤栓塞微血管病、坏死性血管炎和局部淋巴管转移中，血管树芽征主要分布于下肺野胸膜下区域。

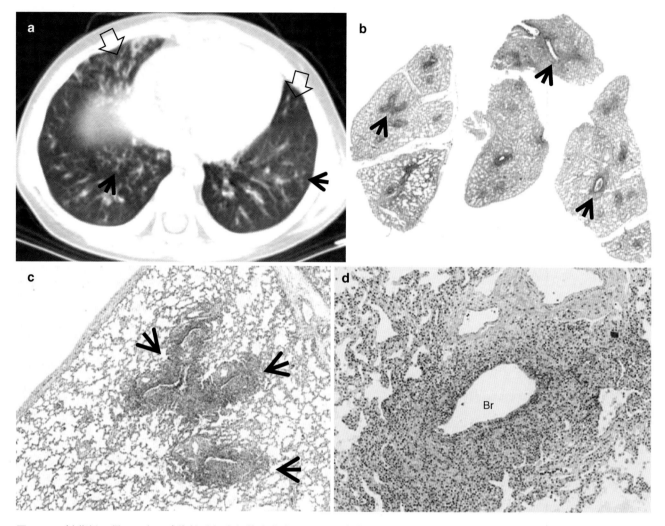

图 18.2　树芽征。男，3 岁，感染性毛细支气管炎患者。(**a**) CT 扫描 (层厚＝5.0 mm) 于右膈顶水平肺窗图像显示双下肺的树芽征 (箭头所示)，同时可见右肺中叶底部和左肺上叶舌段的支气管扩张 (空心箭头所示)。(**b**) 右肺下叶手术活检标本的低倍镜 (×10) 示密集的炎症细胞以支气管为中心。(**c**) 高倍镜 (×100) 更为清楚地显示了以支气管为中心的密集的炎症细胞浸润。(**d**) 高倍镜 (×200) 可见增厚的细支气管壁上大量的淋巴浆细胞浸润及上皮下结缔组织的增生 (Br 为细支气管)

临床意义

　　DPB 常合并慢性上颌窦炎。滤泡性细支气管炎是一种淋巴组织增生性疾病。因此，这种疾病常常与风湿性关节炎、混合性胶原血管病、自身免疫性疾病或获得性免疫缺陷综合征[11]有关。所有囊性纤维化患者均可以由汗液氯化物测试阳性来确认。由于 DPB 患者常合并上颌窦炎，所以鼻窦炎可作为基因治疗的替代模型[15]。

　　胃癌[16]、卵巢癌或肺侵袭性腺癌患者较少发生微血管癌栓。肿瘤栓塞性微血管病的患者会出现进行性呼吸困难和严重的低氧血症。

肺炎支原体肺炎

病理学

　　支原体是最小 (0.2～0.8 μm) 的能独立生存的 "细菌"，但无真正的细胞壁。除了肺炎支原体，它们都是兼性厌氧生物。肺炎支原体是最常见的肺病原体，是一种专性需氧生物。它主要感染年轻成人，但也可感染老年人。最常见的临床症状是气管支气管炎，1/3 的患者会发展为轻微但持续的肺炎。支原体肺炎几乎不需要活检，因为冷凝集素试验和特定的补体结合抗原检测结果阳性就能确诊。活检

鉴别诊断要点

疾病	分布区域								临床表现			其他
	上叶	中叶	下叶	胸膜下	中心性	随机	沿支气管血管束	随机	急性	亚急性	慢性	
感染性细支气管炎		+	+		+			+	+			
肺结核支气管扩散	+	+	+		+			+	+	+		伴或不伴有实质密度增高影（肺结核）
NTM 疾病		+	+		+			+			+	伴支气管扩张，主要位于右肺中叶和左肺舌段
DPB		+	+	+				+			+	鼻窦炎，双侧对称分布合并支气管扩张
HP	+	+	+		+			+		+		伴实质弥漫性 GGO
滤泡性细支气管炎	+	+	+		+		+	+		+	+	有基础疾病，如胶原血管病或免疫抑制性疾病
囊性纤维化	+	+			+			+			+	伴支气管扩张
TTM		+	+					+			+	恶性肿瘤，如胃癌、卵巢癌或肺癌

缩写：NTM，非结核分枝杆菌；DPB，弥漫性泛细支气管炎；HP，过敏性肺炎；TTM，肿瘤栓塞性微血管病

显示淋巴细胞或中性粒细胞性细支气管炎，合并肺泡壁炎症和纤维素性渗出[17]。

症状与体征

肺炎支原体肺炎在临床表现上和典型的肺炎类似，如发热、咳嗽和脓性痰。不过，肺炎支原体肺炎患者通常还有上呼吸道症状（耳炎、大疱性鼓膜炎和轻微的非渗出性咽喉炎）。肺外症状，如不明原因的水样腹泻、血小板增多症、溶血症等也很常见。

CT 表现

薄层 CT（TSCT）表现包括斑片状分布的小叶中心性小结节、分枝样线状密度增高影（树芽征）、支气管壁增厚和呈肺叶或肺段分布的 GGO 和实变区域[18-19]（图 3.4）。这些异常征象倾向于单侧斑片分布或不对称的双侧分布，但也可是弥漫的。另一个常见的异常征象是支气管周围间质的增厚。儿童支原体肺炎的 CT 表现包括有肺叶或肺段的实变、胸腔积液、局部淋巴结肿大和轻度的肺不张，类似于细菌性大叶性肺炎[19]。大部分肺炎支原体肺炎的患者可痊愈；不过，小部分人，尤其是儿童，可进展为支气管扩张或闭塞性细支气管炎[20]。

CT-病理对照

TSCT 上所见的小叶中心性小结节和分枝样线状密度增高影表示富细胞型细支气管炎的存在。肺叶或肺段实变与肺炎相关，它是由感染和伴随的炎症反应扩散进入与气道相邻的肺实质内导致的[17]。

预后

如果诊断及时并使用有效的抗生素，治疗效果良好，但严重的成人呼吸窘迫综合征和大环内酯类耐药性支原体肺炎也有报道[21]。

非结核分枝杆菌肺病

病理学

类似于肺结核的慢性进展性疾病，伴有肺上叶的薄壁空洞和肉芽肿性炎，伴或不伴有干酪样坏死。这种表现最常见于患有慢性基础肺疾病的患者，比如慢性梗阻性肺疾病（COPD）、支气管扩张、囊性纤维化、尘肺病、反流病或任何原因所致的肺空洞。仅仅根据组织学特点并不能准确地区分 NTM 疾病

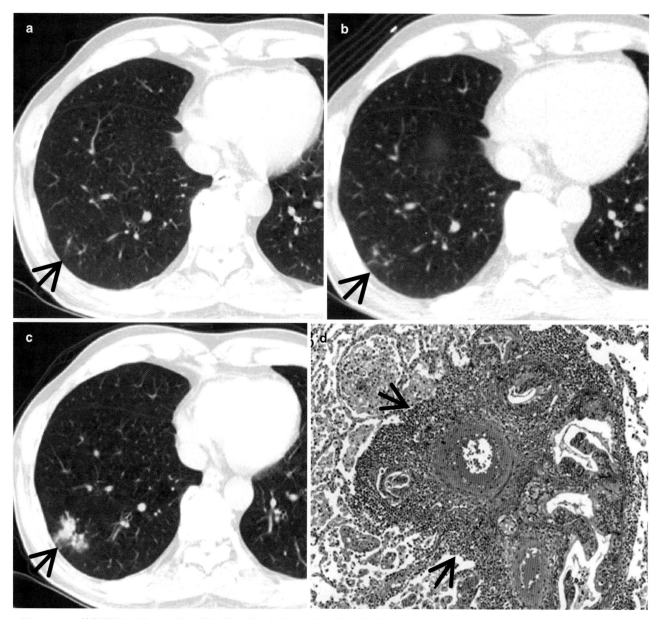

图 18.3　血管树芽征。男，59 岁，胰头癌患者，沿着支气管血管束的淋巴管转移。（a～c）；6 个月的系列 CT 随访，同层面肺窗图像示右肺下叶病灶从树芽征（a 和 b，箭头所示）发展为局部肺叶实变或边界不清的结节（c，箭头所示）。（d）图为与（c）图同一时间右肺下叶病变的肺手术活检高倍光镜图像，显示肿瘤细胞（箭头所示）沿着小动脉壁分布（严格意义上讲，是肿瘤沿淋巴管扩散）。请注意小动脉腔内无肿瘤细胞

与肺结核（图 18.5）。不过，NTM 多以气道为中心这一点反映出它是一种空气传播性疾病，这也与基于影像学表现的分型相一致。另外，同时存在的器质性肺疾病，特别是支气管扩张，被怀疑是 NTM 菌体繁殖并进展为真正的 NTM 肺疾病的诱发条件[22]。

症状与体征

　　NTM 肺感染的表现多种多样。可出现支气管扩张症状，如咳嗽、咳痰和咯血。类结核病症状，如乏力、体重减轻、夜间盗汗和发热，也并不少见。

一些患者也可无症状。

CT 表现

　　结节状支气管扩张型 NTM 肺病的最常见 TSCT 表现有小叶中心性小结节或树芽征，伴管状支气管扩张，通常发生在右肺中叶、左肺上叶舌段及双肺下叶[8-9]（图 18.5）。TSCT 上，若支气管扩张和细支气管炎累及 5 个肺叶以上，特别是合并小叶实变或空洞时，高度提示 NTM 肺病[9]。

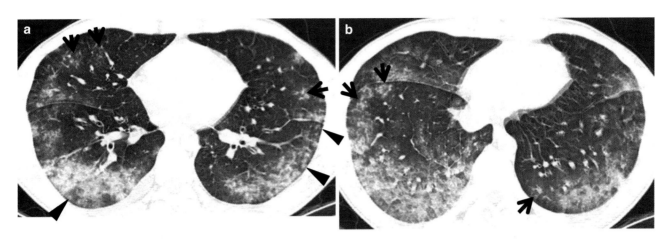

图18.4　肺炎支原体肺炎。男，2岁。（**a，b**）CT扫描（层厚＝2.5 mm）肺窗图像显示，分别于心室（**a**）和肝后下腔静脉平面（**b**）双肺内可见广泛的GGO。还可注意到双肺内模糊的小叶中心性小结节（楔形箭头所示）和树芽征（箭头所示）

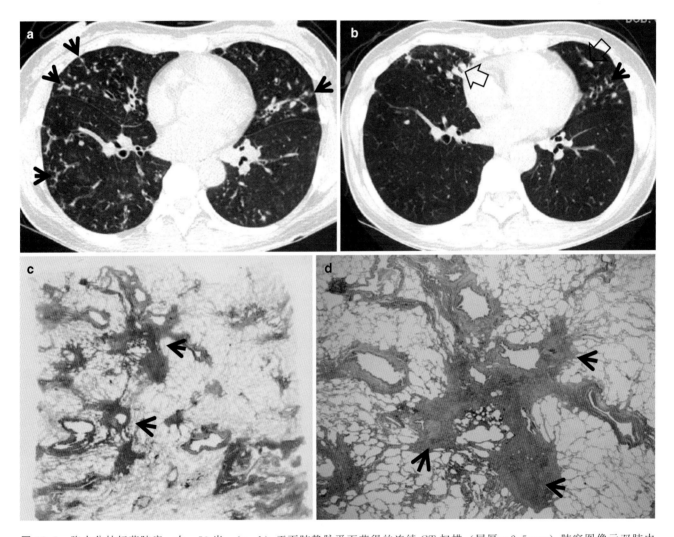

图18.5　胞内分枝杆菌肺病。女，53岁。（**a，b**）于下肺静脉平面获得的连续CT扫描（层厚＝2.5 mm）肺窗图像示双肺内的树芽征（箭头所示）。同时还可见支气管扩张，伴（空心箭头所示）或不伴有黏液栓，特别是在右肺中叶和左肺上叶舌段。（**c**）来自于另一位非结核分枝杆菌肺病患者的病理标本低倍显微镜图像（×40）示细支气管中心性的（膜性细支气管，箭头所示）慢性炎症、纤维化和肉芽肿形成。（**d**）高倍显微镜图像（×100）可见肉芽肿（箭头所示）及其周围的慢性炎症和沿着膜性细支气管的纤维化

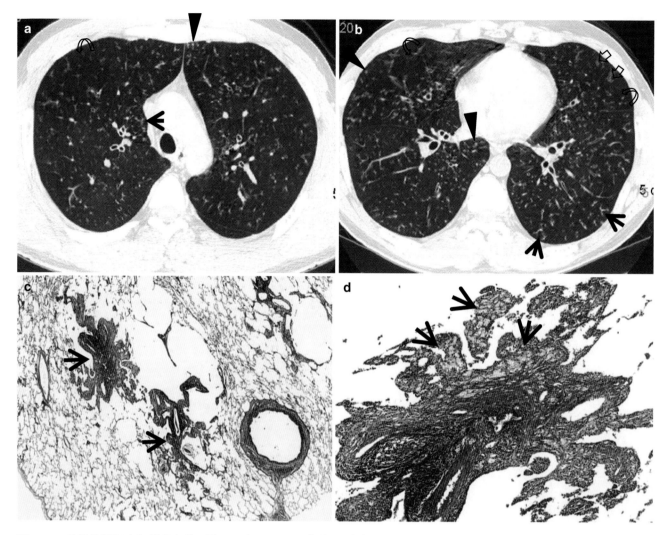

图 18.6　弥漫性泛细支气管炎患者。男，38 岁。（**a，b**）薄层 CT 扫描（层厚＝1.5 mm）肺窗图像，于主动脉弓（**a**）和右下肺静脉（**b**）平面，分别可见小叶中心性小结节（楔形箭头所示）、树芽征（箭头所示）、细支气管扩张（空心直箭头所示）及双肺区域性的"马赛克征"（弯箭头所示）。（**c**）来自于右肺下叶活检标本的低倍（×40）显微镜示淋巴细胞和巨噬细胞浸润所致的膜状细支气管壁显著增厚（箭头所示）。（**d**）高倍镜（×100）下可见支气管壁增厚伴有慢性炎症细胞浸润和聚集的斑片状纤维化。周围的肺泡壁含有大量泡沫状巨噬细胞（箭头所示）

CT-病理对照

　　小叶中心性小结节、树芽征和支气管扩张在组织病理学上与支气管扩张、细支气管炎和细支气管周围炎症（伴或不伴肉芽肿形成）对应[8]。NTM 肺病主要是一种支气管中心性或细支气管中心性的炎症过程[23]，始于支气管壁或细支气管壁的增厚，进而发展到支气管周围或细支气管周围组织的增厚，或者形成支气管周围结节。在 TSCT 上，NTM 肺病出现结节状支气管扩张时，意味着这个阶段的炎症主要累及小气道。炎症过程中，含有被破坏的支气管壁和软骨的中心坏死部分似乎发生溃疡并脱落

到气道中，并经仍然通畅的支气管向外排出，导致空洞形成和支气管源性的感染扩散。在 TSCT 上，空洞型 NTM 感染表明炎症主要累及相对较大的气道，且炎症更为严重。

预后

　　不是所有的 NTM 肺病一经诊断就必须进行药物治疗。在决定是否需要治疗时，应该以潜在的风险、长期药物治疗的获益和 NTM 的种类为基准[24]。特别是，脓肿分枝杆菌感染对药物治疗极其耐受[25]。如果肺部病灶局限的话，手术切除也是一种治疗选择。

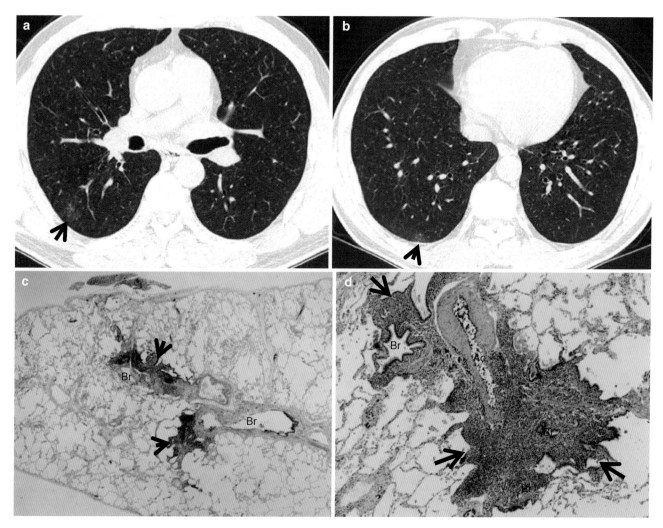

图 18.7　滤泡性细支气管炎。男，61 岁，干燥综合征患者。（**a**，**b**）薄层 CT 扫描（层厚＝1.5 mm）肺窗图像，分别于主动脉弓（**a**）和右下肺静脉（**b**）平面在右肺下叶背段和后基底段见小叶中心性小结节和分枝样结节状结构（树芽征，箭头所示）。（**c**）来自于右肺下叶的手术病理标本的低倍（×40）光镜示细支气管（Br）中心性炎性病灶（箭头所示）。（**d**）高倍（×200）光镜显示由于大量淋巴细胞浸润（箭头所示）所致的狭窄或闭塞的细支气管腔（Br）。Ao，小动脉

弥漫性泛细支气管炎

病理学

　　DPB 是一种独特的炎性疾病。这种慢性细支气管炎的特征是细支气管的周围间质内有大量空泡状或泡沫样的组织细胞。多年来的研究证实其存在遗传易感性，现已确定为一种人类白细胞抗原（HLA）相关的主要易感基因[26]。

症状与体征

　　DPB 的常见症状为持续咳嗽、大量脓性痰和渐进性劳力性呼吸困难[27]。可闻及哮鸣音和湿啰音。可并发肺炎。超过 80% 的患者同时患有或曾患慢性鼻窦炎。

CT 表现

　　特征性的 TSCT 表现包括小叶中心性小结节、分枝样线状密度增高影、细支气管扩张、支气管扩张和马赛克样实质密度减低区[10]（图 18.6）。这些表现的出现与病程有关：最早的表现为小叶中心性小结节，继而出现与小结节相连的分枝状密度增高影，随后可见细支气管扩张，最后出现支气管扩张。终末期可见囊状支气管扩张[28]。NTM 肺病和 DPB 所致的结节状支气管扩张有类似的影像学表现。不过，在 TSCT 上，DPB 患者的支气管扩张和富细胞型细支气管炎所累及的肺叶数量更多[29]。

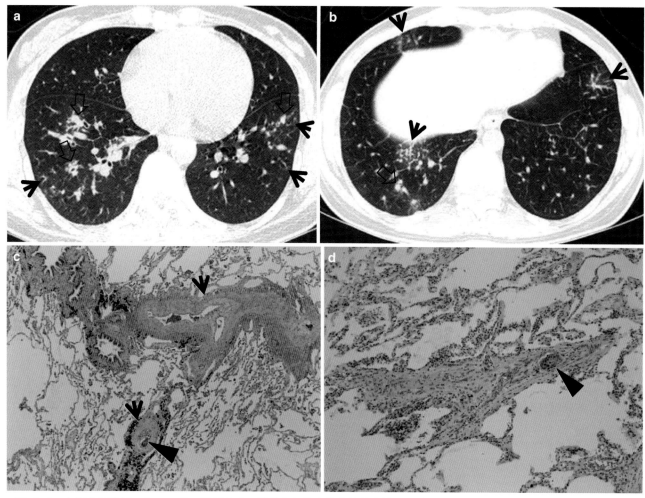

图18.8 血管性树芽征。女，34 岁，胃癌患者，沿着支气管血管束的肿瘤栓子和癌性淋巴管炎。(**a，b**) 薄层 CT 扫描（层厚 ＝1.5 mm）分别于心室层面（**a**）和右膈顶（**b**）平面的肺窗图像，显示双肺内支气管血管束增厚（空心箭头所示）和一些树芽征（箭头所示）。(**c**) 来自于另一位患者肺手术活检标本的高倍（×100）光镜图像，显示小动脉扩张（箭头所示）及管壁增厚。请注意血管内的肿瘤栓子（楔形箭头所示）。肺泡腔内可见很多富含含铁血黄素的巨噬细胞。(**d**) 另一张显微镜图片（×100）显示的是一个管腔内含有肿瘤栓子（楔形箭头所示）的厚壁小动脉

CT-病理对照

　　TSCT 上所示的小叶中心性小结节和分枝样线状密度增高影、细支气管扩张和支气管扩张被证实与细支气管壁及其周围的炎症、纤维化，伴腔内分泌物的细支气管扩张和扩张充气的细支气管相对应。马赛克样实质密度减低区与胸膜下区的细支气管狭窄所致的空气滞留有关[10]。

预后

　　长期低剂量红霉素治疗对 DPB 有效，5 年生存率为 91%[30]。存在广泛的支气管扩张或呼吸衰竭的进展期患者的预后很差。

滤泡性细支气管炎

病理学

　　滤泡性细支气管炎的特点在于细支气管壁上，偶尔在胸膜上，含有反应性生发中心的淋巴滤泡，尤其是类风湿性关节炎患者（图 18.7）。可能会有阻塞后的改变，比如黏液淤积和机化性肺炎，邻近肺实质中无明显的淋巴浸润[31]。

症状与体征

　　主要症状包括咳嗽、呼吸困难、发热、复发性肺炎、体重减轻和疲乏[32]。由于滤泡性细支气管炎

常常伴有系统性的基础疾病，如免疫缺陷和结缔组织病，特别是类风湿性关节炎和干燥综合征，因此可伴有基础疾病的临床表现。

CT 表现

滤泡性细支气管炎的主要 TSCT 表现有双侧的小叶中心性小结节和细支气管周围结节[11]（图18.7）。大部分结节的直径小于 3 mm，但偶尔可达1～2 cm。其他表现有斑片状 GGO、支气管壁增厚和斑片状密度减低区。

CT-病理对照

TSCT 上小叶中心性小结节和支气管周围结节对应于细支气管周围炎症及融合的生发中心[11]。

预后

滤泡性细支气管炎的治疗主要是针对基础疾病。使用皮质激素和硫唑嘌呤来治疗进展性滤泡性细支气管炎已经获得了一些成功。其预后一般较好，但取决于基础疾病和患者的年龄[32]。

肺肿瘤栓塞

病理学

肺部的肿瘤栓子很常见。但仅有少部分可以存活下来并形成转移灶，大部分栓子到达肺部后会很快死亡，然后被血小板附着，最终被机化。肺动脉的阻塞可能是由于肿瘤本身，或肿瘤促进栓子形成，后者机化后导致纤维细胞性动脉内膜增厚，即所谓的肿瘤血栓性微血管病（TTM）或血管内膜转移癌[33]。

症状与体征

最常见的主诉是呼吸困难，发生率为57%～100%[34]。肺部肿瘤栓塞的临床症状和体征包括亚急性和渐进性呼吸困难、呼吸急促、心动过速和低氧血症。右心衰竭发生于率为15%～20%。

CT 表现

肺部肿瘤栓塞的 CT 表现有外周的楔形密度增高影、中央肺动脉的充盈缺损、周围肺动脉扩张和串珠样改变，还有结节状和分枝状的小叶中心性小结节（树芽征）[35-36]（图 18.8）。

CT-病理对照

血管树芽征是由于小叶中心动脉被肿瘤细胞本身填塞或血栓性微血管病导致的。血栓性微血管病的特点为肿瘤微栓子引起的肺小动脉广泛的纤维细胞性内膜增生[35]。扩张和串珠样的外周肺动脉反映了血管内肿瘤栓子或微血管病（纤维细胞性内膜增生）[36]。一些扩张的肺动脉远侧的外周楔形密度增高影提示肺梗死。

预后

如果在濒死期才被诊断为肺部肿瘤栓塞，则没有针对性的治疗方法。不过，如果肿瘤对化疗高度敏感，也出现过存活的病例报道（例如，绒毛膜癌、Wilms 瘤、肾细胞癌、胃癌）[37]。

淋巴管周围型小结节

定义

当小结节主要累及胸膜下区、小叶间隔及小叶中心的核心结构时，认为其呈淋巴管周围分布。这些结节也可沿着肺门旁的支气管血管束分布[1]。通常情况下，我们可以根据病灶的分布特点（斑片状分布还是随机分布）及有无支气管血管束增厚或结节状改变来区分淋巴管周围分布与随机分布（图18.9）。也就是说，斑片状分布、存在间质增厚或结节状改变更倾向于淋巴管周围分布，而随机分布和正常或光滑的支气管血管束则提示随机分布[2]。

常见疾病

淋巴管周围型小结节可见于尘肺病（图18.10）、肺结节病（图18.9 和图18.11）、癌性淋巴管炎和肺泡间隔淀粉样变的患者[1]（图18.12）。

分布

尘肺病时，小结节多见于中、上肺野。结节病也以中、上肺野为著，但也可无区域性。癌性淋巴管炎和淀粉样变性多见于中、下肺野[38]。

临床意义

存在煤炭、粉尘和二氧化硅的职业暴露史可提

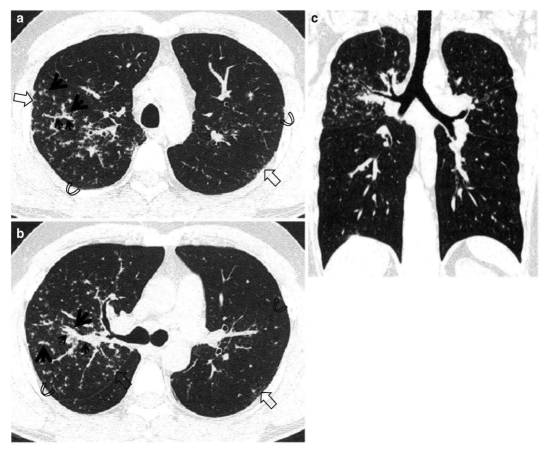

图 18.9　淋巴管周围型小结节。男，31 岁，肺结节病患者。（**a，b**）薄层 CT 扫描（层厚＝1.0 mm）分别于主动脉弓（**a**）和右肺上叶支气管（**b**）平面的肺窗图像，可见沿着支气管血管束（箭头所示）、胸膜下（空心箭头所示）和小叶中心区域（弯箭头所示）分布的小结节。还可注意到支气管血管束（小箭头所示）的增厚，提示淋巴管周围的结节病病灶。（**c**）冠状位重建图像（层厚＝2.0 mm）显示淋巴管周围型结节病灶主要分布于上肺野

示尘肺病的诊断。肺结节病的患者通常无特异性症状，在胸片检查发现异常征象时才提示结节病的诊断。但有些肺结节病的患者可有疲乏、发热、体重减轻、干咳或气短的症状。高达 20% 的结节病患者出现皮疹或结节等皮肤问题。眼部症状如视物模糊、疼痛和光过敏也可偶发于结节病患者。与肺癌性淋巴管炎有关的最常见的原发性癌乳腺癌、肺癌、结肠癌和胃癌[39]。

鉴别诊断要点

疾病	分布区域							临床表现			其他
	上叶	中叶	下叶	胸膜下	中心性	随机	沿支气管血管束	随机	急性	亚急性	慢性
尘肺病	＋	＋			＋			＋			＋	
结节病	＋	＋	±		＋		＋			＋	＋	通常伴淋巴结结节病
肺癌性淋巴管炎		＋	＋		＋			＋		＋	＋	伴有平滑或结节状的小叶间隔增厚
肺淀粉样变性		＋	＋	＋				＋			＋	可有内部钙化

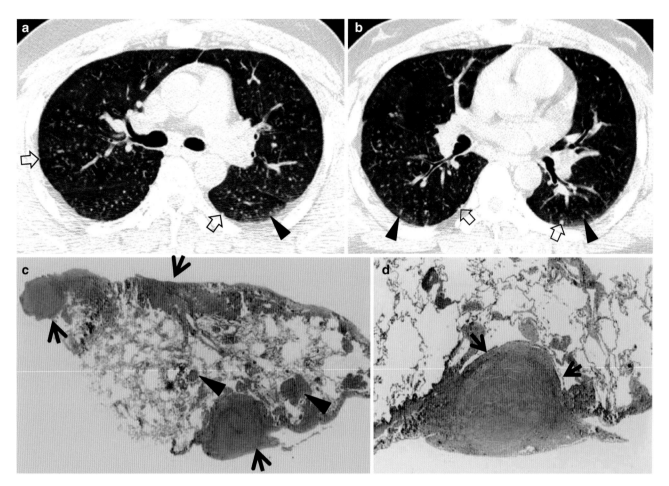

图 18.10　沿淋巴管周围分布的尘肺结节。男，32 岁，建筑拆迁工人。（**a**，**b**）薄层 CT 扫描（层厚＝1.0 mm）分别于右肺上叶支气管（**a**）和中间段支气管远端（**b**）平面的肺窗图像，可见沿着叶间裂（箭头所示）、胸膜下（空心箭头所示）、小叶中心区域（楔形箭头所示）分布的小结节。（**c**）来自于右肺上叶手术活检标本的低倍（×10）光镜可见多发的非干酪样和纤维性肉芽肿，沿淋巴管周围分布；肉芽肿沿着胸膜（箭头所示）和肺泡壁（楔形箭头所示）分布。（**d**）高倍（×200）光镜显示一个边界清楚的尘肺结节（箭头所示），由中心部分成熟的胶原和周围区域的富含颗粒的巨噬细胞构成

尘肺病

病理学

因矿物粉尘的吸入及由此产生的肺部组织反应导致的肺结构永久性改变被定义为尘肺病，不包括支气管炎和肺气肿。要到达肺部，粉尘颗粒必须非常小。颗粒密度和形态也影响着粉尘的空气动力学特性。宿主因素，如气流特点、气道分支形式和患气道疾病，也会影响粉尘的沉积[40]。

症状与体征

一些尘肺病患者没有症状，在影像学筛查时意外获诊。患者可有干咳症状，晚期常见气促，特别是伴有进行性块状纤维化时。其他的患者可能存在相关疾病，如肺结核和肺癌。

CT 表现

在 TSCT 上，尘肺病最典型的特点是多发的直径 2～5 mm 的小结节（图 18.10）。这些结节主要见于小叶中心区域，表明它们沿细支气管周围分布。正因为沿淋巴管周围分布，也可位于胸膜下区或沿小叶间隔分布[40]。这些结节往往主要累及上叶的背侧区域，尤其是右肺上叶[41]。

当结节融合形成直径大于 10 mm 的高密度影时，被称为进行性块状纤维化（PMF）。PMF 易发生于上肺野和中肺野的周围区域，并逐渐向肺门迁移。在融合的肿块和胸膜之间常可见到肺气肿。另外，这些肿块通常是双侧对称的。

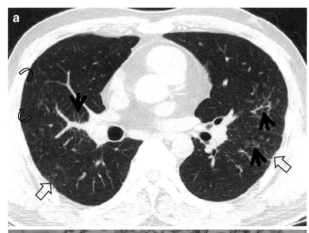

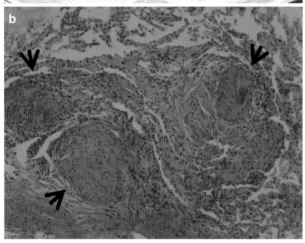

图 18.11　沿淋巴管周围分布的结节。男，36 岁，肺结节病患者。（**a**）CT 扫描（层厚＝2.5 mm）于中间段支气管远端平面的肺窗图像示沿着支气管血管束（箭头所示）、胸膜下区（空心箭头所示）和小叶中心区域（弯箭头所示）的小结节。（**b**）来自于左肺上叶舌段的经支气管肺活检标本，高倍（×200）光镜示沿着细支气管分布的非干酪样肉芽肿（箭头所示）

CT-病理对照

吸入的无机物颗粒沉积在呼吸性细支气管上皮，进入邻近的间质，被巨噬细胞吞噬堆积。沉积在肺外围肺泡内的颗粒也会被小叶间隔和胸膜的间质组织内的巨噬细胞吞噬。从组织病理学上分析，尘肺结节通常由中央成熟的胶原和周围区域富含颗粒的巨噬细胞构成[40]（图 18.10）。因此，在 TSCT 上尘肺结节表现为边界清楚的结节并沿淋巴管周围分布。

预后

一般来说患者要避免进一步的暴露。尘肺病没有根治疗法。伴有气道阻塞症状的患者可考虑使用支气管扩张药。对气胸、肺源性心脏病和呼吸衰竭应该分别进行针对性治疗。

肺结节病

病理学

经典的结节病表现为非坏死性肉芽肿性炎，主要沿着支气管血管束和淋巴管分布。肉芽肿主要累及气道黏膜下层和肺间质，而不是肺泡。肉芽肿边界清楚，并由密集成簇的类上皮细胞构成，偶见多核巨细胞，淋巴细胞和其他炎症细胞很少见[42]（图 18.11）。

症状与体征

肺结节病常常是在无症状患者的胸片筛查中发现的。随着肺疾病的进展，可出现非特异性的呼吸道症状如干咳、劳力性呼吸困难和气喘。一些患者的主诉为肺外症状和体征，如发热、关节痛、葡萄膜炎和结节性红斑皮疹[43]。

CT 表现

在肺结节病患者中，沿淋巴管周围分布的小结节是肺实质病变最常见的表现[44]（图 18.9 和图 18.11）。TSCT 可见边界清楚的、小的（直径 2～4 mm）、圆形结节，通常呈双侧对称性分布，主要分布于中上肺野，但并不是一成不变的。这些结节最常见于胸膜下区和支气管血管周围间质，而较少位于小叶间隔。结节病的小结节会随着时间的推移而相互融合，形成大结节。其他征象还包括网格状改变、实变、GGO 和纤维囊性变[45]。

CT-病理对照

TSCT 与病理表现的对照研究显示，结节病结节对应于间质内聚集的肉芽肿和伴随的纤维组织[46]。融合的肉芽肿表现为大结节。许多肉芽肿样病变在肺泡间隔和小血管周围聚集，可伴或不伴纤维化，形成 GGO。

预后

通常只对有症状的肺结节病患者进行治疗。皮质激素仍是主要的治疗方法，不过在难治性病例中可使用英夫利昔单抗[47]。在诊断后 5 年内，超过一

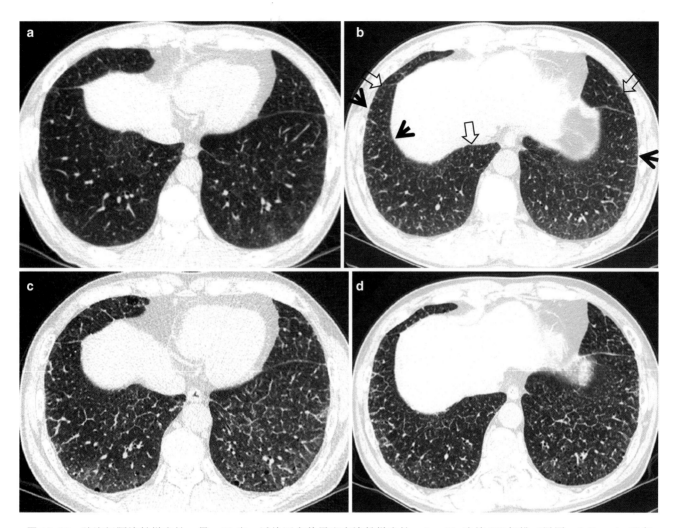

图 18.12 肺泡间隔淀粉样变性。男，58 岁，活检证实其胃也有淀粉样变性。(a，b) 连续 CT 扫描（层厚＝2.5 mm）于右膈顶层面的肺窗图像显示沿胸膜分布的小结节（箭头所示）和光滑或轻度结节状增厚的小叶间隔（空心箭头所示），同时还可见 GGO。(c，d) 40 个月后 CT 扫描分别与 a 和 b 同层面，显示疾病进展，表现为双肺小叶间隔增厚的范围扩大，小结节增多。此时的肺弥散功能为预期值的 45%。

半的患者出现缓解，几乎没有后遗症。疾病持续存在者多达 1/3，并引起严重的器官损伤。

肺泡间隔淀粉样变性

病理学

淀粉样变性是 β-折叠层错误折叠的蛋白质在细胞外沉积所致。原发性肺淀粉样变（PPA）是指淀粉样沉积物发生在呼吸道但不伴有系统性淀粉样变。PPA 有两种主要类型：气管支气管的淀粉样变和结节性淀粉样变（淀粉样蛋白球通常由 λ 轻链构成），均沉积在肺实质内。在系统性淀粉样变的患者，肺实质和血管的周围可见淀粉样沉积物，这是继发性肺淀粉样变性[48]。

症状与体征

肺泡间隔淀粉样变表现为间质性肺疾病。患者通常是有症状的，如干咳和缓慢进展的劳力性呼吸困难，咯血罕见。

CT 表现

肺泡间隔淀粉样变的常见 TSCT 表现有网格样影、小叶间隔增厚和小结节。小结节（直径 2～4 mm）常多发并分布于胸膜下（图 18.11）。GGO、牵拉性支气管扩张和蜂窝征等表现较少见[49-50]。

CT-病理对照

淀粉样物质沉积于肺间质和小血管中层导致肺泡间隔淀粉样变的 TSCT 表现。

预后

系统性淀粉样变中，肺受累并不是主要的致死原因，临床上肺沉积显著的患者中位生存期约为 16 个月[51]。

随机分布（粟粒状）的小结节

定义

当结节既不呈小叶中心性分布，也不沿淋巴管周围分布时，就可被认为是随机分布。换句话说，结节大小一致，分布均匀，与任何解剖结构均无一致或显著的关系[1]。在随机分布中，弥漫的小结节均匀或对称地分布于双肺的所有肺叶，但无间质增厚，无论是支气管血管束周围还是外周的小叶间隔[2]（图 18.13）。

常见疾病

粟粒性肺结核（图 18.14）和粟粒性肺转移瘤（图 18.15）是最常见的两种表现为双肺随机结节的情况[1]。随机分布的小结节还可见于弥漫性真菌感染（例如白念珠菌和隐球菌）、病毒性肺炎和结节病[52-53]。

分布

大部分的疾病中，肺部的异常改变表现为随机的和弥漫性分布的。在结节病中，粟粒性结节可能表现为外周（胸膜下）分布[53]。

临床意义

粟粒性肺结核的粟粒性小结节可合并弥漫性 GGO（急性肺损伤）[54]或肺囊性病变[53,55]。肺腺癌是可表现为肺内粟粒性播散的一种原发性肿瘤。因此，肺原发性腺癌本身可以因粟粒性肺结节而被发现[56]。

粟粒性肺结核

发病机制与病理

大量杆菌同时进入血液循环后发生大规模的血行播散，发展成全身粟粒性肺结核（TB）。许多杆菌会在肺毛细血管中被过滤，这是大多数粟粒性肺结核发生于肺部的根源。在组织学上，通常是一个多核巨细胞位于结节的中心，被上皮样巨噬细胞包裹，外壳由淋巴细胞组成[57]（图 18.14）。

症状与体征

急性粟粒性肺结核的病情严重且进展迅速，通常发生在年轻成人急性感染之后。在结核再激活的中老年人中，非反应性 TB 发展缓慢。粟粒性 TB 最常见的症状并无特异性。常见的全身症状中包括发热、食欲不振、体重减轻及盗汗。超过 2/3 的患者出现咳嗽和呼吸困难[58]。据报道，暴发性病例中出现成人呼吸窘迫综合征和感染性休克。患者多有肝脾大。

CT 表现

粟粒性 TB 在 TSCT 上最常见的特征性表现为无数的粟粒性结节，直径从 1～3 mm 不等[59-60]（图

鉴别诊断要点

| 疾病 | 分布区域 | | | | | | | | 临床表现 | | | 其他 |
	上叶	中叶	下叶	胸膜下	中心性	随机	沿支气管血管束	随机	急性	亚急性	慢性	
粟粒性肺结核	+	+	+			+		+	+			弥漫性 GGO，肺囊性病变
粟粒性转移瘤	+	+	+			+		+		+	+	可见空洞性结节
结节病	+	+	+	+		+		+		+		伴有小叶间隔或叶间裂增厚

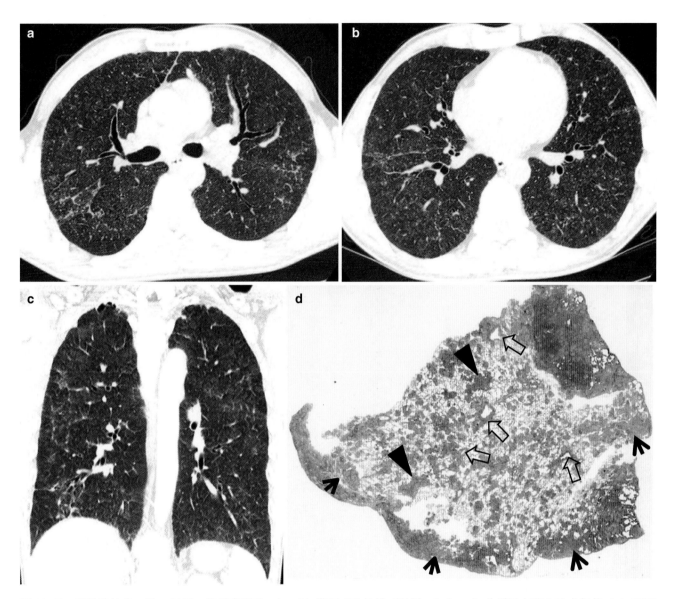

图 18.13 粟粒性结节。男，47 岁，结节病患者。（**a，b**）薄层 CT 扫描（层厚＝1.5 mm）分别于右肺上叶支气管（**a**）和下肺静脉（**b**）平面的肺窗显示，双肺内随机分布的大量小结节。同时，在背景肺组织中可见弥漫性 GGO。（**c**）冠状面重建图（层厚＝2.0 mm）显示双肺内随机分布的小结节和 GGO。（**d**）来自于右肺上叶的手术活检标本的低倍光镜图，显示了小的、非干酪样的、大小均匀的肉芽肿，呈随机分布 [胸膜下（箭头所示）、沿着气管支气管束（空心箭头所示）和肺泡壁（楔形箭头所示）]

18.14）。上、中、下肺野结节的大小和数量无显著性差异，结节在横断面和次级肺小叶内也呈弥漫性随机分布。GGO 是仅次于粟粒性结节的一种表现[54]，弥漫的小叶内线和小叶间隔增厚组成的网格状改变也比较常见[59]（图 18.14）。其程度各异并随机分布。其他表现有大结节、淋巴结坏死和胸腔积液。

CT-病理对照

如果发展良好，每个粟粒性感染灶都可以形成局部肉芽肿，有一个由上皮细胞和纤维组织构成的边界较为清晰的环[60]（图 18.13）。在 TSCT 上，它们表现为边界清楚或不清楚的结节。这种边界的多样性可能反映了在小叶中心存在一定程度的活动性炎症，继而累及邻近的肺气腔，从而形成边界模糊的结节。GGO 区域代表了微小肉芽肿所引起的肺泡壁和间隔间质轻度增厚，或部分肺泡腔被液体、巨噬细胞、中性粒细胞和无定形物质填充[59]。组织病理学上，间质的弥漫炎性浸润和遍布肺间质的无数微小肉芽肿表现为弥漫性小叶内线和小叶间隔增厚[52]。

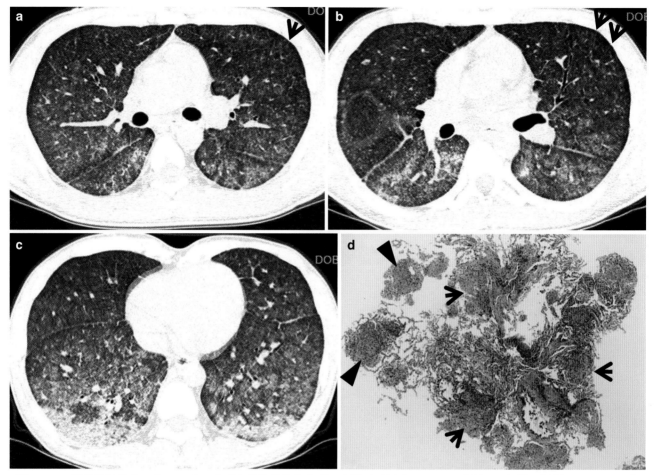

图 18.14　粟粒性肺结核。男，27 岁，出现急性肺损伤的表现，主诉呼吸困难。（**a~c**）薄层 CT 扫描（层厚＝1.5 mm）分别于主支气管（**a**）、右侧中间段支气管（**b**）和心室层面（**c**）肺窗像示，双肺内可见无数随机分布的小结节和弥漫性 GGO（箭头所示）。同时可见小叶间隔增厚（箭头所示）和下肺重力性分布区域的实变病灶。（**d**）右上肺经支气管肺活检标本的高倍（×100）光镜显示沿着细支气管的（箭头所示）和肺泡壁内的（楔形箭头所示）多个肉芽肿

预后

如果不治疗，每一例粟粒性肺结核都会危及生命。推荐至少 9~12 月的抗结核治疗。皮质激素辅助治疗对顽固性低氧血症可能是有效的。成人粟粒性肺结核患者的死亡率为 25%~39%[58]。诊断或治疗时机的延误似乎是导致死亡的重要原因。

粟粒性肺转移瘤

病理学

结节通常是致密的，且边界清晰，多呈均匀分布（图 18.15）。单个结节可有与其血行来源一致的供血血管[61]。

症状与体征

粟粒性肺转移瘤的患者临床表现没有特异性。咳嗽和呼吸困难是最常见的呼吸道症状。可出现与原发肿瘤相关的症状。厌食、体重减轻和全身乏力也很常见。

CT 表现

在 CT 上，粟粒性转移瘤表现为直径数毫米的多发小结节[62]。通常大小不一，多位于在肺野外带，特别是在下肺野的胸膜下区，在次级肺小叶内呈随机分布（图 18.15）。

CT-病理对照

血行转移的肺结节通常是从小动脉或毛细血管中的肿瘤栓子开始增殖的；它们多分布于肺野的外带，并随机分布在次级肺小叶内[62-63]（图 18.15）。

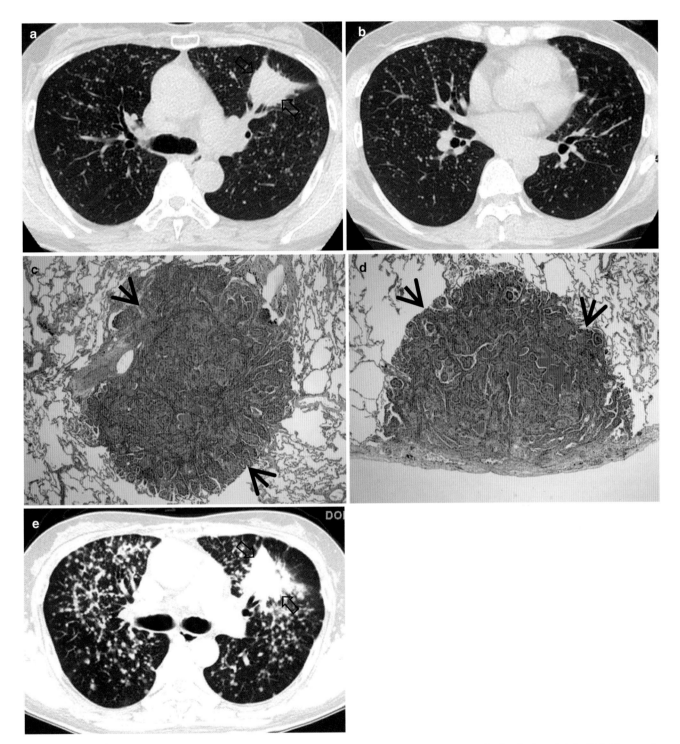

图 18.15 粟粒性肺转移瘤。女，60 岁，肺腺癌患者。（**a，b**）CT 扫描（层厚＝2.5 mm）分别于右肺上叶支气管水平（**a**）和基底干水平（**b**）的肺窗像示左肺上叶一原发肺肿瘤（空心箭头所示）和双肺内随机分布的大量小结节。还可见背景肺野内弥漫性 GGO。（**c，d**）另一位粟粒性肺转移瘤患者的手术肺活检高倍光镜显示，肿瘤结节沿着支气管血管束（**c**，箭头所示）和胸膜（**d**，箭头所示）分布。（**e**）6 个月后 CT 随访显示疾病进展，表现为左肺上叶原发肿瘤（空心箭头所示）增大；转移结节数量增多，体积增大

预后

预后很差，除非原发肿瘤对抗肿瘤化疗高度敏感。

参考文献

1. Lee KS, Kim TS, Han J, et al. Diffuse micronodular lung disease: HRCT and pathologic findings. J Comput Assist Tomogr. 1999;23:99–106.
2. Gruden JF, Webb WR, Naidich DP, McGuinness G. Multinodular disease: anatomic localization at thin-section CT–multireader evaluation of a simple algorithm. Radiology. 1999;210:711–20.
3. Han D, Lee KS, Franquet T, et al. Thrombotic and nonthrombotic pulmonary arterial embolism: spectrum of imaging findings. Radiographics. 2003;23:1521–39.
4. Chung MP, Yi CA, Lee HY, Han J, Lee KS. Imaging of pulmonary vasculitis. Radiology. 2010;255:322–41.
5. Hwang JH, Kim TS, Lee KS, et al. Bronchiolitis in adults: pathology and imaging. J Comput Assist Tomogr. 1997;21:913–9.
6. Lee KS, Kim YH, Kim WS, Hwang SH, Kim PN, Lee BH. Endobronchial tuberculosis: CT features. J Comput Assist Tomogr. 1991;15:424–8.
7. Im JG, Itoh H, Shim YS, et al. Pulmonary tuberculosis: CT findings–early active disease and sequential change with antituberculous therapy. Radiology. 1993;186:653–60.
8. Jeong YJ, Lee KS, Koh WJ, Han J, Kim TS, Kwon OJ. Nontuberculous mycobacterial pulmonary infection in immunocompetent patients: comparison of thin-section CT and histopathologic findings. Radiology. 2004;231:880–6.
9. Koh WJ, Lee KS, Kwon OJ, Jeong YJ, Kwak SH, Kim TS. Bilateral bronchiectasis and bronchiolitis at thin-section CT: diagnostic implications in nontuberculous mycobacterial pulmonary infection. Radiology. 2005;235:282–8.
10. Nishimura K, Kitaichi M, Izumi T, Itoh H. Diffuse panbronchiolitis: correlation of high-resolution CT and pathologic findings. Radiology. 1992;184:779–85.
11. Howling SJ, Hansell DM, Wells AU, Nicholson AG, Flint JD, Muller NL. Follicular bronchiolitis: thin-section CT and histologic findings. Radiology. 1999;212:637–42.
12. Bae YA, Lee KS, Han J, et al. Marginal zone B-cell lymphoma of bronchus-associated lymphoid tissue: imaging findings in 21 patients. Chest. 2008;133:433–40.
13. Bhalla M, Turcios N, Aponte V, et al. Cystic fibrosis: scoring system with thin-section CT. Radiology. 1991;179:783–8.
14. Moon JW, Lee HY, Han J, Lee KS. Tree-in-bud sign as a manifestation of localized pulmonary lymphatic metastasis from a pancreas cancer. Intern Med. 2011;50:3027–9.
15. Wagner JA, Nepomuceno IB, Shah N, et al. Maxillary sinusitis as a surrogate model for CF gene therapy clinical trials in patients with antrostomies. J Gene Med. 1999;1:13–21.
16. Miyano S, Izumi S, Takeda Y, et al. Pulmonary tumor thrombotic microangiopathy. J Clin Oncol. 2007;25:597–9.
17. Rollins S, Colby T, Clayton F. Open lung biopsy in Mycoplasma pneumoniae pneumonia. Arch Pathol Lab Med. 1986;110:34–41.
18. Reittner P, Muller NL, Heyneman L, et al. Mycoplasma pneumoniae pneumonia: radiographic and high-resolution CT features in 28 patients. AJR Am J Roentgenol. 2000;174:37–41.
19. Lee I, Kim TS, Yoon HK. Mycoplasma pneumoniae pneumonia: CT features in 16 patients. Eur Radiol. 2006;16:719–25.
20. Kim CK, Chung CY, Kim JS, Kim WS, Park Y, Koh YY. Late abnormal findings on high-resolution computed tomography after Mycoplasma pneumonia. Pediatrics. 2000;105:372–8.
21. Marrie TJ, Costain N, La Scola B, et al. The role of atypical pathogens in community-acquired pneumonia. Semin Respir Crit Care Med. 2012;33:244–56.
22. Song HJ, An JS, Han J, Koh WJ, Kim HK, Choi YS. Pathologic findings of surgically resected nontuberculous mycobacterial pulmonary infection. Korean J Pathol. 2010;44:56–62.
23. Kim TS, Koh WJ, Han J, et al. Hypothesis on the evolution of cavitary lesions in nontuberculous mycobacterial pulmonary infection: thin-section CT and histopathologic correlation. AJR Am J Roentgenol. 2005;184:1247–52.
24. Griffith DE, Aksamit TR. Bronchiectasis and nontuberculous mycobacterial disease. Clin Chest Med. 2012;33:283–95.
25. Koh WJ, Jeon K, Lee NY, et al. Clinical significance of differentiation of Mycobacterium massiliense from Mycobacterium abscessus. Am J Respir Crit Care Med. 2011;183:405–10.
26. Iwata M, Colby TV, Kitaichi M. Diffuse panbronchiolitis: diagnosis and distinction from various pulmonary diseases with centrilobular interstitial foam cell accumulations. Hum Pathol. 1994;25:357–63.
27. Kudoh S, Keicho N. Diffuse panbronchiolitis. Clin Chest Med. 2012;33:297–305.
28. Akira M, Kitatani F, Lee YS, et al. Diffuse panbronchiolitis: evaluation with high-resolution CT. Radiology. 1988;168:433–8.
29. Park HY, Suh GY, Chung MP, et al. Comparison of clinical and radiographic characteristics between nodular bronchiectatic form of nontuberculous mycobacterial lung disease and diffuse panbronchiolitis. J Korean Med Sci. 2009;24:427–32.
30. Kudoh S, Azuma A, Yamamoto M, Izumi T, Ando M. Improvement of survival in patients with diffuse panbronchiolitis treated with low-dose erythromycin. Am J Respir Crit Care Med. 1998;157:1829–32.
31. Yousem SA, Colby TV, Carrington CB. Follicular bronchitis/bronchiolitis. Hum Pathol. 1985;16:700–6.
32. Aerni MR, Vassallo R, Myers JL, Lindell RM, Ryu JH. Follicular bronchiolitis in surgical lung biopsies: clinical implications in 12 patients. Respir Med. 2008;102:307–12.
33. Sato Y, Marutsuka K, Asada Y, Yamada M, Setoguchi T, Sumiyoshi A. Pulmonary tumor thrombotic microangiopathy. Pathol Int. 1995;45:436–40.
34. Roberts KE, Hamele-Bena D, Saqi A, Stein CA, Cole RP. Pulmonary tumor embolism: a review of the literature. Am J Med. 2003;115:228–32.
35. Franquet T, Gimenez A, Prats R, Rodriguez-Arias JM, Rodriguez C. Thrombotic microangiopathy of pulmonary tumors: a vascular cause of tree-in-bud pattern on CT. AJR Am J Roentgenol. 2002;179:897–9.
36. Shepard JA, Moore EH, Templeton PA, McLoud TC. Pulmonary intravascular tumor emboli: dilated and beaded peripheral pulmonary arteries at CT. Radiology. 1993;187:797–801.
37. Bassiri AG, Haghighi B, Doyle RL, Berry GJ, Rizk NW. Pulmonary tumor embolism. Am J Respir Crit Care Med. 1997;155:2089–95.
38. Graham CM, Stern EJ, Finkbeiner WE, Webb WR. High-resolution CT appearance of diffuse alveolar septal amyloidosis. AJR Am J Roentgenol. 1992;158:265–7.
39. Johkoh T, Ikezoe J, Tomiyama N, et al. CT findings in lymphangitic carcinomatosis of the lung: correlation with histologic findings and pulmonary function tests. AJR Am J Roentgenol. 1992;158:1217–22.
40. Fujimura N. Pathology and pathophysiology of pneumoconiosis. Curr Opin Pulm Med. 2000;6:140–4.
41. Remy-Jardin M, Remy J, Farre I, Marquette CH. Computed tomographic evaluation of silicosis and coal workers' pneumoconiosis. Radiol Clin North Am. 1992;30:1155–76.
42. Mitchell DN, Scadding JG, Heard BE, Hinson KF. Sarcoidosis: histopathological definition and clinical diagnosis. J Clin Pathol. 1977;30:395–408.
43. Baughman RP, Culver DA, Judson MA. A concise review of pulmonary sarcoidosis. Am J Respir Crit Care Med. 2011;183:573–81.
44. Brauner MW, Grenier P, Mompoint D, Lenoir S, de Cremoux H. Pulmonary sarcoidosis: evaluation with high-resolution CT. Radiology. 1989;172:467–71.

45. Criado E, Sanchez M, Ramirez J, et al. Pulmonary sarcoidosis: typical and atypical manifestations at high-resolution CT with pathologic correlation. Radiographics. 2010;30:1567–86.

46. Nishimura K, Itoh H, Kitaichi M, Nagai S, Izumi T. Pulmonary sarcoidosis: correlation of CT and histopathologic findings. Radiology. 1993;189:105–9.

47. Baughman RP, Drent M, Kavuru M, et al. Infliximab therapy in patients with chronic sarcoidosis and pulmonary involvement. Am J Respir Crit Care Med. 2006;174:795–802.

48. Bhargava P, Rushin JM, Rusnock EJ, et al. Pulmonary light chain deposition disease: report of five cases and review of the literature. Am J Surg Pathol. 2007;31:267–76.

49. Pickford HA, Swensen SJ, Utz JP. Thoracic cross-sectional imaging of amyloidosis. AJR Am J Roentgenol. 1997;168:351–5.

50. Chung MJ, Lee KS, Franquet T, Muller NL, Han J, Kwon OJ. Metabolic lung disease: imaging and histopathologic findings. Eur J Radiol. 2005;54:233–45.

51. Utz JP, Swensen SJ, Gertz MA. Pulmonary amyloidosis. The Mayo Clinic experience from 1980 to 1993. Ann Intern Med. 1996;124: 407–13.

52. McGuinness G, Naidich DP, Jagirdar J, Leitman B, McCauley DI. High resolution CT findings in miliary lung disease. J Comput Assist Tomogr. 1992;16:384–90.

53. Voloudaki AE, Tritou IN, Magkanas EG, Chalkiadakis GE, Siafakas NM, Gourtsoyiannis NC. HRCT in miliary lung disease. Acta Radiol. 1999;40:451–6.

54. Choi D, Lee KS, Suh GY, et al. Pulmonary tuberculosis presenting as acute respiratory failure: radiologic findings. J Comput Assist Tomogr. 1999;23:107–13.

55. Ko KS, Lee KS, Kim Y, Kim SJ, Kwon OJ, Kim JS. Reversible cystic disease associated with pulmonary tuberculosis: radiologic findings. Radiology. 1997;204:165–9.

56. Laack E, Simon R, Regier M, et al. Miliary never-smoking adenocarcinoma of the lung: strong association with epidermal growth factor receptor exon 19 deletion. J Thorac Oncol. 2011;6:199–202.

57. Lalvani A. Diagnosing tuberculosis infection in the 21st century: new tools to tackle an old enemy. Chest. 2007;131:1898–906.

58. Sharma SK, Mohan A, Sharma A, Mitra DK. Miliary tuberculosis: new insights into an old disease. Lancet Infect Dis. 2005;5:415–30.

59. Hong SH, Im JG, Lee JS, Song JW, Lee HJ, Yeon KM. High resolution CT findings of miliary tuberculosis. J Comput Assist Tomogr. 1998;22:220–4.

60. Jeong YJ, Lee KS. Pulmonary tuberculosis: up-to-date imaging and management. AJR Am J Roentgenol. 2008;191:834–44.

61. Seo JB, Im JG, Goo JM, Chung MJ, Kim MY. Atypical pulmonary metastases: spectrum of radiologic findings. Radiographics. 2001;21:403–17.

62. Murata K, Takahashi M, Mori M, et al. Pulmonary metastatic nodules: CT-pathologic correlation. Radiology. 1992;182:331–5.

63. Hirakata K, Nakata H, Nakagawa T. CT of pulmonary metastases with pathological correlation. Semin Ultrasound CT MR. 1995; 16:379–94.

多发结节或肿块
Multiple Nodular or Mass（-like）Pattern

19

定义

当肺部密度增高影的多个病变呈离散分布时，称为多发结节或肿块（图 19.1 和图 19.2）。请参见第三章"斑片状和结节状实变"部分。

常见疾病

肺转移瘤是肺部多发结节或肿块最常见的原因（图 19.2）。淋巴组织增生性疾病（图 19.3），尤其是继发性肺霍奇金或非霍奇金淋巴瘤，也可表现为多发结节或肿块[1]。肺上皮样血管内皮瘤（图 19.4），一种低-中级别的血管性肿瘤，也可表现为多发结节。类风湿结节、淀粉样瘤（图 19.5）、结节病和肺部血管炎［包括抗中性粒细胞胞质抗体相关性肉芽肿性血管炎（韦格纳肉芽肿）（图 19.6）］、真菌感染（图 19.7）诺卡菌病及败血症栓子等良性炎症或感染也可表现为肺结节。肺部朗格汉斯细胞组织细胞增生症（嗜酸性肉芽肿）也可表现为多发大小不等的空洞或者非空洞结节，并有肺部囊性病灶。

分布

上述病灶均呈随机分布。

临床意义

在有肺外恶性肿瘤或原发肺癌病史时，双肺多发结节或肿块影提示肺部转移或肺癌肺内转移。在类风湿性关节炎患者中，肺部多发结节支持渐进性坏死结节（类风湿结节）的诊断。15%～20%的肺部上皮样血管内皮瘤有肝受累，肺部上皮样血管内皮瘤表现为多发结节的患者预后相对较好，但是表现为网格-结节状病灶或胸膜弥漫性浸润增厚者，其病情会较凶险。肺部多发结节合并有慢性炎性病变（如干燥综合征）、系统性淋巴组织细胞增生性疾病或浆细胞瘤（多发性骨髓瘤）等，提示肺部淀粉样瘤的诊断[2]。诺卡菌病发生于有糖尿病或慢性肾病等基础病的患者[3]。肺部败血症栓子常见的易感因素有三尖瓣心内膜炎（有或无静脉注射吸毒）、酗酒、皮肤感染和外周性脓毒性血栓性静脉炎[4]。气道侵袭性肺曲霉菌病主要见于免疫功能减退患者（如血液系统恶性肿瘤和造血干细胞移植后），尤其是外周血中性粒细胞计数低于 $500/\mu l$（中性粒细胞减少症）[5]。肺隐球菌病是病程隐匿的肺部隐球菌感染，见于免疫系统功能轻度受损的患者[5]。肺血管炎常见的全身症状与体征包括弥漫性肺泡出血、急性肾小球肾炎、慢性难治性鼻窦炎或鼻溢液和多系统受累，影像检查可见多发结节或空洞，其典型的影像表现要晚于上述表现[6]。

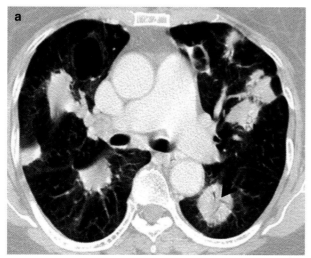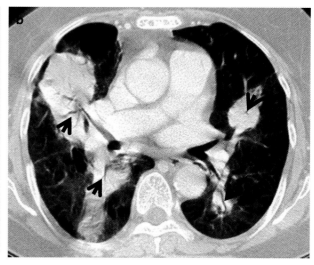

图 19.1　双肺多发肿块。女，73 岁，边缘区 B 细胞淋巴瘤患者。CT 扫描（层厚＝2.5 mm）主支气管远处平面（**a**）和右肺中叶支气管层面（**b**）肺窗，显示双肺的多发肿块，肿块内部可见空气支气管征（箭头所示）。同时可见右肺上叶底部的薄壁含气囊肿。肿块活检组织病理学检查证实为淋巴结外边缘区淋巴瘤或淋巴浆细胞性淋巴瘤

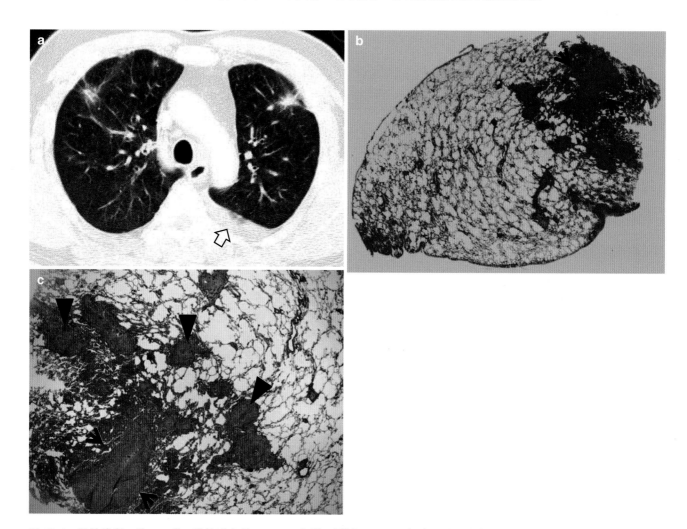

图 19.2　肺转移瘤。男，62 岁，乳腺癌患者。（**a**）CT 扫描（层厚＝5 mm）主动弓层面肺窗显示双肺上叶多发大小不等、边界不清的结节及左侧胸腔积液（空心箭头所示）。（**b**）右肺上叶肺楔形切除标本低倍镜下（×40）显示一大的结节（箭头所示）和周围的恶性卫星灶。（**c**）高倍镜下（×100）显示管状腺癌（箭头所示）并淋巴管扩散，请注意肺动脉被侵犯（楔形箭头所示）

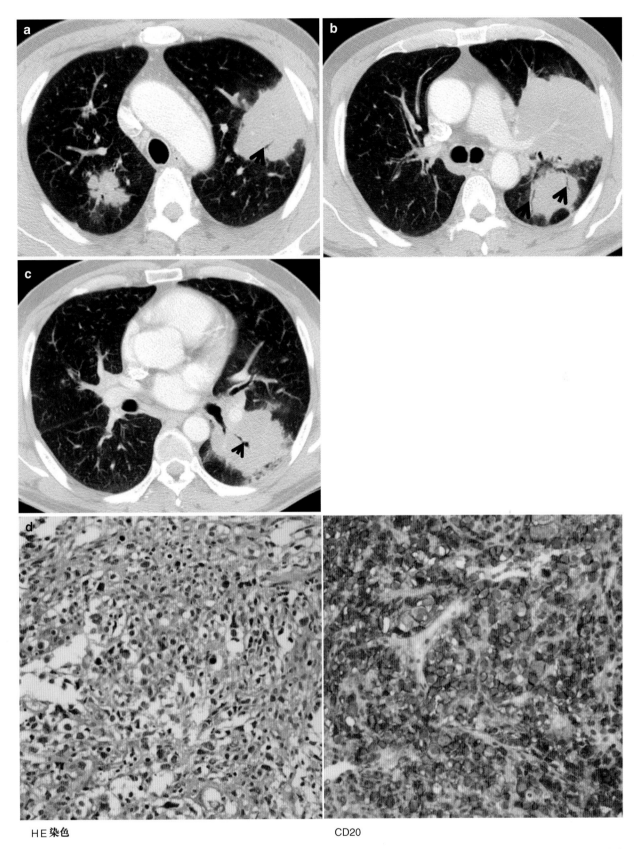

HE 染色　　　　　　　　　　　　　　　CD20

图 19.3　弥漫性大 B 细胞淋巴瘤。男，48 岁，主诉发热、咳嗽和呼吸困难。（a～c）CT 扫描（层厚＝2.5 mm）于主动脉弓层面（a）、主支气管层面（b）和中间段支气管（c）平面肺窗像显示双肺多发大小不等的结节和肿块，属于典型的沿支气管血管束分布，请注意肿块内的空气支气管征（箭头所示）。（d）HE 染色（左）和免疫组化 CD20 染色（右）光镜图显示不典型的多形大淋巴细胞，CD20 阳性，证实为大 B 细胞淋巴瘤

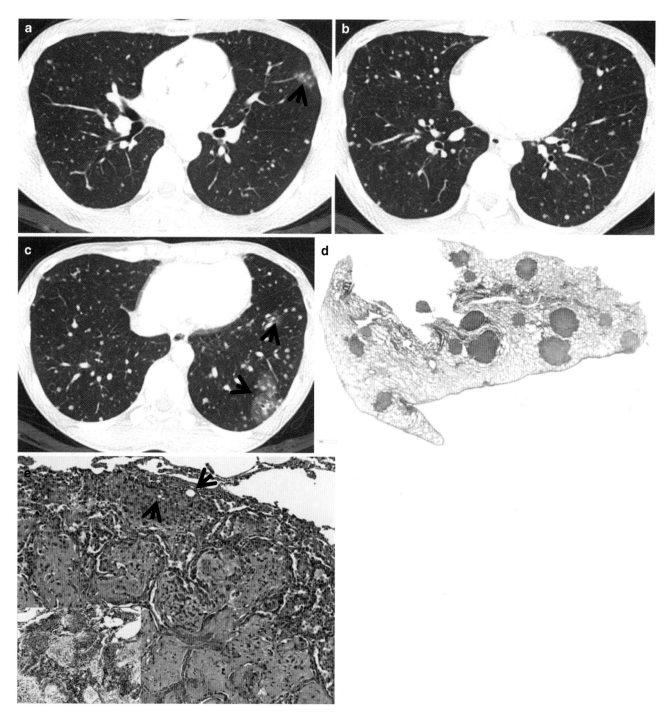

图 19.4　双肺大量结节。男，22 岁，肺部上皮样血管内皮瘤患者。（**a～c**）CT 扫描（层厚＝2.5 mm）于右侧中叶支气管层面（**a**）、心室层面（**b**）和肝后下腔静脉平面（**c**）肺窗像显示双肺多个大小不等的小结节，呈随机分布，部分结节周围可见磨玻璃结节影（箭头所示），提示伴有出血。（**d**）低倍光镜下（×40）可见多个随机分布结节，其中央硬化，外周有轻度上皮样内皮细胞增生。（**e**）高倍光镜下（×200）显示丰富的嗜酸性基质和肿瘤细胞，胞质富含空泡或胞质内腔（箭头所示）。插图：免疫组化 CD31 阳性，提示肿瘤细胞为内皮来源

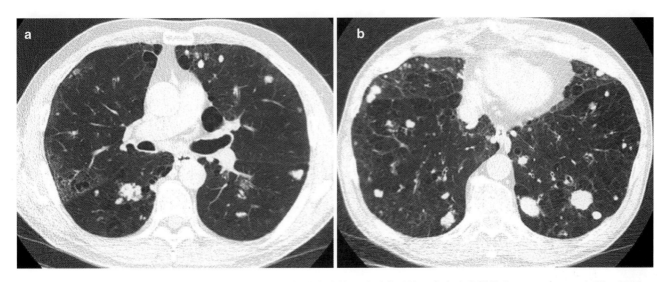

图 19.5　肺多发大小不等的结节。男，62 岁，经视频辅助胸腔镜下肺手术活检证实为肺淀粉样瘤。（**a**，**b**）CT 扫描（层厚＝1.5 mm）于中间段支气管（**a**）和肝后下腔静脉（**b**）平面的肺窗图像显示双肺多发大小不等的结节，同时可见双侧肺气肿和多发肺大泡。

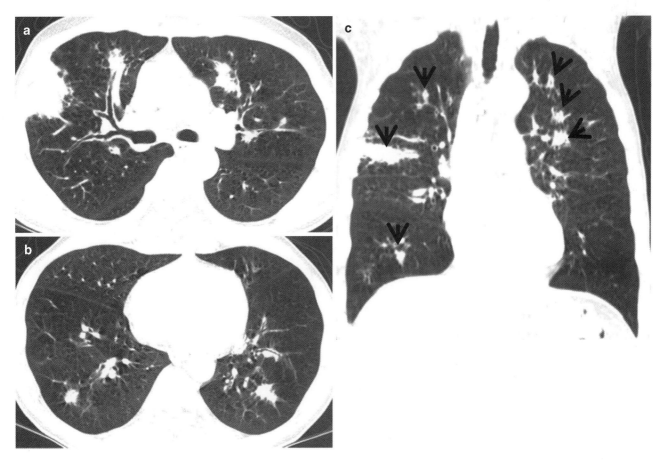

图 19.6　肺多发肿块。男，64 岁，韦格纳肉芽肿患者。（**a**，**b**）CT 扫描（层厚＝1.5 mm）于右肺上叶支气管（**a**）和心室（**b**）平面的肺窗图像显示肺部多发大小不等的结节和肿块，病灶呈典型沿支气管血管束或胸膜下分布。请注意双肺比较广泛的肺气肿。（**c**）冠状位重建（层厚＝5.0 mm），显示双肺不同大小的结节或肿块沿着支气管血管束分布。请注意双肺广泛的肺气肿

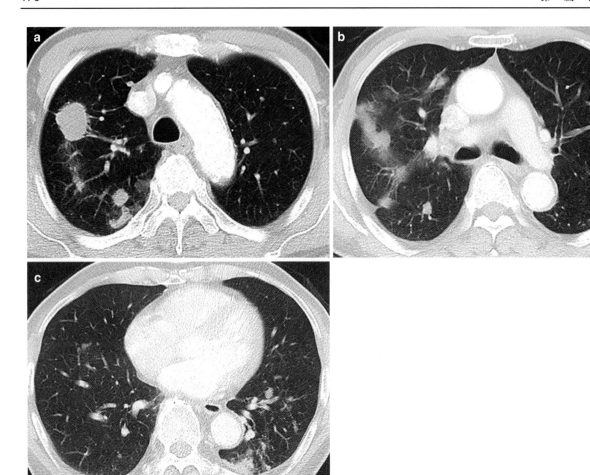

图 19.7 双肺大小不等的结节。男，72 岁，肺部隐球菌感染。（a～c）CT 扫描（层厚＝2.5 mm）于主动脉弓（a）、主支气管（b）和心室（c）平面的肺窗像显示双肺多发大小不等的结节或肿块，沿着支气管血管束或胸膜下分布。右肺上叶结节细针穿刺活检证实为隐球菌感染

鉴别诊断要点

疾病	分布区域								临床表现			其他
	上叶	中叶	下叶	胸膜下	中心性	随机	沿支气管血管束	随机	急性	亚急性	慢性	
肺转移瘤		＋	＋	＋		＋		＋			＋	大小不等结节影
淋巴组织增生性疾病			＋	＋			＋			＋	＋	
肺上皮样血管内皮瘤	＋	＋	＋			＋		＋			＋	大部分小于 1 cm，在随访中几乎不变
类风湿结节	＋	＋		＋		＋		＋			＋	结节大小不等，可有空洞，自然病程无法预测
肺淀粉样瘤			＋	＋				＋			＋	50% 出现内部钙化
结节病	＋	＋		＋			＋				＋	可出现空洞，纵隔或肺门淋巴结肿大，女性多见，非洲裔美国人多见
韦格纳肉芽肿	＋	＋	＋	＋		＋		＋		＋	＋	增强扫描可见大的坏死区
真菌感染或诺卡菌病	＋	＋	＋	＋			＋		＋	＋		
败血症（肺部）	＋	＋	＋			＋		＋				滋养血管征，空洞

肺转移瘤

病理学

肺转移瘤可有多种途径来源（肺动脉或支气管动脉，淋巴转移或气道转移），但影像表现上有相当大的重叠。肺转移瘤有 4 种形态，分别是肺实质结节（图 19.2）、肺间质增厚（癌性淋巴管炎）、伴或不伴肺动脉高压/肺梗死的肿瘤栓塞和支气管内肿瘤造成的气道阻塞[7]。

症状与体征

奇怪的是，相当多的肺转移瘤患者表现为多发结节或肿块，却没有任何临床症状。非特异性症状可有咳嗽，胸部轻微不适，肿瘤负荷很大时可引起呼吸困难，也可有咯血。可仅表现为全身症状，如体重减轻、厌食和虚弱，而没有呼吸道症状。

CT 表现

血源性肺转移瘤表现为多发结节（图 19.2），结节大小不等，从几毫米到数厘米，通常分布于肺野外带，尤其是双肺下叶胸膜下区域，在次级肺小叶内呈随机分布[8-9]。大部分结节呈圆形，边界光滑。然而，肺转移瘤也可以分叶，边界不规则。偶尔，肺转移瘤呈磨玻璃结节影，见于富血供肿瘤或出血性肿瘤，如血管肉瘤[10]。4% 的转移瘤表现为空洞性结节（请参见第二十三章"空洞性转移瘤"部分）。转移性结节很少出现钙化，钙化通常提示原发瘤为骨肉瘤、软骨肉瘤、滑膜肉瘤、肠癌、卵巢癌、乳腺癌和甲状腺癌[8]。

CT-病理对照

在 TSCT 上肺转移瘤结节的边界取决于肿瘤边缘（生长活跃区）的组织学表现[11]。CT 上边界光滑的结节对应于膨胀性（肿瘤压迫周围正常组织）和肺泡充填式（肿瘤浸润充满肺泡腔）生长。结节边界不清者多为肺泡细胞型（肿瘤沿肺泡壁生长），结节边界不规则者主要是间质增生型（肿瘤浸润间质）。转移性结节周围的 GGO 晕征提示结节邻近的肺实质出血或肿瘤沿着肺泡壁扩散[8]。

预后

多个结节或肿块的肺转移瘤预后很差，除非原

发瘤对化疗非常敏感。

肺淋巴瘤

病理学

来源于支气管黏膜相关淋巴样组织的结外边缘区 B 细胞淋巴瘤（BALT 淋巴瘤）为肺淋巴瘤最常见的类型，常表现为淋巴瘤细胞在间质内（沿着支气管血管束和小叶间隔）的结节状浸润，淋巴细胞瘤可破坏肺部结构。常见淋巴上皮样病灶，其特征为淋巴细胞瘤浸润上皮组织[12]。

症状与体征

原发性肺淋巴瘤的中位发病年龄约为 60 岁[13]。患者常有肺部症状如咳嗽、呼吸困难和胸部不适，有时可有咯血或全身症状。但是，多数的低级别淋巴瘤患者没有症状。

CT 表现

原发性或继发性肺淋巴瘤典型 CT 表现包括单个或多个结节、肿块或伴有充气支气管征的肿块样实变影（图 19.3）[1,14]。较为少见的征象有小叶间隔增厚、支气管血管束增厚、小叶中心性结节和 GGO。

CT-病理对照

薄层 CT 上多发结节或肿块与间质内肿瘤的增殖和肿瘤细胞扩散入实质及肺泡对应。

预后

肺部边缘区 B 细胞淋巴瘤通常表现为自限性的进程，疾病发展缓慢，治疗效果好。弥漫性大 B 淋巴瘤具有侵袭性，但是治疗后能完全缓解，长期存活率较高，文献报道的存活期为 8～10 年[15]。

肺上皮样血管内皮瘤（PEH）

病理学

肺上皮样血管内皮瘤表现为单个或多个结节（图 19.4）。结节可处于不同的发展阶段，一些结节

可见钙化和骨化，有些可见软骨黏液样背景，也可因细胞增生明显而呈实性。息肉状结节位于肺泡间隙内或者侵犯间质。在高倍镜下表现为在黏液背景下，肿瘤细胞巢状或条索状排列（图19.2）。尽管在一些病例中出现坏死，肿瘤细胞核分裂象和细胞异型性较少见[16-17]。

症状与体征

约半数的肺上皮样血管内皮瘤患者为偶然发现[18]。呼吸道症状包括咳嗽、呼吸困难、咯血和胸部疼痛，还可出现体重减轻。

CT 表现

肺上皮样血管内皮瘤最常见的CT表现为多发散在的结节[16-17]（图19.4）。结节直径可达2 cm，但大部分结节的直径小于1 cm。CT随访时病灶几乎不会增大。其他影像表现包括网格-结节状影（类似血源性转移瘤或癌性淋巴管炎）和胸膜弥漫性增厚（类似恶性胸膜间皮瘤或弥漫性胸膜转移瘤）[19-20]。

CT-病理对照

肺上皮样血管内皮瘤典型表现为肿瘤细胞以微息肉样的模式侵犯邻近细支气管和肺泡间隙，CT表现为多发结节影（图19.4）。肿瘤细胞在小动脉、静脉和淋巴管中浸润性结节样增生，类似于血源性转移瘤或癌性淋巴管炎，肿瘤细胞若沿胸膜浸润则与恶性胸膜间皮瘤的表现类似[16]。

预后

手术可切除单侧单个或多个结节，单一的治疗方法对双肺多发结节无效。5年生存率大约为60%（47%～71%）。有肺部出血或胸腔积液者则预后较差。

肺淀粉样瘤

病理学

淀粉样变性是由于蛋白质异常排列成β折叠片层状，并在细胞外异常堆积所致。结节状的淀粉样变性即为淀粉样瘤，表现为单个或多个结节，直径1～4 cm（图19.5）。淀粉样变性为实性结节，灰黄色，形态不规则。组织学上，淀粉样蛋白是无定形嗜酸性物质伴有异物巨噬细胞反应。淀粉样瘤结节的外周可发生淋巴浆细胞浸润、钙化、软骨化或骨化。请参见第十七章"主要位于上肺的蜂窝征"部分。

症状与体征

肺淀粉样变性结节常为偶然发现，需与肿瘤鉴别[21]。较大结节有时可引起占位效应。

CT 表现

肺淀粉样瘤表现为肺外带或胸膜下边界锐利或分叶状的结节[22]，形态多样，直径从0.5 cm至15 cm不等（图19.5）。结节生长缓慢，常随访多年不见缩小。钙化发生率约为50%，钙化发生于结节中央或不规则。结节可出现空洞，但极罕见。

CT-病理对照

CT所见的结节在组织学上代表肺实质被淀粉样蛋白（夹杂多核巨细胞和浆细胞）取代。

预后

肺淀粉样瘤很少需要干预或治疗。

韦格纳肉芽肿

病理学

韦格纳肉芽肿通常表现为肺部多个大小不等、不规则但边界清楚的肿块。肉眼观，病灶的外围为灰色硬结组织，中央为灰色、柔软的易碎组织或出血、坏死，可有空洞。显微镜下，不规则坏死区域被炎性肉芽组织包围。可见到中央的坏死血管或其他结构的轮廓，常有广泛细胞核破裂，导致多发嗜苏木精小颗粒积聚。此外，还可见多核异物巨细胞或朗格汉斯巨细胞[23]。

症状与体征

典型的韦格纳肉芽肿的特征性表现是坏死性炎性肉芽肿，并伴典型的三联症：上呼吸道病变（鼻窦炎、耳炎、溃疡、骨变形和声门下或支气管狭窄）、下呼吸道受累（咳嗽、胸痛、呼吸困难和咯血）和肾小球肾炎（血尿、红细胞管型、蛋白尿和氮质血症）。常见的全身症状包括发热、关节痛、肌痛、体重减轻和眼部损害。肺部大出血虽然少见，但可危及生命。

CT 表现

病变早期最常见的 CT 表现为双肺多发的结节或肿块[6,24]（图 19.6）。结节多呈随机分布，但有时位于胸膜下或沿支气管血管周围分布。随着病变进展，结节体积增大，数目增多。50％的病例可出现空洞。空洞常表现为厚壁空洞，内壁不规则、粗糙不平。其他常见表现包括支气管壁增厚，大气道受侵，肺气腔实变和出现 GGO。小叶中央性小结节和树芽征的发生率为 10％。治疗后结节可有一定程度的缩小。

CT-病理对照

CT 上结节或肿块在病理学上对应于由大的肺实质坏死灶、肉芽肿性炎症和血管炎构成的炎性结节。坏死性毛细血管炎引起的弥漫性肺泡出血表现为肺泡腔实变和 GGO 改变。小叶中心性结节和树芽征是由细支气管炎症而不是血管炎所致[24]。

预后

坏死性血管炎的药物治疗必须用到细胞毒性药物和激素。据报道，韦格纳肉芽肿的 5 年生存率为 74％～91％[25]。影响生存的主要因素有年龄和靶器官的受损程度。

参考文献

1. Bae YA, Lee KS. Cross-sectional evaluation of thoracic lymphoma. Radiol Clin North Am. 2008;46:253–64. viii.
2. Dacic S, Colby TV, Yousem SA. Nodular amyloidoma and primary pulmonary lymphoma with amyloid production: a differential diagnostic problem. Mod Pathol. 2000;13:934–40.
3. Yoon HK, Im JG, Ahn JM, Han MC. Pulmonary nocardiosis: CT findings. J Comput Assist Tomogr. 1995;19:52–5.
4. Han D, Lee KS, Franquet T, et al. Thrombotic and nonthrombotic pulmonary arterial embolism: spectrum of imaging findings. Radiographics. 2003;23:1521–39.
5. Song KD, Lee KS, Chung MP, et al. Pulmonary cryptococcosis: imaging findings in 23 non-AIDS patients. Korean J Radiol. 2010;11:407–16.
6. Chung MP, Yi CA, Lee HY, Han J, Lee KS. Imaging of pulmonary vasculitis. Radiology. 2010;255:322–41.
7. Crow J, Slavin G, Kreel L. Pulmonary metastasis: a pathologic and radiologic study. Cancer. 1981;47:2595–602.
8. Hirakata K, Nakata H, Nakagawa T. CT of pulmonary metastases with pathological correlation. Semin Ultrasound CT MR. 1995;16:379–94.
9. Murata K, Takahashi M, Mori M, et al. Pulmonary metastatic nodules: CT-pathologic correlation. Radiology. 1992;182:331–5.
10. Primack SL, Hartman TE, Lee KS, Muller NL. Pulmonary nodules and the CT halo sign. Radiology. 1994;190:513–5.
11. Hirakata K, Nakata H, Haratake J. Appearance of pulmonary metastases on high-resolution CT scans: comparison with histopathologic findings from autopsy specimens. AJR Am J Roentgenol. 1993;161:37–43.
12. Nicholson AG, Wotherspoon AC, Diss TC, et al. Pulmonary B-cell non-Hodgkin's lymphomas. The value of immunohistochemistry and gene analysis in diagnosis. Histopathology. 1995;26:395–403.
13. Cadranel J, Wislez M, Antoine M. Primary pulmonary lymphoma. Eur Respir J. 2002;20:750–62.
14. Lee KS, Kim Y, Primack SL. Imaging of pulmonary lymphomas. AJR Am J Roentgenol. 1997;168:339–45.
15. William J, Variakojis D, Yeldandi A, Raparia K. Lymphoproliferative neoplasms of the lung: a review. Arch Pathol Lab Med. 2013;137:382–91.
16. Kim EY, Kim TS, Han J, Choi JY, Kwon OJ, Kim J. Thoracic epithelioid hemangioendothelioma: imaging and pathologic features. Acta Radiol. 2011;52:161–6.
17. Luburich P, Ayuso MC, Picado C, Serra-Batlles J, Ramirez JF, Sole M. CT of pulmonary epithelioid hemangioendothelioma. J Comput Assist Tomogr. 1994;18:562–5.
18. Bagan P, Hassan M, Le Pimpec Barthes F, et al. Prognostic factors and surgical indications of pulmonary epithelioid hemangioendothelioma: a review of the literature. Ann Thorac Surg. 2006;82:2010–3.
19. Mukundan G, Urban BA, Askin FB, Fishman EK. Pulmonary epithelioid hemangioendothelioma: atypical radiologic findings of a rare tumor with pathologic correlation. J Comput Assist Tomogr. 2000;24:719–20.
20. Crotty EJ, McAdams HP, Erasmus JJ, Sporn TA, Roggli VL. Epithelioid hemangioendothelioma of the pleura: clinical and radiologic features. AJR Am J Roentgenol. 2000;175:1545–9.
21. Gillmore JD, Hawkins PN. Amyloidosis and the respiratory tract. Thorax. 1999;54:444–51.
22. Urban BA, Fishman EK, Goldman SM, et al. CT evaluation of amyloidosis: spectrum of disease. Radiographics. 1993;13:1295–308.
23. Travis WD, Hoffman GS, Leavitt RY, Pass HI, Fauci AS. Surgical pathology of the lung in Wegener's granulomatosis. Review of 87 open lung biopsies from 67 patients. Am J Surg Pathol. 1991;15:315–33.
24. Lee KS, Kim TS, Fujimoto K, et al. Thoracic manifestation of Wegener's granulomatosis: CT findings in 30 patients. Eur Radiol. 2003;13:43–51.
25. Mukhtyar C, Flossmann O, Hellmich B, et al. Outcomes from studies of antineutrophil cytoplasm antibody associated vasculitis: a systematic review by the European league against rheumatism systemic vasculitis task force. Ann Rheum Dis. 2008;67:1004–10.

伴网格的磨玻璃密度影
Ground-Glass Opacity
with Reticulation

20

伴网格和纤维化的磨玻璃密度影

定义

磨玻璃密度影（GGO）在薄层 CT（TSCT）中表现为肺部薄雾状的密度增高影，其内可见支气管及血管结构。GGO 可由肺气腔不完全填充，积液、细胞以及纤维化导致的间质增厚，以及部分肺泡坍塌或毛细血管充血引起，也可以是上述因素共同引起。最常见的因素是局部含气量减少[1]。GGO 的密度不及实变高，实变影能掩盖支气管血管结构（图 20.1）。

在 TSCT 上网格样结构由小叶间隔增厚、小叶内线状或蜂窝状结构的囊肿壁构成[2]。当磨玻璃样病灶与网格状结构、牵引性支气管扩张和肺纹理扭曲混合出现时，在组织学上意味着该区域的肺纤维化。

常见疾病

普通型间质性肺炎（UIP）（图 20.2）和非特异性间质性肺炎（NSIP）（纤维化型或纤维化和富细胞混合型）（图 20.3 和图 20.4）是两种最常见的表现为伴网格的 GGO（伴或不伴蜂窝征）的疾病。

分布

在 TSCT 上，"主要分布于胸膜下和底部"是 UIP 表现的四个主要先决条件（分布以胸膜下及底部为主、网格状结构异常、蜂窝征伴或不伴牵引性支气管扩张和没有不符合 UIP 的表现）之一[3]。在 TSCT 上最能区分 NSIP 和 UIP 或慢性过敏性肺炎的特征是：前者胸膜下区域无 GGO 及网格影[4]（图 20.3）。NSIP 的肺部病灶也可表现为沿支气管血管束或胸膜下分布（图 20.4）。

临床意义

在 TSCT 上表现为伴有高度纤维化（是指网格影和蜂窝征的范围）的 UIP 或纤维化型 NSIP，且肺弥散功能低下的患者具有高死亡风险[5]。甚至在一些几乎看不到蜂窝征的 UIP 和纤维化型 NSIP 病例中，系列随访 CT 显示蜂窝征和网格影范围扩大，但 GGO 范围缩小。基线 CT 检查的肺纤维化（网格影和蜂窝征）的总体范围似能预测几乎没有蜂窝征的 UIP 和纤维化型 NSIP 患者的预后[6]。

相关内容请参阅第十七章"主要位于胸膜下或肺基底的蜂窝征"部分。

鉴别诊断要点

疾病	分布区域								临床表现			其他
	上叶	中叶	下叶	胸膜下	中心性	随机	沿支气管血管束	随机	急性	亚急性	慢性	
IPF/UIP		+	+	+				+			+	
NSIP		+	+	+			+	+			+	好发于女性，沿支气管血管束分布，不累及胸膜下

缩写：IPF，特发性肺纤维化；UIP，普通型间质性肺炎；NSIP，非特异性间质性肺炎

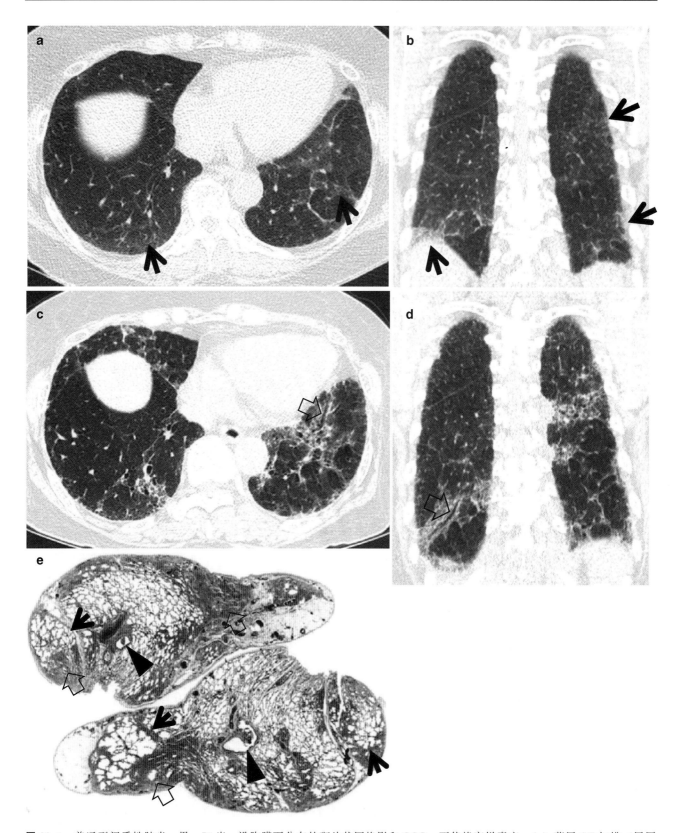

图 20.1 普通型间质性肺炎。男，73 岁，沿胸膜下分布的斑片状网格影和 GGO，不伴蜂窝样囊变。（**a**）薄层 CT 扫描（层厚 ＝1.0 mm）于右膈顶层面和（**b**）冠状位重建像（层厚＝2.0 mm）均可显示双下肺斑片状网格影和 GGO（箭头所示）。（**c**）3 年后随访 CT 扫描和（**d**）冠状位重建像（层厚＝2.0 mm）均可见双肺网格影和 GGO 的范围扩大，并可见牵拉性支气管扩张（空心箭头所示）。（**e**）右肺下叶及随访 CT 同期的两次手术活检标本在低倍光镜（×10）下可见不均匀分布的多发炎症（箭头所示）以及肺泡壁纤维化（空心箭头所示），并可见气道壁增厚以及管腔扩张（楔形箭头所示）。请注意随访期内病灶的变化

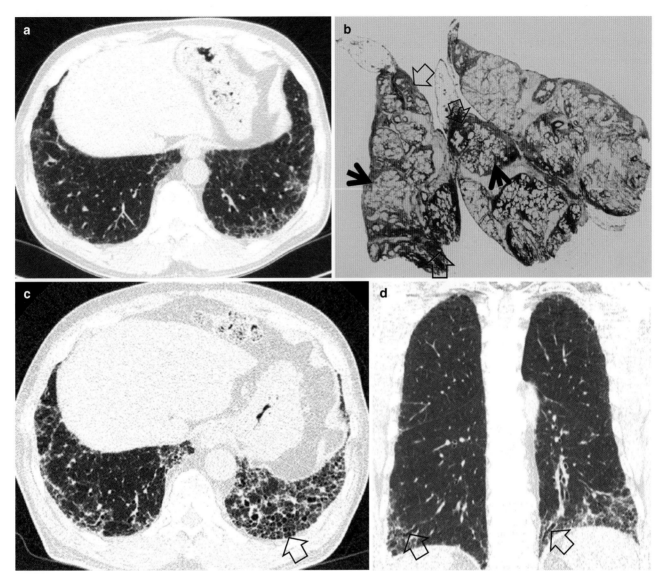

图 20.2　普通型间质性肺炎。男，62 岁，沿胸膜下分布的片状网格影和 GGO，不伴蜂窝征。（**a**）薄层 CT 扫描（层厚＝1.5 mm）于右膈顶层面显示双下肺片状网格影和 GGO（箭头所示）。（**b**）左肺下叶手术活检标本在低倍光镜（×4）下可见分布不均匀的多发肺泡壁炎症（箭头所示）和纤维化（空心箭头所示）。（**c**）7 年后随访 CT 显示双肺网格影范围扩大，并出现蜂窝征（空心箭头所示）。（**d**）随访 CT 冠状位重建可见网格影主要分布于下肺野，同时可见牵拉性支气管扩张（空心箭头所示）。

伴网格但无纤维化的磨玻璃密度影（铺路石征）

定义

在高分辨率 CT 上，由光滑的线所构成的网状结构与 GGO 区域相互重叠，形成铺路石征（图20.5）。铺路石征曾经被认为是肺泡蛋白沉着症的特征性表现，现在则认为它是一种非特征性表现，可

见于多种肺间质疾病和肺气腔疾病[7]。

常见疾病

表现为铺路石征的疾病包括急性细菌性、病毒性及卡氏肺囊虫肺炎（图 20.6）、急性间质性肺炎（AIP）或成人呼吸窘迫综合征、普通型间质性肺炎伴弥漫性肺泡损伤、弥漫性肺泡出血（DAH）（图20.5）、间质性肺水肿、肺泡蛋白沉着症（PAP）（图 20.7）、非特异性间质性肺炎（NSIP）、亚急性过敏性肺炎（HP）、机化性肺炎、结节病、类脂质

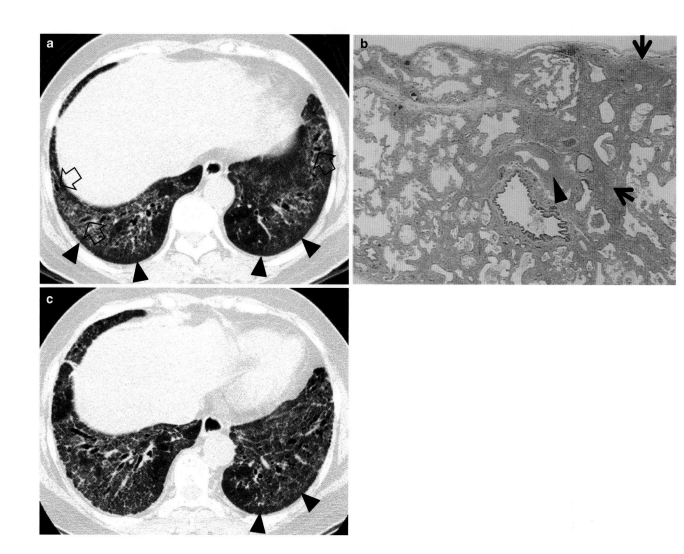

图 20.3　纤维化型非特异性间质性肺炎。女，50 岁。（**a**）薄层 CT 扫描（层厚＝1.0 mm）于右膈顶层面肺窗见双肺下野的片状网格影和 GGO（楔形箭头所示）。请注意，胸膜下并无病灶，在 CT 上这是与普通型间质性肺炎鉴别的一个重要征象。此外，可见牵拉性支气管扩张（空心箭头所示）。（**b**）右肺下手术活检标本在低倍光镜（×40）下可见肺泡壁上均匀分布的纤维化，几无淋巴细胞浸润。少数区域可见淋巴细胞浸润（箭头所示）以及血管壁增厚（楔形箭头所示）。（**c**）4 年后随访 CT 显示双肺网格影范围轻度扩大。胸膜下仍无病灶（楔形箭头所示），特别是在左肺

肺炎（图 20.8）和弥漫型黏液性或非黏液性腺癌（曾名为细支气管肺泡癌）或肺腺癌[7-8]（图 20.9）。

分布

在大部分疾病中，肺部病灶呈广泛、随机分布的斑片影。在 NSIP 和机化性肺炎中，病灶主要分布于胸膜下和双下肺。在类脂质肺炎中，铺路石征主要分布于右肺中叶、左肺上叶舌段或双肺下叶。

临床意义

疾病进展的速度有助于鉴别诊断。例如，急性病程提示肺孢子虫或其他感染性肺炎、ARDS、AIP 或 UIP 急性加重、DAH 以及间质性肺水肿的诊断。而慢性病程则提示 PAP、类脂质肺炎、弥漫型肺腺癌和黏液性原位肺腺癌（AIS）。其他的病史和临床表现也有助于明确诊断。

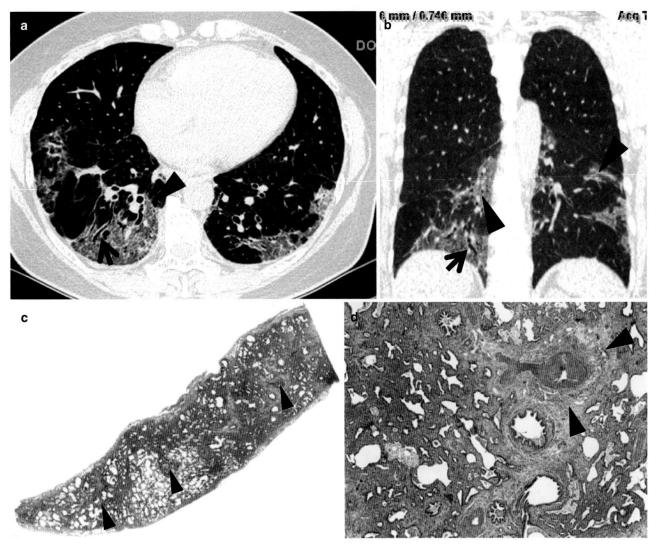

图 20.4 纤维化型非特异性间质性肺炎。女，60 岁。（a）薄层 CT 扫描（层厚＝1.0 mm）于心室层面肺窗可见片状网格影和 GGO。请注意病变同时累及肺部中央区（楔形箭头所示）和胸膜下区：相比于普通型间质性肺炎，这种表现在非特异性间质性肺炎中更为少见。此外，可见牵拉性支气管扩张（箭头所示）。（b）冠状重建图像显示病灶分布于中央区（楔形箭头所示）、支气管血管束周围和胸膜下，并可见牵拉性支气管扩张（箭头所示）。（c）右肺下叶手术活检标本于低倍镜（×4）下显示均匀的间质增厚、纤维化，极少的淋巴细胞浸润，并可见血管壁增厚（楔形箭头所示）。（d）稍高倍数（×40）清晰显示均匀的由纤维化引起的间质增厚，并可见炎症引起的血管壁增厚

一种诊断手段[9]。

卡氏肺囊虫肺炎

病理学

病理可见肺泡被淡淡的嗜伊红泡沫样分泌液填充（图 20.6）。肺孢子菌在 HE 染色中不被染色，但在银染色中可见肺泡中有许多直径约为 5 μm 的圆形包囊。新月状结构为塌陷的包囊。包囊边缘常见一个小点，有助于诊断。在气管肺泡灌洗液中常可见富泡沫样分泌液，在没有活检的情况下可以作为

症状与体征

卡氏肺囊虫肺炎常发生于免疫功能减退的患者，尤其是干细胞移植和器官移植、大剂量激素治疗以及 HIV 感染患者[10]。在表现典型的 HIV 感染患者中，病情发展缓慢，几周至几个月内肺炎的症状逐渐加重。非 HIV 感染患者的典型症状是暴发性呼吸衰竭，伴发热和干咳。

鉴别诊断要点

疾病	上叶	中叶	下叶	胸膜下	中心性	随机	沿支气管血管束	随机	急性	亚急性	慢性	其他
卡氏肺囊虫肺炎	+	+	+			+		+	+			
AIP 或 ARDS	+	+	+			+		+	+			
UIP 叠加 DAD		+	+	+					+			UIP 急性加重
DAH	+	+	+			+		+	+			胸膜下（肺尖及肋膈角处）不累及
PE		+	+			+		+	+			
PAP	+	+	+			+			+	+		
NSIP		+	+	+	+		+	+	+	+		
亚急性 HP	+	+				+		+	+	+		
OP		+	+	+			+			+		
结节病	+	+				+	+				+	
LP		+	+			+		+			+	
黏液性 AD	+	+	+			+		+			+	

缩写：AIP，急性间质性肺炎；ARDS，成人呼吸窘迫综合征；DAD，弥漫性肺泡损伤；UIP，普通型间质性肺炎；DAH，弥漫性肺泡出血；PE，肺水肿；PAP，肺泡蛋白沉着症；NSIP，非特异性间质性肺炎；HP，过敏性肺炎；OP，机化性肺炎；LP，类脂质肺炎；AD，腺癌

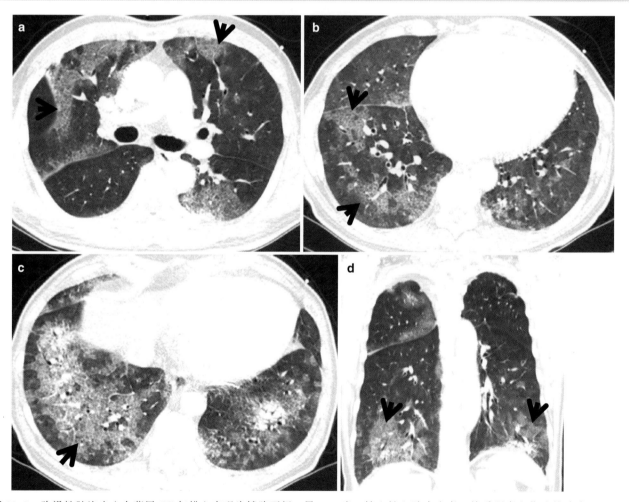

图 20.5 弥漫性肺泡出血在薄层 CT 扫描上表现为铺路石征。男，60 岁，缺血性心脏病患者，接受肝素和华法林治疗。（a～c）CT 扫描（层厚＝2.5 mm）肺窗于主支气管层面（a）、心室层面（b）以及右膈顶层面（c）均显示双肺广泛的斑片状 GGO 及其内部的网格影（铺路石征，箭头所示）。显然双肺病变不累及胸膜下区域。（d）冠状位重建图像（层厚＝2.0 mm）亦显示双肺胸膜下区域无铺路石征（箭头所示）

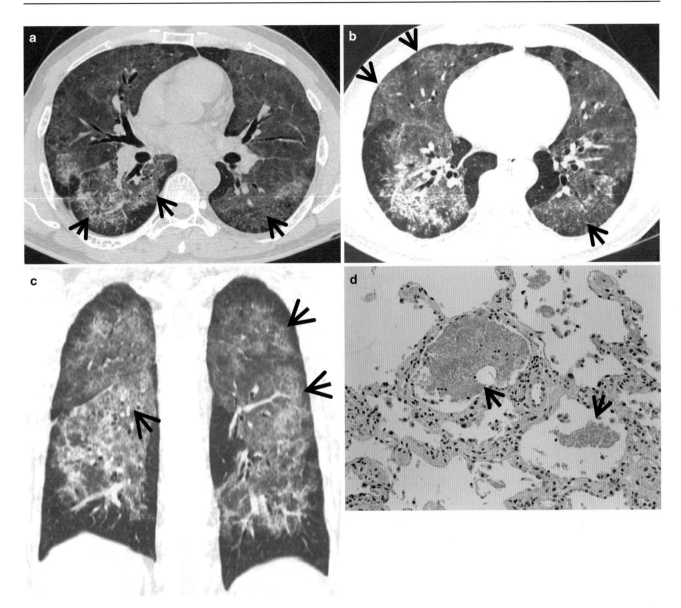

图 20.6　卡氏肺囊虫肺炎。男，48 岁，哮喘患者，接受糖皮质激素治疗。（**a**，**b**）CT 扫描（层厚＝2.5 mm）肺窗于右肺中叶支气管层面（**a**）和右下肺静脉层面（**b**）均可显示弥漫的 GGO 及其内部的网格影（铺路石征，箭头所示），全肺胸膜下区域均未受累。（**c**）冠状位重建图像（层厚＝2.0 mm）同样可见双肺铺路石征（箭头所示），全肺胸膜下区域均未受累。（**d**）右肺下叶经支气管肺活检标本于高倍镜下（×200）可见肺泡内泡沫样分泌物（箭头所示）以及轻微间质性炎症和纤维化，提示卡氏肺囊虫肺炎和急性肺损伤

CT 表现

　　卡氏肺囊虫肺炎在薄层 CT 扫描（TSCT）上的典型征象为双肺 GGO[11]（图 20.6）。GGO 可以为斑片状、地图样，弥漫性或集中分布于肺门区或肺上叶。在约 20％患者中可见由网格影和小叶间隔增厚构成的铺路石征（图 20.6）。约 30％患者中可见囊肿。囊肿的形态不尽相同，但其直径大多数为 5～30 mm，壁薄，分布于肺上叶。结节或粟粒性结节少见[12]。

CT-病理对照

　　GGO 反映了由水肿、间质性肺炎导致的肺泡壁增厚及泡沫样肺泡渗出液，而网格影则意味着肺泡内渗出物的机化或纤维化[8]。

预后

　　复方新诺明是预防和治疗卡氏肺囊虫肺炎的一线药物。在抗菌治疗后，为了减少由于微生物降解导致的严重炎症反应，对所有感染 HIV 和已经确诊

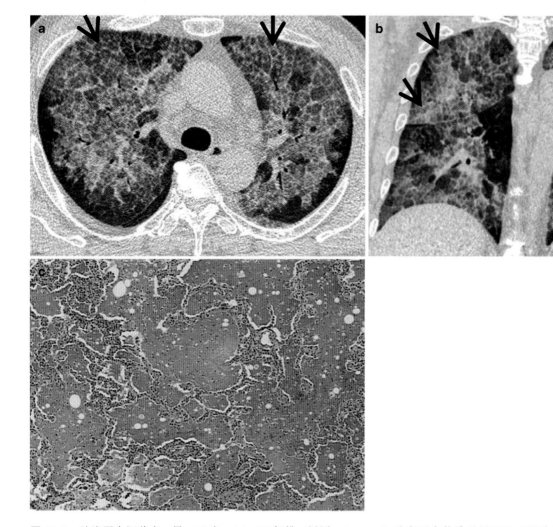

图 20.7 肺泡蛋白沉着症。男，52 岁。（**a**）CT 扫描（层厚＝1.5 mm）肺窗于奇静脉弓层面见双肺弥漫的 GGO 伴内部网格影（铺路石征，箭头所示），不累及胸膜下区域。（**b**）冠状面重建像（层厚＝2.0 mm）示双肺铺路石征（箭头所示）。（**c**）右肺下叶手术活检标本于高倍镜下（×200）见微小嗜伊红颗粒物质填充肺泡腔，同时可见正常的肺泡壁

的患者需加用糖皮质激素[10]。

类脂质肺炎

病理学

类脂质肺炎分为两种：外源性类脂质肺炎和内源性类脂质肺炎（又称为胆固醇肺炎或金色肺炎）。外源性类脂质肺炎是由于反复吸入油脂物质，在肺泡巨噬细胞内蓄积而不能代谢所引起。因此，油脂被排入肺泡，引起异物反应。矿物油是最常见的刺激物。

组织学上可见大量组织细胞以及多核巨噬细胞围绕着圆形或卵圆形的囊性空泡（脂质液泡在染色过程中脱去）（图 20.8）。内源性类脂质肺炎通常与支气管堵塞有关，导致肺泡内细胞降解产物的堆积，

包括胆固醇以及肺泡上皮细胞膜损伤后产生的脂类。这些脂质被巨噬细胞吞噬，然后沉积在肺泡腔内。组织学上，在阻塞支气管远端的肺泡中有泡沫样巨噬细胞积聚，巨噬细胞内充满着细小的脂质空泡（小于 1 μm）和来源于退化细胞（包括分泌表面活性物质的肺泡 Ⅱ 型细胞）的嗜伊红蛋白质样物质[13]。

症状与体征

患者的症状可千差万别，轻则无症状，重则可危及生命[14]。但总体来说，临床症状多较轻，以慢性咳嗽和呼吸困难最为常见。

CT 表现

急性或慢性类脂质肺炎最常见的 CT 表现为低

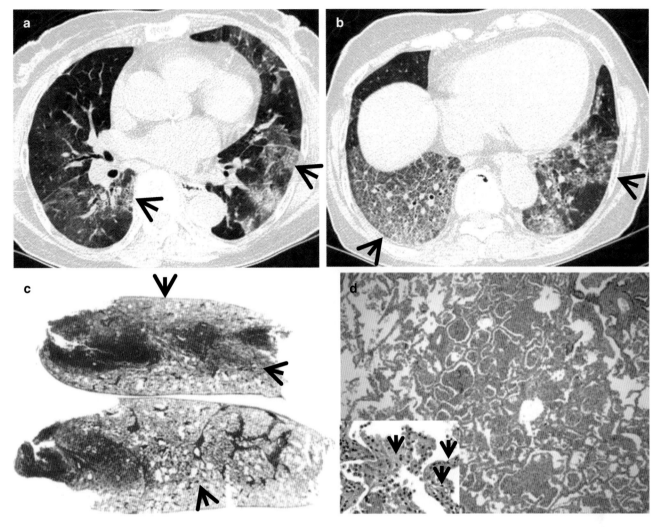

图 20.8 类脂质肺炎（鲨烯吸入性肺炎）。男，73 岁。（**a，b**）CT 扫描（层厚＝2.5 mm）肺窗于右肺中叶支气管层面（**a**）及右膈顶层面（**b**）均显示双肺广泛的斑片状 GGO 伴内部网格影（铺路石征，箭头所示）。（**c**）右肺下叶手术活检标本于低倍镜下（×10）可见充满炎症细胞的实变区，伴疏松的纤维化及炎症的间质增厚（箭头所示）。（**d**）高倍镜下（×100）可见肺泡内充满富含脂质的巨噬细胞、炎症细胞以及纤维蛋白。插图：富含脂质的巨噬细胞（箭头所示）

密度的实变区和铺路石征（图 20.8）。实变最常见于重力性分布区域。慢性类脂质肺炎通常导致局限性肿块样实变影[15-16]。

CT-病理对照

铺路石征反映了富含脂质的巨噬细胞在肺泡内和间质内的积聚和肺泡 II 型细胞的增生[17]。

预后

疾病治疗的关键在于确认并避免接触刺激物。首选支持治疗和保守治疗。急性甚至致命的病例时有发生，但通常表现为隐匿的病程。

肺泡蛋白沉着症

病理学

肺泡蛋白沉着症（PAP）以富含脂质的嗜伊红物质沉积于肺泡内为特征（图 20.7）。在原发性 PAP 中，由于人体产生了抗粒细胞-巨噬细胞集落刺激因子（GM-CSF）的自身抗体，导致肺泡巨噬细胞对表面活性物质的清除功能受损。大体病理可见双肺黄白色质硬结节，有些直径可达 2 cm。显微镜下，肺泡腔内有粉红色颗粒状物质填充，有时肺泡壁环形回缩，与渗出稍稍隔开。高倍镜下可显示

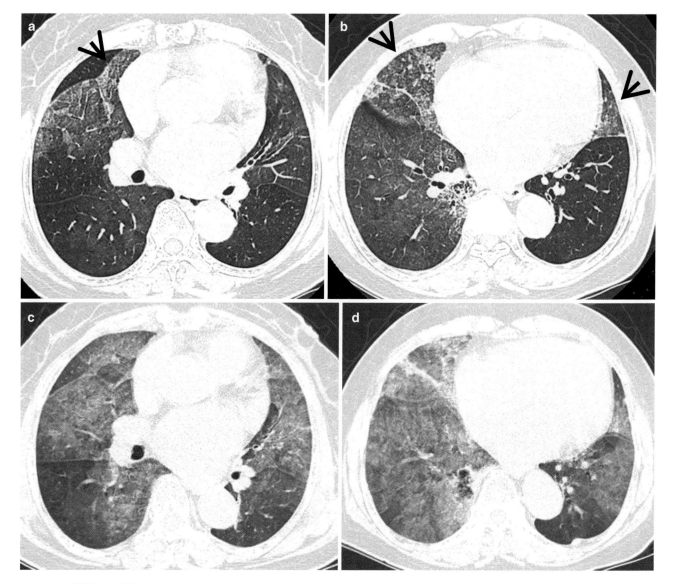

图 20.9　弥漫性非黏液性腺癌。女，70 岁。（a，b）CT 扫描（层厚＝2.5 mm）肺窗于右侧中间段支气管层面（a）以及右下肺静脉层面（b）均可显示双肺广泛的斑片状 GGO 及内部网格影（铺路石征，箭头所示）。（c，d）10 个月后随访 CT 于相似层面显示病情加重，双肺可见弥漫的 GGO

包埋于这种颗粒物内的簇状、致密的球形物质和针状胆固醇结晶[18]。

症状与体征

大多数 PAP 患者起病隐匿，表现为进行性劳力性呼吸困难和咳嗽[19]。不典型的症状包括发热、胸痛，甚至咯血，特别是继发感染时易出现。几乎 1/3 患者没有症状。体格检查阳性体征不显著，但 50% 的患者有吸气性爆裂音，25% 的患者有发绀。

CT 表现

在 TSCT 上，多发的 GGO 为其特征性表现。

其边缘通常很锐利，形成地图样的外观（图 20.7）。在大多数病例中，可见小叶内间质和小叶间隔增厚，叠加于 GGO 的背景上，形成铺路石征[20-21]（图 20.7）。病灶的分布是多种多样的，随机分布最为常见。有时可见肺气腔实变。

CT-病理对照

GGO 反映了肺泡内充满细颗粒状嗜伊红物质。铺路石征由小叶间隔水肿或脂蛋白填充邻近小叶间隔的气腔引起[22]。

预后

临床病程很难预测，轻则自行缓解，重则死亡。从 20 世纪 60 年代开始，就可以通过全肺灌洗来治愈继发性肺泡蛋白沉着症。目前，这种方法仍是标准疗法。以肺泡巨噬细胞和粒细胞-巨噬细胞集落刺激因子为靶点的新疗法可作为全肺灌洗的一种替代疗法。

黏液腺癌或原位腺癌（弥漫型）

病理学

侵袭性黏液腺癌（曾名为黏液性细支气管肺泡癌）特征性组织学表现为杯状或柱状肿瘤细胞胞质内含有丰富的黏液。细胞异型性不显著（或无）。肺泡腔内通常含有黏液。当发生间质浸润时，胞质的黏液含量减少，细胞异型性更明显。它与原位黏液腺癌和微侵袭性腺癌在下面所列的标准中至少有 1 项不同：大小（直径＞3 cm）、浸润深度（厚度＞0.5 cm）、多发结节、边界不清并侵犯邻近肺实质。肿瘤极易多中心、多叶和双肺发病，反映了它可经气道播散的特点[23]。

症状与体征

大部分患者没有症状。当病灶进展为双肺弥漫性病变时，咳嗽和劳力性呼吸困难是最常见的呼吸道症状。由于肿瘤细胞产生丰富的黏液，主诉咳大量痰，即所谓的支气管黏液溢。全身症状包括厌食、体重减轻和倦怠。

CT 表现

弥漫性黏液性或非黏液性腺癌以及原位腺癌（AIS）有 3 种主要表现：GGO（4/38，10%）（图 20.9），实变（22/38，58%）和多发结节（12/38，32%）[24]。当网格影和 GGO 相互叠加时，表现为铺路石征。

CT-病理对照

GGO 反映了肺泡内的低密度物质（糖蛋白），而网格影是由炎症或肿瘤细胞浸润间质所致[24-25]。

预后

总体来说，侵袭性黏液性腺癌患者的预后比非黏液性腺癌要差。由于侵袭性黏液性腺癌极易呈多灶、多叶和双肺发病，尽管外科手术切除了局部病灶，肿瘤常在残肺内复发。

参考文献

1. Remy-Jardin M, Giraud F, Remy J, Copin MC, Gosselin B, Duhamel A. Importance of ground-glass attenuation in chronic diffuse infiltrative lung disease: pathologic-CT correlation. Radiology. 1993;189:693–8.
2. Hansell DM, Bankier AA, MacMahon H, McLoud TC, Muller NL, Remy J. Fleischner Society: glossary of terms for thoracic imaging. Radiology. 2008;246:697–722.
3. Raghu G, Collard HR, Egan JJ, et al. An official ATS/ERS/JRS/ALAT statement: idiopathic pulmonary fibrosis: evidence-based guidelines for diagnosis and management. Am J Respir Crit Care Med. 2011;183:788–824.
4. Silva CI, Muller NL, Lynch DA, et al. Chronic hypersensitivity pneumonitis: differentiation from idiopathic pulmonary fibrosis and nonspecific interstitial pneumonia by using thin-section CT. Radiology. 2008;246:288–97.
5. Shin KM, Lee KS, Chung MP, et al. Prognostic determinants among clinical, thin-section CT, and histopathologic findings for fibrotic idiopathic interstitial pneumonias: tertiary hospital study. Radiology. 2008;249:328–37.
6. Lee HY, Lee KS, Jeong YJ, et al. High-resolution CT findings in fibrotic idiopathic interstitial pneumonias with little honeycombing: serial changes and prognostic implications. AJR Am J Roentgenol. 2012;199:982–9.
7. Johkoh T, Itoh H, Muller NL, et al. Crazy-paving appearance at thin-section CT: spectrum of disease and pathologic findings. Radiology. 1999;211:155–60.
8. Rossi SE, Erasmus JJ, Volpacchio M, Franquet T, Castiglioni T, McAdams HP. "Crazy-paving" pattern at thin-section CT of the lungs: radiologic-pathologic overview. Radiographics. 2003;23:1509–19.
9. Watts JC, Chandler FW. Pneumocystis carinii pneumonitis. The nature and diagnostic significance of the methenamine silver-positive "intracystic bodies". Am J Surg Pathol. 1985;9:744–51.
10. Gilroy SA, Bennett NJ. Pneumocystis pneumonia. Semin Respir Crit Care Med. 2011;32:775–82.
11. Kuhlman JE, Kavuru M, Fishman EK, Siegelman SS. Pneumocystis carinii pneumonia: spectrum of parenchymal CT findings. Radiology. 1990;175:711–4.
12. Boiselle PM, Crans Jr CA, Kaplan MA. The changing face of Pneumocystis carinii pneumonia in AIDS patients. AJR Am J Roentgenol. 1999;172:1301–9.
13. Betancourt SL, Martinez-Jimenez S, Rossi SE, Truong MT, Carrillo J, Erasmus JJ. Lipoid pneumonia: spectrum of clinical and radiologic manifestations. AJR Am J Roentgenol. 2010;194:103–9.
14. Marchiori E, Zanetti G, Mano CM, Hochhegger B. Exogenous lipoid pneumonia. Clinical and radiological manifestations. Respir Med. 2011;105:659–66.
15. Lee KS, Muller NL, Hale V, Newell Jr JD, Lynch DA, Im JG. Lipoid pneumonia: CT findings. J Comput Assist Tomogr. 1995;19:48–51.
16. Yi MS, Kim KI, Jeong YJ, Park HK, Lee MK. CT findings in hydrocarbon pneumonitis after diesel fuel siphonage. AJR Am J Roentgenol. 2009;193:1118–21.
17. Franquet T, Gimenez A, Bordes R, Rodriguez-Arias JM, Castella J. The crazy-paving pattern in exogenous lipoid pneumonia:

CT-pathologic correlation. AJR Am J Roentgenol. 1998;170: 315–7.

18. Khan A, Agarwal R. Pulmonary alveolar proteinosis. Respir Care. 2011;56:1016–28.

19. Trapnell BC, Whitsett JA, Nakata K. Pulmonary alveolar proteinosis. N Engl J Med. 2003;349:2527–39.

20. Murch CR, Carr DH. Computed tomography appearances of pulmonary alveolar proteinosis. Clin Radiol. 1989;40:240–3.

21. Lee KN, Levin DL, Webb WR, Chen D, Storto ML, Golden JA. Pulmonary alveolar proteinosis: high-resolution CT, chest radiographic, and functional correlations. Chest. 1997;111:989–95.

22. Kang EY, Grenier P, Laurent F, Muller NL. Interlobular septal thickening: patterns at high-resolution computed tomography. J Thorac Imaging. 1996;11:260–4.

23. Travis WD, Brambilla E, Noguchi M, et al. International association for the study of lung cancer/American thoracic society/European respiratory society international multidisciplinary classification of lung adenocarcinoma. J Thorac Oncol. 2011;6:244–85.

24. Akira M, Atagi S, Kawahara M, Iuchi K, Johkoh T. High-resolution CT findings of diffuse bronchioloalveolar carcinoma in 38 patients. AJR Am J Roentgenol. 1999;173:1623–9.

25. Tan RT, Kuzo RS. High-resolution CT findings of mucinous bronchioloalveolar carcinoma: a case of pseudopulmonary alveolar proteinosis. AJR Am J Roentgenol. 1997;168:99–100.

不伴网格的磨玻璃密度影
Ground-Glass Opacity
without Reticulation

21

胸膜下片状分布的不伴网格的磨玻璃密度影

定义

磨玻璃密度影（GGO）是由肺实质内部分气体被排出所引起，包括部分肺气腔被填充、间质增厚（由渗出、细胞浸润或纤维化引起）（图 21.1 和图 21.2）、肺泡塌陷，以及毛细血管血流量增加。不伴网格的 GGO 通常代表活跃的炎症反应或者可逆的疾病状态。

常见疾病

富细胞型非特异性间质性肺炎（NSIP）（图 21.1）、脱屑性间质性肺炎（DIP）（图 21.2）、隐源性机化性肺炎（COP）以及嗜酸细胞性肺炎（过敏性肺疾病）在薄层 CT（TSCT）上均可表现为不伴网格的 GGO。

分布

在富细胞型 NSIP 中，GGO 分布于胸膜下，通常没有明显的上下肺叶的梯度分布（这种梯度分布在普通型间质性肺炎中常见，且主要分布于下肺野）[1]。在 DIP 中，GGO 主要分布于胸膜下及双下肺区域[1]。在 COP，约 2/3 患者的病灶沿支气管血管束或胸膜下分布[2]。在 CT 上慢性嗜酸细胞性肺炎的 GGO 主要分布于胸膜下，上肺野稍多[3]。

临床意义

哮喘病史提示嗜酸细胞性肺部疾病的诊断（约 40% 的慢性嗜酸细胞性肺炎患者伴有哮喘）[3]。药物引起的肺部疾病、胶原血管病的肺部病变、NSIP、DIP、COP 和嗜酸性肺部疾病具有相似的表现[4-5]。

鉴别诊断要点

疾病	分布区域								临床表现			其他
	上叶	中叶	下叶	胸膜下	中心性	随机	沿支气管血管束	随机	急性	亚急性	慢性	
富细胞型 NSIP		+	+	+	+		+	+			+	
DIP		+	+	+				+		+	+	吸烟者肺病
COP		+	+	+	+		+			+	+	实变为主
CEP	+	+		+				+		+	+	实变为主；40% 患有哮喘

缩写：NSIP, 非特异性间质性肺炎；DIP, 脱屑性间质性肺炎；COP, 隐源性机化性肺炎；CEP, 慢性嗜酸细胞性肺炎

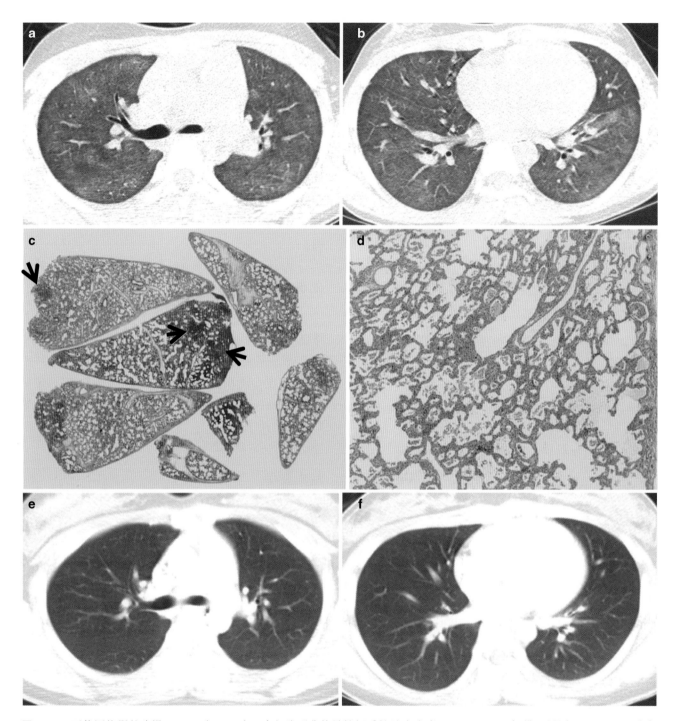

图 21.1　不伴网格影的弥漫 GGO。女，10 岁，富细胞型非特异性间质性肺炎患者。（**a，b**）CT 扫描（层厚＝2.5 mm）肺窗于右肺上叶支气管层面（**a**）及下肺静脉层面（**b**）均可见双肺弥漫分布的 GGO。（**c**）右肺下叶术后活检标本于低倍镜下（×40）显示弥漫性肺泡壁增厚伴有炎症细胞浸润，病变时相一致，另可见局灶性机化性肺炎（箭头所示）。（**d**）高倍镜下（×200）见肺泡壁增厚伴慢性炎症细胞浸润、肺泡壁细胞轻度增生，肺泡内可见大量肺泡巨噬细胞。（**e，f**）患者接受糖皮质激素治疗，2 年后随访 CT 在与 a，b 相近的层面均可见双肺 GGO 完全消失

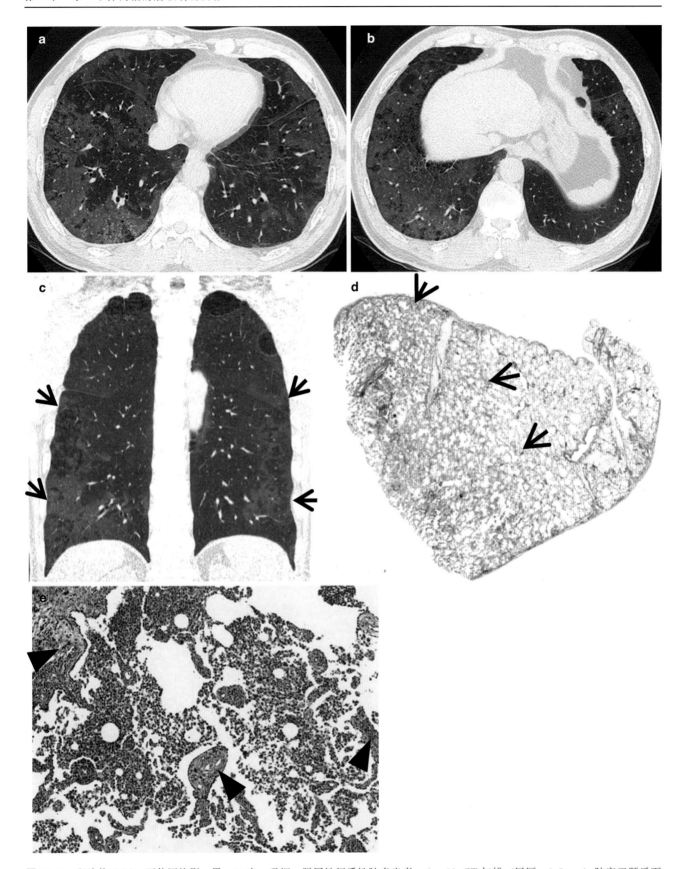

图 21.2　斑片状 GGO，不伴网格影。男，51 岁，吸烟，脱屑性间质性肺炎患者。（**a，b**）CT 扫描（层厚＝1.5 mm）肺窗于肝后下腔静脉层面（**a**）以及右膈顶层面（**b**）显示双肺胸膜下广泛的斑片状 GGO。（**c**）冠状位重建像（层厚＝2.0 mm）显示双肺胸膜下斑片状 GGO（箭头所示）。同时上肺可见肺大泡。（**d**）右肺下叶手术活检标本于低倍镜下（×40）可见炎症细胞均匀一致地堆积于肺泡内，间质（肺泡壁）内较少（箭头所示）。（**e**）高倍镜（×200）下可见肺泡内巨噬细胞堆积以及轻度的间质纤维化（楔形箭头所示）

富细胞型非特异性间质性肺炎（NSIP）

病理学

富细胞型非特异性间质性肺炎表现为弥漫、均匀的炎症，主要累及肺泡壁，支气管血管束和胸膜也可不同程度地受累（图 21.1）。当肺气腔出现机化时（机化性肺炎型），病灶并不像感染性机化性肺炎那样均匀一致。NSIP 的纤维化一般较轻微，保留肺部的正常结构。显微镜下可见到不同程度的细支气管周围化生，但它的特点是没有蜂窝样结构[6]。

症状与体征

持续 6～7 个月的呼吸困难和咳嗽是 NSIP 的典型临床表现，多见于女性、不吸烟者，50～60 岁[7]。大多数患者中，在肺部检查时可闻及双肺吸气相爆裂音。杵状指在富细胞型 NSIP 患者中罕见。常见的全身症状包括发热以及关节疼痛。

CT 表现

典型的富细胞型 NSIP 病例并没有严重的纤维化及蜂窝样变。其最常见的 CT 表现为 GGO（图 21.1）以及细小的异常网状结构[8]，有时可见牵拉性支气管扩张。病灶对称性分布在双下肺野。有时可见实变，但并不是 NSIP 的主要表现。若 NSIP 患者出现快速进展的肺气腔实变或者 GGO，应该考虑到急性加重或感染的可能性[9]。尽管富细胞型 NSIP 的典型病例没有严重的纤维化改变，富细胞型和纤维化型 NSIP 的影像表现常有重叠，且不易区分[10]。

CT-病理对照

富细胞型 NSIP 表现为显著的炎性反应，但纤维化较轻。组织学上，CT 所见的 GGO 对应于炎症细胞浸润以及纤维化导致的间质增厚（图 21.1），而实变区域与隐源性机化性肺炎有关[11]。

预后

富细胞型 NSIP 患者的预后非常好，10 年生存率高达 100％。治疗上以糖皮质激素为主要药物。

脱屑性间质性肺炎（DIP）

病理学

脱屑性间质性肺炎中嗜酸性巨噬细胞均匀填充肺气腔，使其外观呈现嗜伊红色（图 21.2）。常见纤维组织增生导致的轻微、均匀的间质增厚。显微放大扫描可观察到累及呼吸性细支气管、呈小叶中心性分布的慢性炎症[12]。

症状与体征

DIP 患者的临床症状为非特异性，包括慢性咳嗽和呼吸困难[13]。约 60％的患者有吸气相爆裂音，25％～50％的患者可见杵状指。

CT 表现

在薄层 CT 上，DIP 主要表现为双肺的 GGO，主要分布于胸膜下和肺底部[14]（图 21.2）。网格状影与 GGO 可同时出现，但蜂窝征少见。

CT-病理对照

薄层 CT 上的 GGO 反映了该区域肺泡腔被巨噬细胞填充[15]（图 21.2）。

预后

对于吸烟的 DIP 患者来说，戒烟是第一步也是最重要的治疗措施。有明显症状或者肺功能严重受损的患者常使用糖皮质激素治疗。曾有病情自行缓解的文献报道。DIP 可逐渐加重，特别是继续吸烟的患者。

伴小结节、不伴网格的磨玻璃密度影

定义

磨玻璃密度影（GGO）的定义请参见本章前文"胸膜下片状分布的不伴网格的磨玻璃密度影"。在数种疾病中，可同时见到弥漫的 GGO 和边界不清的小结节，小结节可位于 GGO 之内（图 21.3～图 21.5）。

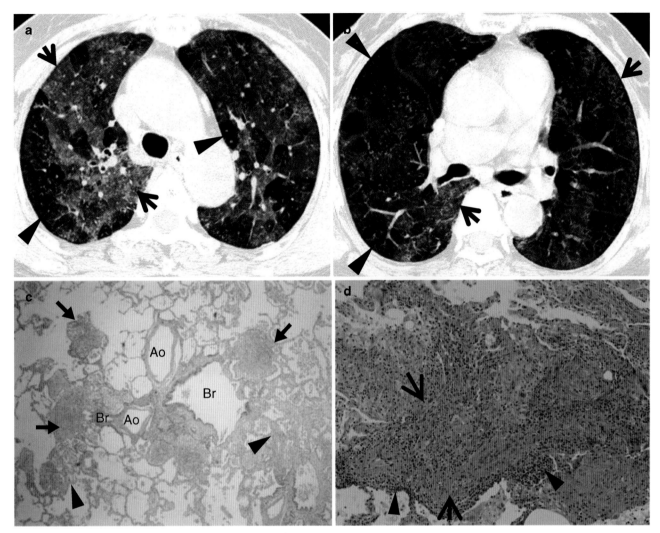

图 21.3　亚急性过敏性肺炎。女，66 岁。（**a，b**）薄层 CT 扫描（层厚＝1.0 mm）肺窗于奇静脉弓层面（**a**）以及中间段支气管远端层面（**b**）分别可见所谓的"猪头肉冻"征，既有渗出性病变（GGO，箭头所示）又有梗阻性病变（马赛克征，楔形箭头所示）。GGO 由肺渗出引起，而马赛克灌注伴血管减少则通常由小气道疾病引起。（**c**）右肺上叶手术活检标本于高倍镜（×100）下可见细支气管中心性分布的肉芽肿（箭头所示）和细支气管周围（肺泡壁）的淋巴细胞浸润（楔形箭头所示）（Ao，小动脉；Br，细支气管）。（**d**）高倍镜（×200）下见由上皮样细胞和巨细胞形成的结构疏松的肉芽肿（箭头所示），周围可见淋巴细胞套（楔形箭头所示）

常见疾病

亚急性过敏性肺炎（HP）（图 21.3）、巨细胞病毒性肺炎（CMV 肺炎）（图 21.4）和弥漫性肺泡出血（DAH，特别是与肺血管炎相关的）（图 21.5）均可表现为弥漫或广泛的 GGO，内有边界不清的小结节（主要为 GGO 结节）[16]。

分布

亚急性过敏性肺炎常表现为广泛的、双侧对称的 GGO[17]。但在部分病例中，其 GGO 可为斑片状或不对称的。同样，在巨细胞病毒性肺炎中，GGO 呈散在或斑片状，没有明显的区域性[18-19]。在弥漫性肺泡出血中，近 75％ 的患者的病灶弥漫分布于上叶和下叶，25％ 患者局限于下肺；但无论哪一种，通常不累及肺尖及肋膈角区[20]。

临床意义

过敏性肺炎最好发于鸟类爱好者以及农民[21]。巨细胞病毒性肺炎是免疫功能减退患者最常见的可危及生命的并发症，它最常出现于骨髓和实性器官移植后以及 AIDS 患者[19]。弥漫性肺泡出血的临床综合征包括咯血、出血、影像学上弥漫分布的肺部密度增高影以及低氧血症型呼吸衰竭（Ⅰ型）。弥漫性肺泡出血最常见的基本病理改变为小血管炎，即肺毛细血管炎，常见于血清反应阳性的系统性血管炎或结缔组织病（肺出血）以及弥漫性肺泡损伤（由包括药物、凝血功能障碍和感染在内的一系列损伤因素造成）[22]。

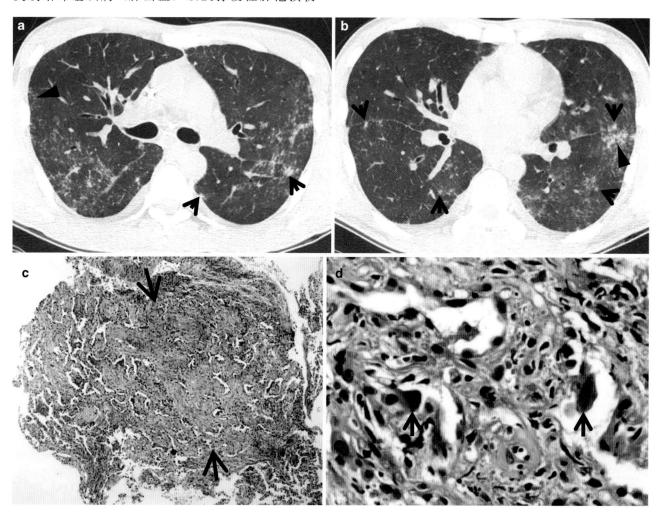

图 21.4　巨细胞病毒性肺炎。男，28 岁，急性髓细胞白血病患者。（**a，b**）薄层 CT 扫描（层厚＝1.0 mm）于主支气管层面（**a**）以及基底干层面（**b**）分别可见双肺斑片状 GGO、分枝状小结节样结构（树芽征，楔形箭头所示）和腺泡般大小的结节（箭头所示）。（**c**）左肺下叶手术活检标本于高倍镜（×100）下可见机化性肺炎（箭头所示）的表现和上皮细胞内的病毒包涵体，符合巨细胞病毒性肺炎。（**d**）高倍镜（×200）下可见上皮细胞内的病毒包涵体（箭头所示）

鉴别诊断要点

疾病	分布区域								临床表现			其他
	上叶	中叶	下叶	胸膜下	中心性	随机	沿支气管血管束	随机	急性	亚急性	慢性	
亚急性 HP	+	+	+			+		+		+		鸟类爱好者、农民
CMV 肺炎	+	+	+			+		+	+			免疫功能减退患者
DAH	+	+	+			+		+	+			小叶间隔增厚

缩写：HP，过敏性肺炎；CMV，巨细胞病毒；DAH，弥漫性肺泡出血

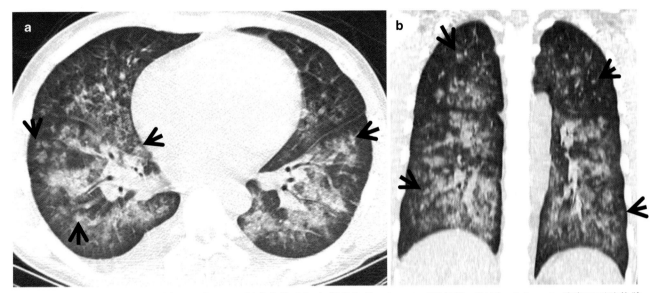

图 21.5　弥漫性肺泡出血。男，15 岁，IgA 肾病和肺毛细血管炎患者。（**a**，**b**）CT 扫描（层厚＝2.5 mm）肺窗于下肺静脉层面见双肺广泛的斑片状不透明影。同时可见双肺边界不清的小叶中心性小结节（箭头所示）

亚急性过敏性肺炎

病理学

亚急性过敏性肺炎的组织学特点为亚急性或慢性间质性肺炎，伴细支气管炎以及间质内模糊的非坏死性小肉芽肿形成。可凭借这种组织学特征把该病与其他富细胞型间质性肺炎（如非特异性间质性肺炎）区分开来。肺手术活检组织于低倍镜下可见间质内中度密集的炎症细胞浸润，包括浆细胞和小淋巴细胞，导致肺泡壁轻度增厚。病灶以细支气管为中心（图 21.3），也因此被称为肉芽肿性间质性细支气管中心性肺炎。典型的肉芽肿体积小，为非坏死性，边界不清且排列疏松[23]。

症状与体征

亚急性过敏性肺炎以数天至数周内逐渐加重的咳嗽和呼吸困难为特征[24]。部分患者伴有发热、乏力、厌食和体重减轻。体格检查有呼吸急促以及双肺底吸气相爆裂音。

CT 表现

在薄层 CT 上，亚急性过敏性肺炎最典型的表现为双肺斑片状 GGO、边界不清的小叶中心性小结节、吸气相的小叶性马赛克征和呼气相的空气潴留征[17,25]（图 21.3）。小部分患者可见厚壁囊肿[26]。

CT-病理对照

CT 所见的小叶中心性小结节对应于富细胞型细支气管炎、非干酪性肉芽肿及以细支气管中心性间质性肺炎[27]（图 21.3）。小叶性马赛克征和空气潴留被认为是继发于由富细胞细支气管炎（缩窄性细支气管炎较少见）引起的小气道阻塞，而薄壁囊肿是由细支气管炎和细支气管阻塞引起。

预后

早期诊断以及避免接触过敏源至关重要。呼吸功能损害伴低氧血症的患者推荐使用糖皮质激素治疗。若诊断正确及时，一般预后良好。

巨细胞病毒性肺炎

病理学

巨细胞病毒性肺炎具有间质性肺炎的特点，部分肺泡上皮细胞肥大并含特征性的包涵体。这些包涵体周围可见透亮区，被细胞核膜包裹，直径达到 10 μm。通常把这些 Cowdry A 型核内包涵体比喻成猫头鹰眼。这种包涵体为聚集的染色质，透亮区为病毒。直径达到 2 μm 的胞质内包涵体也很常见。重症病例可表现为坏死性肺炎或气管支气管炎。如果包涵体未完全形成，免疫组化或原位分子杂交的检测方法能帮助诊断。少数情况下，疾病进一步发展引起弥漫性肺泡损伤[28]（图 21.4）。

症状与体征

巨细胞病毒性肺炎的临床表现可以从轻度的呼吸困难到严重的肺功能不全[29]。大部分患者伴有发热、咳嗽、缺氧和呼吸困难。

CT 表现

在高分辨率 CT 上，最常见的双肺实质病变有实变、GGO 以及直径小于 1 cm 的结节[19]（图 21.4）。可见弥漫分布的片状 GGO，没有区域性。结节多呈双侧对称性、小叶中心性分布，有时可见磨玻璃晕征[18]（图 21.4）。实变通常按肺小叶或亚段分布。还可见到支气管血管束的增厚和树芽征。

CT-病理对照

斑片状或弥漫分布的 GGO 对应于弥漫性肺泡损伤。边界不清的结节或伴晕征的结节反映了局部炎症或出血[19]（图 21.4）。

预后

使用更昔洛韦，或联用富含巨细胞病毒抗体或膦甲酸钠的超免疫球蛋白，是有效的治疗方法。但这种疗法的死亡率很高，特别是对于接受骨髓移植的患者。

弥漫性肺泡出血（DAH）

病理学

不管是何种病因，肺活检都显示肺泡出血和含铁血黄素沉着并存。组织学上，通常不能找到明显的出血原因，但可在肺泡壁发现严重的中性粒细胞浸润，这提示存在毛细血管炎。有时可见到弥漫性肺泡损伤，但很少见[30]。

症状与体征

弥漫性肺泡出血的患者表现为咳嗽、呼吸困难和咯血[22]。实际上，1/3 的患者没有咯血症状，尽管有活动性的肺泡内出血。可有发热及其他全身症状，取决于弥漫性肺泡出血的病因。应该仔细进行鼻及口腔检查以排除血管炎。

CT 表现

弥漫性肺泡出血在 CT 上最常见的表现是双肺 GGO 和实变[20]。约 3/4 的患者病灶弥漫分布于肺上叶和下叶，其余 25％ 局限于下肺。典型病例中，CT 上可见结节（或肿块）和实变影（图 21.5）。在 2～3 天内，光滑的小叶间隔增厚叠加在 GGO 上形成铺路石征。这些表现在出血吸收期可改善。据报道，边界不清的小叶中心性小结节大小均一（1～3 mm），呈弥漫性分布而没有区域性。

CT-病理对照

GGO 和实变影在病理上对应肺出血，伴或不伴毛细管炎[31]。边界不清的小叶中心性小结节反映了巨噬细胞在肺泡内积聚[32]。

预后

弥漫性肺泡出血的治疗取决于引起肺出血的病因。对大部分病例来说用糖皮质激素是主要的疗法，可加用环磷酰胺或硫唑嘌呤。免疫性疾病可以尝试血浆置换疗法。本病死亡率较高，特别是小血管炎患者。

弥漫分布的不伴网格的磨玻璃密度影

定义

磨玻璃密度影（GGO）的定义请参见本节"胸膜下片状分布的不伴网格的磨玻璃密度影"。

常见疾病

下列疾病可表现为弥漫分布的 GGO：急性过敏性肺炎（HP）（图 21.6）、卡氏肺囊虫肺炎（PCP）、巨细胞病毒性肺炎（CMV 肺炎）、肺水肿、弥漫性肺泡出血（DAH）、急性间质性肺炎（AIP）以及急性嗜酸细胞性肺炎（AEP）（图 21.7 和图 21.8）。

分布

在肺水肿和弥漫性肺泡出血中，尽管病灶呈弥漫分布，但不累及包括肺尖和肋膈角区在内的胸膜下区域。在卡氏肺囊虫肺炎病例中，肺实质的病灶可从肺门开始，并扩散至周围肺野。

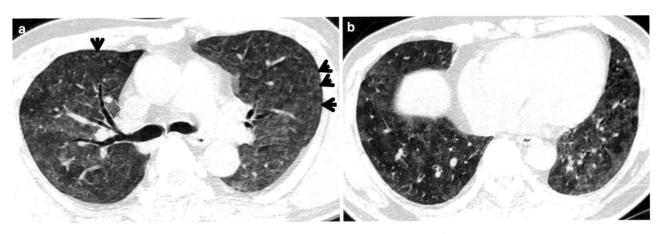

图 21.6 急性过敏性肺炎。男，53 岁，农民。（a，b）CT 扫描（层厚＝1.5 mm）肺窗于右上叶支气管层面（a）及右膈顶（b）均可见双肺弥漫分布的 GGO。同时可见边界不清的小叶中心性结节（箭头所示）

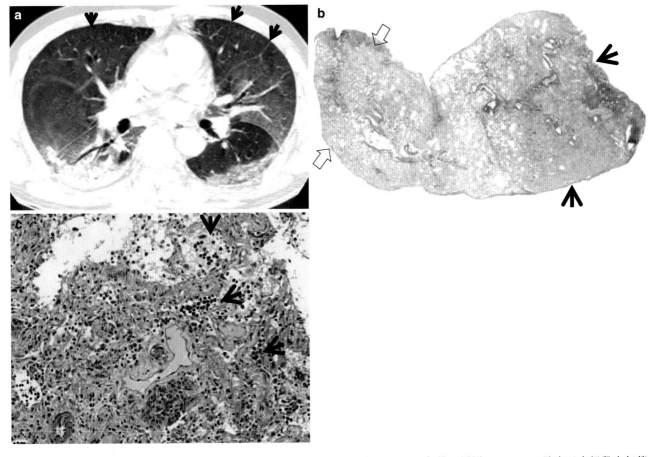

图 21.7 急性嗜酸细胞性肺炎。男，45 岁，主诉发热、咳嗽和呼吸困难。（a）CT 扫描（层厚＝5.0 mm）肺窗于中间段支气管层面示双肺弥漫性 GGO 和重力性分布区域的一些实变影，同时可见光滑型增厚的小叶间隔（箭头所示）。（b）低倍镜（×40）下可见急性嗜酸细胞性肺炎区、增生期的弥漫性肺泡损伤和机化性肺炎（箭头所示）。请注意不同时期的弥漫性肺泡损伤（空心箭头所示，早期渗出期）。（c）高倍镜（×200）下可见典型的嗜酸性粒细胞聚集（箭头所示）于肺气腔，伴间质增厚和成纤维细胞增生（由急性肺损伤引起）

临床意义

直接接触抗原后的过敏性肺炎急性期前后有发热、寒战、干咳、呼吸困难、倦怠及肌痛等类似流行性感冒的症状。在接触已知的过敏源后 4～8 h 内引起急性症状，并产生抗过敏源抗体[33]。在美国，卡氏

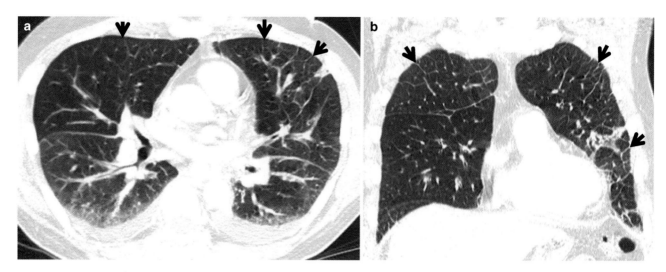

图 21.8　急性嗜酸细胞性肺炎。男，57 岁，主诉咳嗽、咳痰。（**a**）CT 扫描（层厚＝5.0 mm）肺窗于右肺中叶支气管层面示胸膜下区域 GGO，尤其是后部。同时可见光滑型小叶间隔增厚（箭头所示）。（**b**）冠状位重建像（层厚＝2.0 mm）示肺实质斑片状阴影以及光滑型小叶间隔增厚（箭头所示）

肺囊虫肺炎是获得性免疫缺陷综合征（AIDS）患者最常见的机会性感染疾病。由于全身性药物预防治疗，在接受实性器官和造血干细胞移植患者中，卡氏肺囊虫肺炎的发病率仍然很低。大多数移植相关的卡氏肺囊虫肺炎感染发生在移植后的早期[34]。巨细胞病毒性肺炎最常见于骨髓和器官移植患者以及 AIDS 患者[19]。弥漫性肺泡出血最常见的基本病理表现为小血管炎，即肺毛细血管炎，常见于血清反应阳性的系统性血管炎或结缔组织病及弥漫性肺泡损伤（由

包括药物、凝血功能障碍和感染在内的一系列损伤因素造成）[22]。急性间质性肺炎是由未知病原引起的暴发性疾病，常见于平素健康的人，具有弥漫性肺泡损伤的病理表现。在发病后 1~2 周内，患者表现出急性呼吸衰竭的症状，需要机械通气。急性嗜酸细胞性肺炎具有下列临床特征：急性发热性疾病，严重的低氧血症，弥漫性肺部密度增高影，气管肺泡灌洗液中嗜酸性细胞数增加，没有感染性或过敏性疾病病史，激素治疗后迅速好转且不复发[35-36]。

鉴别诊断要点

| 疾病 | 分布区域 | | | | | | | 临床表现 | | | 其他 |
	上叶	中叶	下叶	胸膜下	中心性	随机	沿支气管血管束	随机	急性	亚急性	慢性	
急性 HP	＋	＋	＋			＋		＋	＋			病因不明，大量吸烟后急性起病
卡氏肺囊虫肺炎	＋	＋	＋			＋		＋	＋			AIDS、移植后患者
CMV 肺炎	＋	＋	＋			＋		＋	＋			免疫功能减退者
肺水肿	＋	＋	＋			＋		＋	＋			光滑的小叶间隔增厚
DAH	＋	＋	＋			＋		＋	＋			咯血、贫血、肺血管炎；小叶间隔增厚
AIP	＋	＋	＋			＋		＋	＋			特发性弥漫性肺泡损伤
AEP	＋	＋	＋			＋		＋	＋			光滑的小叶间隔增厚或心脏增大

缩写：HP，过敏性肺炎；CMV，巨细胞病毒；DAH，弥漫性肺泡损伤；AIP，急性间质性肺炎；AEP，急性嗜酸细胞性肺炎；AIDS，获得性免疫缺陷综合征

急性过敏性肺炎（AHP）

病理学

过敏性肺炎分为急性、亚急性和慢性三个阶段，但目前这种分型正受到挑战。富细胞型非特异性间质性肺炎及隐源性机化性肺炎的病理学形态可能是过敏性肺炎仅有的组织病理学表现[37]。

症状与体征

急性过敏性肺炎在接触过敏源数小时后骤然发病[24]。其症状类似于感冒，包括发热、寒战、头痛以及全身乏力。患者也可出现严重的呼吸困难、胸闷和干咳。一旦脱离过敏源，这些症状将在24～48 h内消退，但在下次接触过敏源时又会再次发作。体格检查有呼吸急促和弥漫的细湿啰音。

CT 表现

急性过敏性肺炎在 HRCT 上最常见的表现为弥漫性 GGO 和实变影[38]，也可见小叶中心性结节（图 21.6）。

CT-病理对照

弥漫性 GGO 和实变影的表现可能源于富细胞型间质性肺炎或急性机化性肺炎[27,37]。

预后

早期诊断和避免接触抗原在治疗过程中十分重要。呼吸功能损害伴低氧血症的患者推荐使用糖皮质激素治疗。若诊断正确、及时，一般预后良好。

急性嗜酸细胞性肺炎

病理学

急性嗜酸细胞性肺炎在渗出期或机化期表现出弥漫性肺泡损伤的特点，伴严重的间质炎症细胞浸润。弥漫性肺泡损伤在渗出期以透明膜形成为特点，在机化期以间质内成纤维细胞增生、明显的肺泡上皮细胞增生和肺泡腔内渗出物机化为特点[39]。

症状与体征

患者表现为咳嗽、呼吸急促和呼吸困难，起病急骤，但持续时间通常不超过 7 天。有些患者可在短短的数小时内从轻度呼吸困难发展至致死性呼吸衰竭。所有患者都发热。常见胸膜炎性胸痛和肌痛。80％的患者肺部听诊时可闻及爆裂音。急性嗜酸细胞性肺炎常被误诊为严重的社区获得性肺炎[40]。

CT 表现

HRCT 上，急性嗜酸细胞性肺炎主要表现为双肺斑片状 GGO，常伴小叶间隔增厚，有时可见实变影或边界不清的小结节[36,41]（图 21.7 和图 21.8）。

CT-病理对照

HRCT 上双肺的 GGO 对应于病理检查所见的弥漫性肺泡损伤和间质、肺泡壁嗜酸性粒细胞浸润[42]。

预后

约 2/3 的患者需要机械通气，但患者对激素治疗的反应快速且彻底。大部分患者完全康复，无长期肺部症状[43]。

参考文献

1. Mueller-Mang C, Grosse C, Schmid K, Stiebellehner L, Bankier AA. What every radiologist should know about idiopathic interstitial pneumonias. Radiographics. 2007;27:595–615.
2. Lee KS, Kullnig P, Hartman TE, Muller NL. Cryptogenic organizing pneumonia: CT findings in 43 patients. AJR Am J Roentgenol. 1994;162:543–6.
3. Kim Y, Lee KS, Choi DC, Primack SL, Im JG. The spectrum of eosinophilic lung disease: radiologic findings. J Comput Assist Tomogr. 1997;21:920–30.
4. Min JH, Lee HY, Lim H, et al. Drug-induced interstitial lung disease in tyrosine kinase inhibitor therapy for non-small cell lung cancer: a review on current insight. Cancer Chemother Pharmacol. 2011;68:1099–109.
5. Kim EA, Lee KS, Johkoh T, et al. Interstitial lung diseases associated with collagen vascular diseases: radiologic and histopathologic findings. Radiographics. 2002;22 Spec No:S151–65.
6. Katzenstein AL, Fiorelli RF. Nonspecific interstitial pneumonia/ fibrosis. Histologic features and clinical significance. Am J Surg Pathol. 1994;18:136–47.
7. Travis WD, Hunninghake G, King Jr TE, et al. Idiopathic nonspecific interstitial pneumonia: report of an American Thoracic Society Project. Am J Respir Crit Care Med. 2008;177:1338–47.
8. Kligerman SJ, Groshong S, Brown KK, Lynch DA. Nonspecific interstitial pneumonia: radiologic, clinical, and pathologic considerations. Radiographics. 2009;29:73–87.
9. Park IN, Kim DS, Shim TS, et al. Acute exacerbation of interstitial

pneumonia other than idiopathic pulmonary fibrosis. Chest. 2007;132:214–20.

10. Tsubamoto M, Muller NL, Johkoh T, et al. Pathologic subgroups of nonspecific interstitial pneumonia: differential diagnosis from other idiopathic interstitial pneumonias on high-resolution computed tomography. J Comput Assist Tomogr. 2005;29:793–800.

11. Kim TS, Lee KS, Chung MP, et al. Nonspecific interstitial pneumonia with fibrosis: high-resolution CT and pathologic findings. AJR Am J Roentgenol. 1998;171:1645–50.

12. Yousem SA, Colby TV, Gaensler EA. Respiratory bronchiolitis-associated interstitial lung disease and its relationship to desquamative interstitial pneumonia. Mayo Clin Proc. 1989;64:1373–80.

13. Vassallo R. Diffuse lung diseases in cigarette smokers. Semin Respir Crit Care Med. 2012;33:533–42.

14. Hartman TE, Primack SL, Swensen SJ, Hansell D, McGuinness G, Muller NL. Desquamative interstitial pneumonia: thin-section CT findings in 22 patients. Radiology. 1993;187:787–90.

15. Hidalgo A, Franquet T, Gimenez A, Bordes R, Pineda R, Madrid M. Smoking-related interstitial lung diseases: radiologic-pathologic correlation. Eur Radiol. 2006;16:2463–70.

16. Okada F, Ando Y, Yoshitake S, et al. Clinical/pathologic correlations in 553 patients with primary centrilobular findings on high-resolution CT scan of the thorax. Chest. 2007;132:1939–48.

17. Hansell DM, Wells AU, Padley SP, Muller NL. Hypersensitivity pneumonitis: correlation of individual CT patterns with functional abnormalities. Radiology. 1996;199:123–8.

18. Moon JH, Kim EA, Lee KS, Kim TS, Jung KJ, Song JH. Cytomegalovirus pneumonia: high-resolution CT findings in ten non-AIDS immunocompromised patients. Korean J Radiol. 2000;1:73–8.

19. Franquet T, Lee KS, Muller NL. Thin-section CT findings in 32 immunocompromised patients with cytomegalovirus pneumonia who do not have AIDS. AJR Am J Roentgenol. 2003;181:1059–63.

20. Chung MP, Yi CA, Lee HY, Han J, Lee KS. Imaging of pulmonary vasculitis. Radiology. 2010;255:322–41.

21. Morell F, Roger A, Reyes L, Cruz MJ, Murio C, Munoz X. Bird fancier's lung: a series of 86 patients. Medicine (Baltimore). 2008;87:110–30.

22. Lara AR, Schwarz MI. Diffuse alveolar hemorrhage. Chest. 2010;137:1164–71.

23. Selman M, Pardo A, King Jr TE. Hypersensitivity pneumonitis: insights in diagnosis and pathobiology. Am J Respir Crit Care Med. 2012;186:314–24.

24. Selman M, Buendia-Roldan I. Immunopathology, diagnosis, and management of hypersensitivity pneumonitis. Semin Respir Crit Care Med. 2012;33:543–54.

25. Small JH, Flower CD, Traill ZC, Gleeson FV. Air-trapping in extrinsic allergic alveolitis on computed tomography. Clin Radiol. 1996;51:684–8.

26. Franquet T, Hansell DM, Senbanjo T, Remy-Jardin M, Muller NL. Lung cysts in subacute hypersensitivity pneumonitis. J Comput Assist Tomogr. 2003;27:475–8.

27. Silva CI, Churg A, Muller NL. Hypersensitivity pneumonitis: spectrum of high-resolution CT and pathologic findings. AJR Am J Roentgenol. 2007;188:334–44.

28. Wallace JM, Hannah J. Cytomegalovirus pneumonitis in patients with AIDS. Findings in an autopsy series. Chest. 1987;92:198–203.

29. de Maar EF, Verschuuren EA, Harmsen MC, The TH, van Son WJ. Pulmonary involvement during cytomegalovirus infection in immunosuppressed patients. Transpl Infect Dis. 2003;5:112–20.

30. Lombard CM, Colby TV, Elliott CG. Surgical pathology of the lung in anti-basement membrane antibody-associated Goodpasture's syndrome. Hum Pathol. 1989;20:445–51.

31. Primack SL, Miller RR, Muller NL. Diffuse pulmonary hemorrhage: clinical, pathologic, and imaging features. AJR Am J Roentgenol. 1995;164:295–300.

32. Cheah FK, Sheppard MN, Hansell DM. Computed tomography of diffuse pulmonary haemorrhage with pathological correlation. Clin Radiol. 1993;48:89–93.

33. Blatman KH, Grammer LC. Chapter 19: Hypersensitivity pneumonitis. Allergy Asthma Proc. 2012;33 Suppl 1:S64–6.

34. Catherinot E, Lanternier F, Bougnoux ME, Lecuit M, Couderc LJ, Lortholary O. Pneumocystis jirovecii pneumonia. Infect Dis Clin North Am. 2010;24:107–38.

35. Allen JN, Pacht ER, Gadek JE, Davis WB. Acute eosinophilic pneumonia as a reversible cause of noninfectious respiratory failure. N Engl J Med. 1989;321:569–74.

36. Cheon JE, Lee KS, Jung GS, Chung MH, Cho YD. Acute eosinophilic pneumonia: radiographic and CT findings in six patients. AJR Am J Roentgenol. 1996;167:1195–9.

37. Lacasse Y, Girard M, Cormier Y. Recent advances in hypersensitivity pneumonitis. Chest. 2012;142:208–17.

38. Silver SF, Muller NL, Miller RR, Lefcoe MS. Hypersensitivity pneumonitis: evaluation with CT. Radiology. 1989;173:441–5.

39. Tazelaar HD, Linz LJ, Colby TV, Myers JL, Limper AH. Acute eosinophilic pneumonia: histopathologic findings in nine patients. Am J Respir Crit Care Med. 1997;155:296–302.

40. Rhee CK, Min KH, Yim NY, et al. Clinical characteristics and corticosteroid treatment of acute eosinophilic pneumonia. Eur Respir J. 2013;41:402–9.

41. King MA, Pope-Harman AL, Allen JN, Christoforidis GA, Christoforidis AJ. Acute eosinophilic pneumonia: radiologic and clinical features. Radiology. 1997;203:715–9.

42. Jeong YJ, Kim KI, Seo IJ, et al. Eosinophilic lung diseases: a clinical, radiologic, and pathologic overview. Radiographics. 2007;27:617–37; discussion 637–9.

43. Allen J. Acute eosinophilic pneumonia. Semin Respir Crit Care Med. 2006;27:142–7.

22

实 变
Consolidation

胸膜下或斑片状分布的实变

定义

实变是指肺实质内的片状均匀密度增高影，使血管和气道管壁的边缘变得模糊[1]。实变区内可见空气支气管征。病理上，实变表现为一种分泌物或疾病的其他产物取代肺泡内的气体，使得肺组织变成实性结构[2-3]。

常见疾病

隐源性机化性肺炎（COP）（图 22.1）、慢性嗜酸细胞性肺炎（CEP）（图 22.2）、Churg-Strauss 综合征（图 22.3）和放射性肺炎（图 22.4）通常表现为双肺胸膜下或斑片状实变影。

分布

隐源性机化性肺炎的实变常单独出现，或作为混合模式的一部分，病变主要沿胸膜下或支气管血管周围分布[4]，常累及双肺，以中下肺野为著[5-6]。而慢性嗜酸细胞性肺炎 CT 表现为胸膜下实变，以中上肺野为著[7]。Churg-Strauss 综合征的实变多为随机性分布，常与小结节、GGO 等其他病变伴随出现[8]。放射性肺炎的实变发生于受照射的肺野内，但不一定与照射野形态一致[9]，呈斑片状或大片状。

临床意义

哮喘病史提示慢性嗜酸细胞性肺病的诊断。几乎所有 Churg-Strauss 综合征患者和 40％的慢性嗜酸细胞性肺炎患者有哮喘病史[10]。隐源性机化性肺炎或类似隐源性机化性肺炎的病变则见于胶原血管病、职业性肺病或药物性肺病。放射性肺炎的异常肺组织损伤可同时出现在照射野内和非照射野内，如实变；同时，激素治疗后病变迅速改善，也提示其免疫介导机制，类似于过敏性肺炎[11]。

鉴别诊断要点

| 疾病 | 分布区域 | | | | | | | | 临床表现 | | | 其他 |
	上叶	中叶	下叶	胸膜下	中心性	随机	沿支气管血管束	随机	急性	亚急性	慢性	
隐源性机化性肺炎		+	+	+		+				+	+	结节、反晕征
慢性嗜酸细胞性肺炎	+	+		+				+		+	+	40％患者伴哮喘
Churg-Strauss 综合征	+	+	+			+		+		+	+	所有患者均有哮喘病史、呼吸道并发症
放射性肺炎	+	+	+			+		+		+	+	通常位于照射野；实变可超出照射野范围、过敏性肺炎？

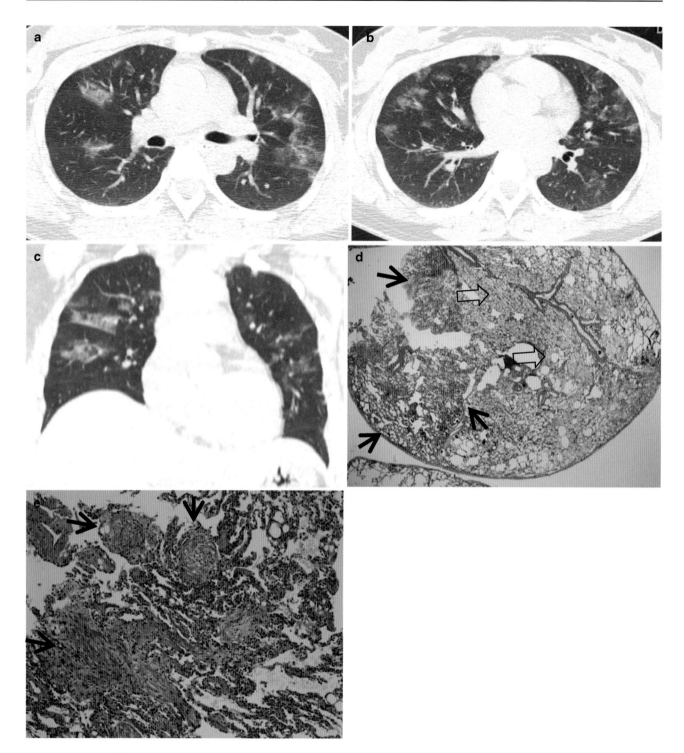

图 22.1　慢性机化性肺炎。女，44 岁。CT 扫描（层厚＝2.5 mm）肺窗于主支气管远端水平（**a**）和下肺静脉水平（**b**）均可见双肺斑片状实变影、GGO 或磨玻璃结节，主要分布于支气管血管周围及胸膜下。（**c**）冠状面重建（层厚＝2.0 mm）显示病变同样沿支气管血管束分布。（**d**）右肺中叶的活检标本低倍光镜下（×40）显示肺泡内充满炎症细胞（箭头所示）和纤维蛋白性渗出物（空心箭头所示）。（**e**）高倍光镜图（×100）示肉芽栓（箭头所示）充填了肺泡腔和肺泡管。组织病理学示患者伴有毛细血管炎和肺泡出血

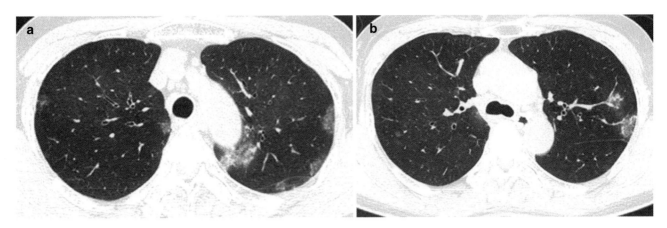

图 22.2　慢性嗜酸细胞性肺炎。女，55 岁，哮喘。CT 扫描（层厚＝1.5 mm）肺窗于主动脉弓（a）与奇静脉弓（b）水平分别示双肺多发斑片状实变影及 GGO

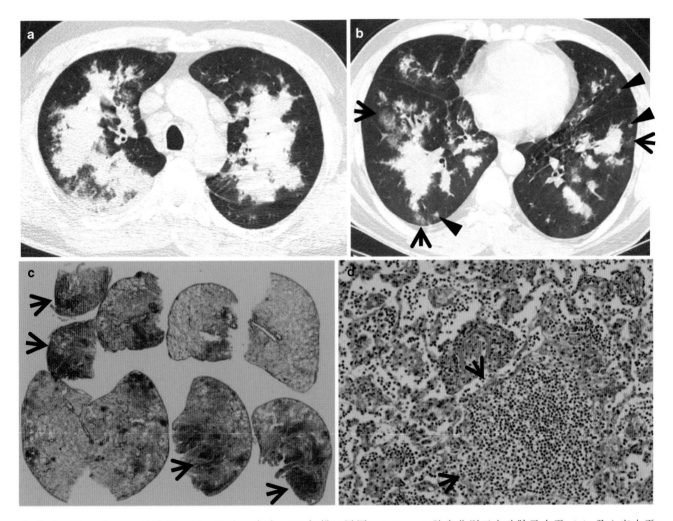

图 22.3　Churg-Strauss 综合征。男，39 岁，哮喘。CT 扫描（层厚＝2.5 mm）肺窗分别于主动脉弓水平（a）及心室水平（b）示见双肺多发斑片状、大片状实变影，并可见 GGO（箭头所示）及边界不清的结节影（楔形箭头所示）。（c）右肺上叶的活检标本低倍镜图（×40）示肺泡内弥漫的嗜酸性粒细胞浸润（箭头所示）。（d）高倍镜（×100）亦显示肺泡内弥漫的嗜酸性粒细胞浸润（箭头所示）。在其他区域可见血管外的小肉芽肿形成，极少区域出现血管炎（此处未予显示）

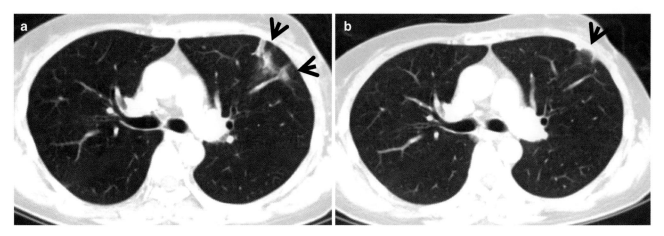

图 22.4 放射性肺炎。女，44 岁，左侧乳腺癌。CT 扫描（层厚＝2.5 mm）于右肺上叶支气管平面肺窗示（**a**，**b**）左肺上叶前段局灶性实变影（箭头所示）。患者左侧乳腺部分切除术后接受了局部适形放疗

隐源性机化性肺炎

病理学

隐源性机化性肺炎的特征是未成熟的胶原基质和大量成纤维细胞不均匀浸润肺气腔。这种肺泡腔的实变可以蔓延至终末细支气管或由终末细支气管蔓延而来。一般来说，肺的结构保持完整，间质内可见数量不等的淋巴细胞、浆细胞及组织细胞浸润（图 22.1）。局灶性的纤维素和肺气腔机化可同时出现。还可见到肺泡巨噬细胞聚集，说明存在一定程度的气道阻塞。隐源性机化性肺炎并不伴发间质性纤维化和肺蜂窝状改变[12]。

症状与体征

在起病初期，临床表现无特异性，有发热、倦怠、咳嗽等类似流感的症状[13]。随后表现为渐进性的轻度呼吸困难，有时出现较严重的呼吸困难。多数病例的发病时间小于 3 个月。隐源性机化性肺炎常被误诊为感染性肺炎。咯血、胸痛、夜间盗汗较为罕见。听诊时可在肺底闻及吸气相爆裂音。不伴杵状指。

CT 表现

隐源性机化性肺炎典型的 HRCT 表现是单侧或双侧的肺气腔实变影，主要沿胸膜下或支气管周围分布[4,14]（图 22.1）。空气支气管征及支气管扩张可见于广泛实变者，空气支气管征通常局限于实变区域内。GGO 常与实变影伴随出现。超过半数的患者可出现拱形的弧线形高密度影（即小叶周围模式）[15]。30％～50％的病例可出现模糊小结节，常呈小叶中央性分布。偶尔可表现为大结节或肿块样实变影。隐源性机化性肺炎有时出现"反晕征"，即中央 GGO 的周围有新月形或环状更高密度的实变影[5]。

CT-病理对照

实变影在病理学对应于机化性肺炎，即嵌入小气道、肺泡管和肺泡内的肉芽组织[16]（图 22.1）。GGO 则与肺泡间隔炎症和气腔轻微纤维化有关。小结节是局限于支气管周围的机化性炎症或细支气管腔内的纤维组织栓。小叶周围模式反映的是小叶周围肺泡内机化的分泌物，伴或不伴小叶间隔增厚[15]。反晕征的中央代表肺泡间隔的炎症，周围区域为肺泡导管内的机化性炎症[5]。

预后

COP 对糖皮质激素有良好反应。糖皮质激素治疗可明显改善临床症状，数日内症状即可消退。COP 的总体预后很好。据报道 3～6 个月后可自发缓解。但是 13％～58％的患者在停用糖皮质激素或减量后会再次复发。

慢性嗜酸细胞性肺炎

病理学

显微镜下，嗜酸性粒细胞充填于肺泡腔和浸润肺间质中（图 22.2）。肺泡内还可见数量不等的巨噬细胞。嗜酸性粒细胞还可侵蚀小血管壁，但不会导致坏死性血管炎；如存在坏死性血管炎则提示 Churg-Strauss 综合征[17]。

症状与体征

所有患者都有咳嗽及呼吸困难的症状[18]，但呼吸困难的严重程度差异很大。半数患者会出现气喘症状。胸痛和咯血较为罕见。大多数患者在出现临床症状 1 个月后才被确诊。体重减轻、盗汗和发热常见。最常见的胸外表现是心脏症状，包括胸痛伴 ST 段改变，或者心包炎。

CT 表现

CEP 典型 CT 表现为非肺段性分布的气腔实变和主要分布于肺野外带的 GGO[19-20]（图 22.2）。实变和 GGO 主要累及双肺上叶。铺石路征、结节和网格影较为少见，主要于 CEP 晚期出现。起病 2 个月后，可见到平行于胸膜表面的条带状实变影。只有不到 10% 的患者出现胸腔积液。

CT-病理对照

高分辨率 CT 上实变影对应的病理组织学改变是肺泡和间质内大量嗜酸性粒细胞、淋巴细胞浸润及间质纤维化（图 22.2）。

预后

所有报道均证实 CEP 对糖皮质激素治疗反应敏感。症状和肺内浸润的影像学表现常于使用糖皮质后数日内改善。然而高达 50% 的患者在停用糖皮质激素或减量后出现复发。50% 以上的患者需要进行长期糖皮质激素治疗。

Churg-Strauss 综合征

病理学

肺组织活检变应性肉芽肿病的表现因疾病所处阶段、是否接受过治疗（尤其是甾体类药物治疗）而异。完全发展至血管炎期的 Churg-Strauss 综合征患者表现为哮喘性支气管炎、嗜酸细胞性肺炎、血管外卫星样肉芽肿形成及血管炎（图 22.3）。血管炎可累及动脉、静脉和毛细血管。弥漫性肺内出血和毛细血管炎亦较常见[21]。

症状与体征

Churg-Strauss 综合征的平均发病年龄为 38 岁，患者多出现哮喘[22]。几乎所有患者均会出现嗜酸性粒细胞增多。心脏损害也较常见，并且是致死的主要原因之一。与韦格纳肉芽肿和显微镜下多动脉炎相比，Churg-Strauss 综合征的周围神经损害更为常见，而肺内出血和肾小球肾炎则相对少见。

CT 表现

HRCT 上主要的表现为小叶中心性结节、GGO、斑片状或胸膜下实变影、支气管壁增厚及管腔扩张、小叶间隔增厚和马赛克样灌注[8]（图 22.3）。50% 的患者出现单侧或双侧胸腔积液。

CT-病理对照

小结节在病理上对应于细支气管壁上弥漫的嗜酸性粒细胞和淋巴细胞浸润，以及肺泡壁上的毛细血管炎。实变区在病理上主要是巨噬细胞浸润肺泡及肺泡壁的嗜酸细胞性或肉芽肿性炎症。小叶间隔增厚可能是由小叶间隔水肿、嗜酸性粒细胞浸润及间隔轻微纤维化等原因引起[8,23]。

预后

系统性糖皮质激素治疗仍然是主要的治疗手段。严重病例可联合使用环磷酰胺和糖皮质激素。由 Churg-Strauss 综合征本身或治疗引起的并发症的致死率少于 10%～20%。高龄、氮质血症及心脏受累是预后不良的主要原因。

放射性肺炎

病理学

放射性肺炎早期的镜下表现包括弥漫肺泡损伤、急性间质性肺炎和间质淋巴细胞浸润。晚期表现为不同程度的肺间质、肺泡纤维化。还可见血管内膜纤维化伴泡沫巨噬细胞浸润[24]。

症状与体征

放射性肺炎的症状包括低热、干咳、胸膜炎性疼痛、胸闷和呼吸困难。通常在完成放射治疗后 1～3 个月起病[25]。重症患者可伴有呼吸衰竭。咯血罕见。

CT 表现

放射性肺炎典型 CT 表现为近似照射野的密度增高（图 22.4），包括照射野内均匀的 GGO、局限于受照射肺野的斑片状实变影或与照射野形状分布一致的散在实变影[9,26]。10%～20% 病例可见照射野以外的微小磨玻璃密度灶和斑片状实变影，其程度较照射野内病变要轻[9]。

CT-病理对照

GGO 组织学上对应于肺气腔和间质水肿，实变则对应于弥漫肺泡损伤。

预后

糖皮质激素是主要的治疗手段。现已证实糖皮质激素治疗能够改善患者症状及肺功能。停止治疗后症状与体征可能会复发。必要时可进行辅助性氧疗。部分患者在后期会发生不可逆转的肺纤维化，并伴有严重的呼吸困难。

弥漫分布的实变

定义

实变的定义请参见本章"胸膜下或斑片状分布的实变"的"定义"部分，实变区域可见空气支气管征（参见第二十一章"胸膜下片状分布的不伴网格的磨玻璃密度影"部分）。在某些疾病中，实变可广泛分布或散在弥漫分布于全肺。

常见疾病

病毒性肺炎（图 22.5）、肺囊虫性肺炎、急性间质性肺炎（AIP）（图 22.6，图 22.7）或成人呼吸窘迫综合征、肺水肿、弥漫性肺泡出血（DAH）（图 22.8）等广泛的急性肺炎均可表现为双肺弥漫性分布的实变影。

分布

尽管呈弥漫性分布，肺水肿、弥漫肺泡出血的病灶并不会出现在括肺尖和肋膈角区在内的胸膜下区。在肺囊虫性肺炎，实质病变可开始于肺门区，然后向周围肺组织蔓延。半数急性间质性肺炎患者的实质病变均匀分布于上、中、下三个肺野，39% 的患者以下肺为主。

临床意义

成人的病毒性肺炎分为两种临床类型：发生于健康人群的所谓非典型性肺炎和发生于免疫功能减退者的病毒性肺炎。在免疫功能正常的成人，甲型和乙型流感病毒是引起病毒性肺炎的最常见原因。而免疫功能减退者，更易患巨细胞病毒、疱疹病毒、麻疹病毒和腺病毒性引起的肺炎[27]。急性间质性肺炎是一种病因未明的暴发性疾病，通常发生在平素健康的人群，引起弥漫肺泡损伤的组织学表现[28]。CT 检查有助于预测 AIP 患者的预后情况，不管有无生理功能异常；也即在幸存者中，牵拉性支气管或细支气管扩张相关的 GGO 或实变都较少见，肺纹理结构扭曲变形也相对少见[29]。成人呼吸窘迫综合征，亦称急性呼吸窘迫综合征，是一种由任一疾病引起大量液体聚集于双肺（如同 AIP 的弥漫肺泡损伤）而造成的肺功能衰竭。急性呼吸窘迫综合征本身并不是一种特异性疾病，而是一种由呼吸衰竭中最重要的症状和体征组成的综合征。正如前面已提到过的，弥漫肺泡出血最常见的组织学改变是小血管的血管炎（肺泡毛细血管炎），常见于血清反应阳性的系统性血管炎、结缔组织病和由药物、凝血障碍或感染等引起的弥漫性肺泡损伤[30]。

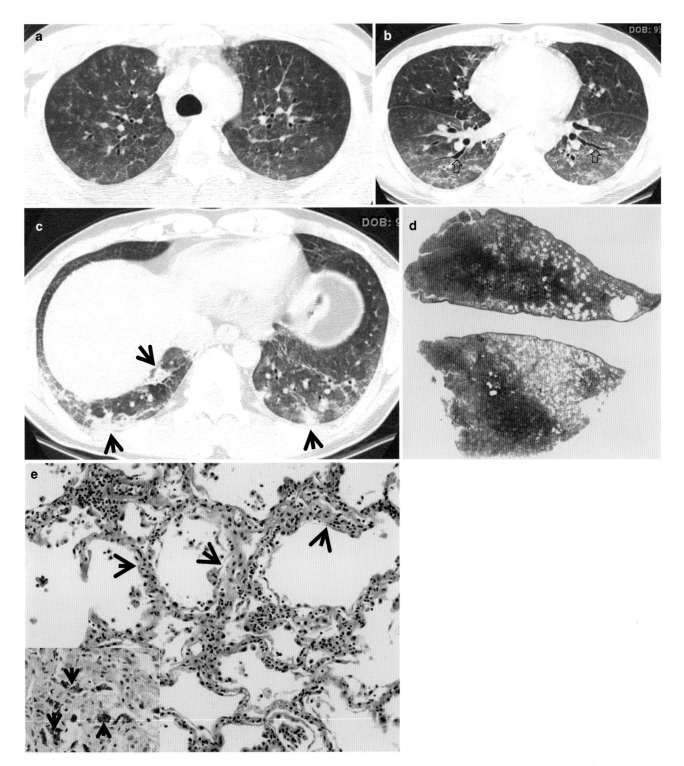

图 22.5 弥漫性肺泡损伤。男，28 岁，病毒性肺炎患者，平素健康。（**a～c**）CT 扫描（层厚＝2.5 mm）于奇静脉弓水平（**a**）、下肺静脉水平（**b**）及右膈顶层面（**c**）肺窗分别显示双肺弥漫的 GGO、下肺斑片状实变影（箭头所示）及支气管扩张（空心箭头所示）。（**d**）右肺上叶手术活检标本低倍镜下（×10）示肺泡内充满纤维黏液组织，混杂有一些炎症细胞。（**e**）间质性病变区在高倍镜下（×200）显示肺泡壁增厚，伴单核细胞及成纤维细胞增殖（箭头所示）。插图：免疫组化染色示肺泡壁细胞的细胞核内见大量阳性染色颗粒（箭头所示）

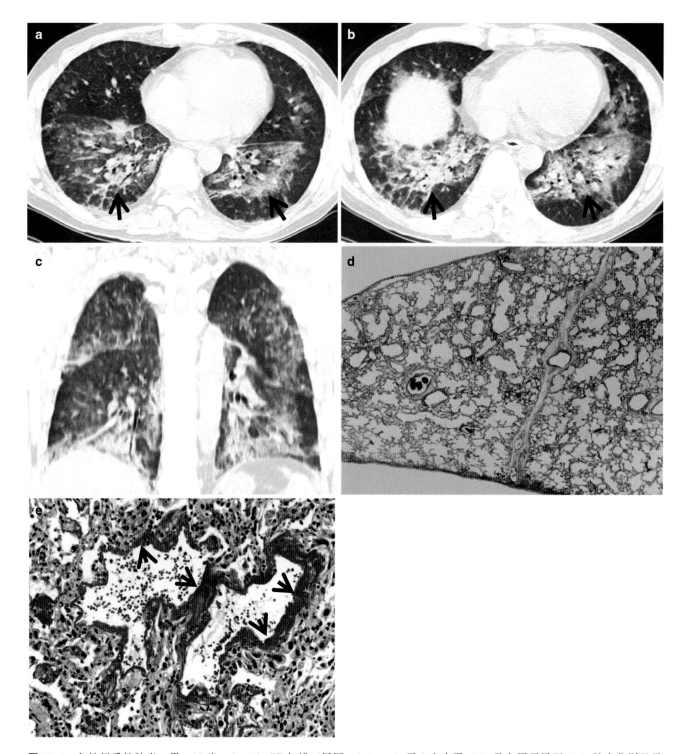

图 22.6 急性间质性肺炎。男，27 岁。（**a**，**b**）CT 扫描（层厚＝2.5 mm）示心室水平（**a**）及右膈顶层面（**b**）肺窗分别显示双肺斑片状实变影及 GGO（箭头所示）。（**c**）冠状面重建（层厚＝2.0 mm）示双肺弥漫的实变影。（**d**）右肺下叶手术活检标本低倍镜下（×10）示间质弥漫增厚、水肿，伴成纤维细胞增殖和单核细胞浸润。（**e**）高倍镜下（×200）显示间质内成纤维细胞增殖和单核细胞（淋巴）浸润。请注意内衬于肺泡壁表面的透明膜（箭头所示）

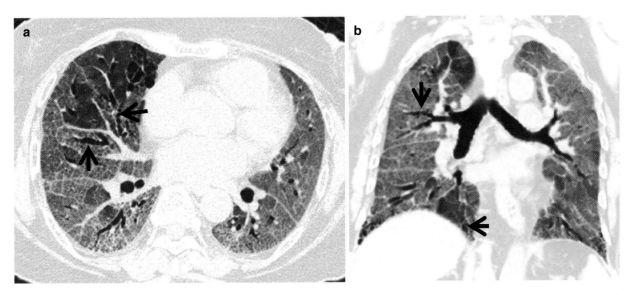

图 22.7　急性间质性肺炎增殖期。女，69 岁。（**a**）CT 扫描（层厚＝2.5 mm）支气管基底干层面肺窗示广泛 GGO 和铺路石征；请注意 GGO 内的牵拉性支气管扩张（箭头所示）。（**b**）冠状面重建图（层厚＝2 mm）亦显示弥漫 GGO、铺路石征和牵拉性支气管扩张（箭头所示）

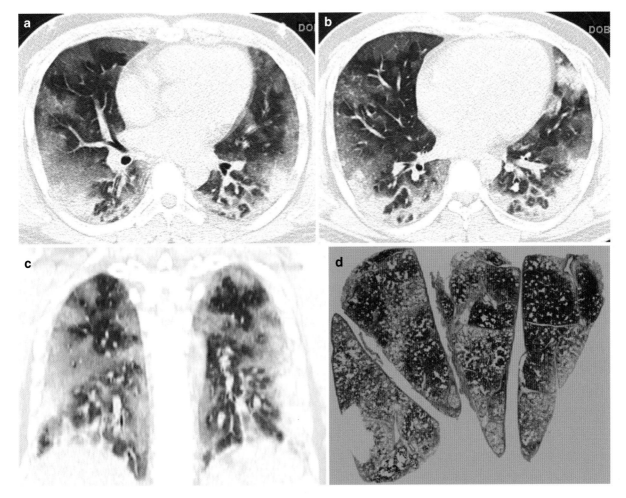

图 22.8　弥漫性肺泡出血。女，27 岁，平素健康。CT 扫描（层厚＝2.5 mm）于右肺中叶支气管（**a**）和段支气管水平（**b**）肺窗示双肺弥漫密度增高影（实变和 GGO）。（**c**）冠状面重建（层厚＝2.0 mm）示双肺实质弥漫性密度增高影。（**d**）右肺下叶手术活检标本低倍镜下（×10）示弥漫的肺泡内出血。进一步的组织病理学检查也并未查明弥漫性肺泡出血的病因

鉴别诊断要点

疾病	分布区域								临床表现			
	上叶	中叶	下叶	胸膜下	中心性	随机	沿支气管血管束	随机	急性	亚急性	慢性	其他
广泛的肺炎，尤其是病毒性肺炎	+	+	+			+		+	+			边界不清的小结节与GGO混杂存在
急性间质性肺炎或成人呼吸窘迫综合征	+	+	+			+		+	+			常累及胸膜下区，空气支气管征
肺水肿	+	+	+			+		+	+			肾性水肿，不累及肺尖和肋膈角区
弥漫性肺泡出血	+	+	+			+		+	+			不累及肺尖和肋膈角区

病毒性肺炎

病理学

多数肺部病毒性感染的显微镜下表现包括病毒引起的直接损伤及宿主的炎性反应。临床转归取决于微生物的毒力和宿主炎性反应的性质。随之发生的病理改变包括弥漫性肺泡损伤（图 22.5）、弥漫或斑片状细支气管炎和间质性肺炎、巨细胞反应，或者变化非常轻微。组织学上，如未找到特异性的致细胞病变效应就无法诊断病毒感染。弥漫性肺泡损伤，常伴细支气管炎，是病毒性肺损伤最典型的模式。然而，弥漫性肺泡损伤也可发生于细菌性、分枝杆菌性及真菌性肺炎。因此，仔细寻找特异性的病毒致细胞病变效应尤为重要。对外科病理学家而言，致细胞病变效应主要表现为感染细胞核内或胞质内的病毒包涵体[31]。

症状与体征

通常，病毒性肺炎的临床表现与细菌性肺炎相似。然而，病毒性肺炎患者中喘息和流涕更为常见，而发热较为少见[32]。合并细菌感染很常见。近年来关于急性重型肺炎进展为急性呼吸窘迫综合征的报道越来越多。

CT 表现

病毒性肺炎 CT 表现为边界不清的小叶中心性小结节、小叶分布的磨玻璃密度和肺段实变影。因为存在富细胞型细支气管炎，肺泡通气过度较为常见。随病情进展，实变迅速融合可导致弥漫性肺泡损伤（图 22.5），表现为均匀或斑片状单侧或双侧肺气腔实变、GGO 或边界不清的小叶中央性结节[27]。

CT-病理对照

病毒性肺炎的 CT 表现反映了不同程度的弥漫性肺泡损伤（肺泡内水肿、纤维素和数量不等的细胞浸润，以及透明膜形成）、肺泡内出血及间质内（肺内或气道内）炎症细胞浸润（图 22.5）。

预后

多数病毒性肺炎的治疗并不令人完全满意。但如能及时开始抗病毒治疗，效果还是比较理想的。病毒性肺炎并发急性呼吸窘迫综合征时需要机械通气，其死亡率为 20％～25％。

急性间质性肺炎

病理学

因为急性间质性肺炎属于特发性疾病，必须先排除其他导致急性肺损伤的原因才能诊断急性间质性肺炎。鉴别诊断包括：感染、胶原血管病、特发性肺纤维化的急性加重、药物性损伤和其他导致弥漫性肺泡损伤的疾病。多数弥漫性肺泡损伤的原因并非急性间质性肺炎，详细的临床资料、放射学表现、血清学资料和微生物学结果通常能提示或排除一个特定的疾病。要想排除感染，必须对组织切片或细胞培养物进行特殊染色。急性间质性肺炎的组织学特征是弥漫性肺泡损伤（图 22.6）。单凭组织学表现并不能鉴别急性间质性肺炎与弥漫性肺泡损伤[33]。

症状与体征

急性间质性肺炎可发生于任何年龄、性别。患者平素健康，通常以一种类似病毒感染、流感或上呼吸道感染的前驱症状（如疲劳、肌痛）起病，随后是急性发作的呼吸困难、发热和低氧血症[34]。症状的持续时间通常不超过 4～8 周。

CT 表现

急性间质性肺炎的早期 CT 表现包括双肺斑片状或弥漫的 GGO、肺气腔实变、小叶间隔及小叶内间质增厚[28,35]（图 22.6）。半数患者并不表现区域性分布，39％的患者主要分布于下肺野。随病情进展，GGO 逐渐蔓延，实变区域更加广泛，肺纹理扭曲变形，开始出现牵拉性支气管扩张（图 22.7）。少数患者还可见到蜂窝征。

CT-病理对照

在急性间质性肺炎的渗出期或增殖早期，可见到 GGO 与实变区，不伴牵拉性支气管扩张。牵拉性支气管扩张见于增殖后期及纤维化期[36]。蜂窝状影像与弥漫间质纤维化及远端气腔重构有关。

预后

目前尚无有效的治疗手段。几乎所有患者都需要机械通气及支持治疗。对很多患者须予以大剂量糖皮质激素治疗。预后较差。总之，几乎半数患者死于发病 2 个月内。然而，也有部分患者存活下来[37]。

弥漫性肺泡出血

病理学

不管什么病因，但弥漫性肺泡出血的组织病理学表现总是一致的（图 22.8），其定性诊断需要临床及血清学资料支持。多数弥漫性肺泡出血是免疫介导的。采用肺组织穿刺活检的免疫荧光染色发现，一些疾病的组织切片上有特殊类型的免疫球蛋白沉积。实际上，如今免疫荧光染色法已较少用于诊断弥漫性肺泡出血，因为血清学研究广泛普及，而且用于对弥漫性肺泡出血的分型是有相当高的特异性[38]。

症状与体征

弥漫性肺泡出血的患者表现为咳嗽、呼吸困难和咯血[30]。事实上，尽管存在活动性肺泡出血，1/3 的患者并不出现咯血症状。患者可出现发热和其他全身性症状，具体情况取决于弥漫性肺泡出血的病因。鼻咽、口咽检查时要仔细查找有无提示血管炎的线索。

CT 表现

弥漫性肺泡出血最常见的 CT 表现是双肺弥漫的 GGO 及实变影（图 22.8）。约 3/4 患者病变弥漫分布于上、下叶，25％的患者则局限于下肺。实质结节、肿块及实变的周围多可见到晕征，表明这些实质病变存在出血。2～3 天内，磨玻璃密度区出现光滑的小叶间隔增厚（即铺路石征）。这些征象可随着出血的吸收而消散。此外，尚可见边界不清的小叶中心性结节，代表巨噬细胞浸润肺泡。据报道，这种结节大小一致（直径约 1～3 mm），呈弥漫分布，而无区域性[39]。

CT-病理对照

这些气腔性病变组织病理学上都与肺出血有关，伴或不伴血管炎[40]（图 22.8）。

五、预后

弥漫性肺泡出血的治疗取决于原发病。糖皮质激素治疗是多数病例的主要治疗手段。可以辅以环磷酰胺或咪唑硫嘌呤。如果是免疫性疾病，可尝试血浆置换法。死亡率相当高，尤其是小血管炎患者。

参考文献

1. Leung AN, Miller RR, Muller NL. Parenchymal opacification in chronic infiltrative lung diseases: CT-pathologic correlation. Radiology. 1993;188:209–14.
2. Lee KS, Kim EA. High-resolution CT of alveolar filling disorders. Radiol Clin North Am. 2001;39:1211–30.
3. Hansell DM, Bankier AA, MacMahon H, McLoud TC, Muller NL, Remy J. Fleischner Society: glossary of terms for thoracic imaging. Radiology. 2008;246:697–722.
4. Lee KS, Kullnig P, Hartman TE, Muller NL. Cryptogenic organiz-

ing pneumonia: CT findings in 43 patients. AJR Am J Roentgenol. 1994;162:543–6.

5. Kim SJ, Lee KS, Ryu YH, et al. Reversed halo sign on high-resolution CT of cryptogenic organizing pneumonia: diagnostic implications. AJR Am J Roentgenol. 2003;180:1251–4.

6. Lee JW, Lee KS, Lee HY, et al. Cryptogenic organizing pneumonia: serial high-resolution CT findings in 22 patients. AJR Am J Roentgenol. 2010;195:916–22.

7. Mayo JR, Muller NL, Road J, Sisler J, Lillington G. Chronic eosinophilic pneumonia: CT findings in six cases. AJR Am J Roentgenol. 1989;153:727–30.

8. Kim YK, Lee KS, Chung MP, et al. Pulmonary involvement in Churg-Strauss syndrome: an analysis of CT, clinical, and pathologic findings. Eur Radiol. 2007;17:3157–65.

9. Libshitz HI, Shuman LS. Radiation-induced pulmonary change: CT findings. J Comput Assist Tomogr. 1984;8:15–9.

10. Kim Y, Lee KS, Choi DC, Primack SL, Im JG. The spectrum of eosinophilic lung disease: radiologic findings. J Comput Assist Tomogr. 1997;21:920–30.

11. Gibson PG, Bryant DH, Morgan GW, et al. Radiation-induced lung injury: a hypersensitivity pneumonitis? Ann Intern Med. 1988;109:288–91.

12. Colby TV. Pathologic aspects of bronchiolitis obliterans organizing pneumonia. Chest. 1992;102:38S–43.

13. Cottin V, Cordier JF. Cryptogenic organizing pneumonia. Semin Respir Crit Care Med. 2012;33:462–75.

14. Muller NL, Staples CA, Miller RR. Bronchiolitis obliterans organizing pneumonia: CT features in 14 patients. AJR Am J Roentgenol. 1990;154:983–7.

15. Ujita M, Renzoni EA, Veeraraghavan S, Wells AU, Hansell DM. Organizing pneumonia: perilobular pattern at thin-section CT. Radiology. 2004;232:757–61.

16. Nishimura K, Itoh H. High-resolution computed tomographic features of bronchiolitis obliterans organizing pneumonia. Chest. 1992;102:26S–31.

17. Allen JN, Davis WB. Eosinophilic lung diseases. Am J Respir Crit Care Med. 1994;150:1423–38.

18. Marchand E, Cordier JF. Idiopathic chronic eosinophilic pneumonia. Semin Respir Crit Care Med. 2006;27:134–41.

19. Johkoh T, Muller NL, Akira M, et al. Eosinophilic lung diseases: diagnostic accuracy of thin-section CT in 111 patients. Radiology. 2000;216:773–80.

20. Jeong YJ, Kim KI, Seo IJ, et al. Eosinophilic lung diseases: a clinical, radiologic, and pathologic overview. Radiographics. 2007;27:617–37; discussion 637–9.

21. Koss MN, Antonovych T, Hochholzer L. Allergic granulomatosis (Churg-Strauss syndrome): pulmonary and renal morphologic findings. Am J Surg Pathol. 1981;5:21–8.

22. Keogh KA, Specks U. Churg-Strauss syndrome. Semin Respir Crit Care Med. 2006;27:148–57.

23. Silva CI, Muller NL, Fujimoto K, Johkoh T, Ajzen SA, Churg A. Churg-Strauss syndrome: high resolution CT and pathologic findings. J Thorac Imaging. 2005;20:74–80.

24. Fajardo LF, Berthrong M. Radiation injury in surgical pathology. Part I Am J Surg Pathol. 1978;2:159–99.

25. Graves PR, Siddiqui F, Anscher MS, Movsas B. Radiation pulmonary toxicity: from mechanisms to management. Semin Radiat Oncol. 2010;20:201–7.

26. Ikezoe J, Takashima S, Morimoto S, et al. CT appearance of acute radiation-induced injury in the lung. AJR Am J Roentgenol. 1988;150:765–70.

27. Kim EA, Lee KS, Primack SL, et al. Viral pneumonias in adults: radiologic and pathologic findings. Radiographics. 2002;22 (Spec No):S137–49.

28. Johkoh T, Muller NL, Taniguchi H, et al. Acute interstitial pneumonia: thin-section CT findings in 36 patients. Radiology. 1999;211:859–63.

29. Ichikado K, Suga M, Muller NL, et al. Acute interstitial pneumonia: comparison of high-resolution computed tomography findings between survivors and nonsurvivors. Am J Respir Crit Care Med. 2002;165:1551–6.

30. Lara AR, Schwarz MI. Diffuse alveolar hemorrhage. Chest. 2010;137:1164–71.

31. Mizgerd JP. Acute lower respiratory tract infection. N Engl J Med. 2008;358:716–27.

32. Cesario TC. Viruses associated with pneumonia in adults. Clin Infect Dis. 2012;55:107–13.

33. Katzenstein AL, Myers JL, Mazur MT. Acute interstitial pneumonia. A clinicopathologic, ultrastructural, and cell kinetic study. Am J Surg Pathol. 1986;10:256–67.

34. Swigris JJ, Brown KK. Acute interstitial pneumonia and acute exacerbations of idiopathic pulmonary fibrosis. Semin Respir Crit Care Med. 2006;27:659–67.

35. Primack SL, Hartman TE, Ikezoe J, Akira M, Sakatani M, Muller NL. Acute interstitial pneumonia: radiographic and CT findings in nine patients. Radiology. 1993;188:817–20.

36. Ichikado K, Johkoh T, Ikezoe J, et al. Acute interstitial pneumonia: high-resolution CT findings correlated with pathology. AJR Am J Roentgenol. 1997;168:333–8.

37. Suh GY, Kang EH, Chung MP, et al. Early intervention can improve clinical outcome of acute interstitial pneumonia. Chest. 2006;129:753–61.

38. Travis WD, Colby TV, Lombard C, Carpenter HA. A clinicopathologic study of 34 cases of diffuse pulmonary hemorrhage with lung biopsy confirmation. Am J Surg Pathol. 1990;14:1112–25.

39. Chung MP, Yi CA, Lee HY, Han J, Lee KS. Imaging of pulmonary vasculitis. Radiology. 2010;255:322–41.

40. Primack SL, Miller RR, Muller NL. Diffuse pulmonary hemorrhage: clinical, pathologic, and imaging features. AJR Am J Roentgenol. 1995;164:295–300.

伴囊壁的密度减低影
Decreased Opacity
with Cystic Walls

23

空洞

定义

请参照第十二章"空洞"部分。

常见疾病

在肺部弥漫性病变中，朗格汉斯细胞组织细胞增生症、真菌感染和结节病均可见肺内多发空洞。类风湿性肺病（图 23.1）、韦格纳肉芽肿、脓毒性肺栓塞、转移瘤［头颈部、子宫颈的鳞状上皮细胞癌转移］（图 23.2）等疾病可见到空洞性结节。

分布

在朗格汉斯细胞组织细胞增生症，常同时存在空洞性结节与非空洞性结节，一般分布于中、上肺野，下肺野少见[1]。韦格纳肉芽肿的空洞性结节的分布没有明显区域性[2]。类风湿结节、转移瘤、真菌感染、脓毒性肺栓塞等疾病的结节常分布于肺的外带[3-5]。

临床意义

肺朗格汉斯细胞组织细胞增生症与吸烟关系密切。经过糖皮质激素或细胞毒性药物治疗后，其空洞性结节是可逆的[6]。在免疫功能减退的患者和具有肺部基础病的患者，发生肺部真菌感染的风险增高。类风湿肺结节多见于有皮下结节的患者，且肺内结节的大小随着关节炎的活动性强弱而变化[3]。脓毒性肺栓塞最常发生于静脉注射吸毒者和带有中央静脉置管的免疫功能减退的患者。肺转移瘤合并空洞者，其原发肿瘤一般来源于头颈部（男性）或子宫颈（女性）[7]，肺内转移性腺癌（特别是结肠癌）和转移性肉瘤（特别是成骨肉瘤）亦可见空洞。

鉴别诊断要点

疾病	分布区域								临床表现			其他
	上叶	中叶	下叶	胸膜下	中心性	随机	沿支气管血管束	随机	急性	亚急性	慢性	
朗格汉斯细胞组织细胞增生症	+	+				+		+			+	伴不规则囊腔或结节，肋膈角少见
真菌感染	+	+	+	+		+		+	+			伴磨玻璃样晕征
结节病	+	+				+	+				+	纵隔或肺门淋巴结肿大，女性为主，见于非洲裔美国人
类风湿结节	+	+		+		+					+	大小不一，自然病程无法预测
韦格纳肉芽肿	+	+	+			+				+	+	增强扫描见大片坏死区
脓毒性肺栓塞	+	+	+			+		+				滋养血管征
肺转移瘤		+	+	+		+					+	结节大小不一

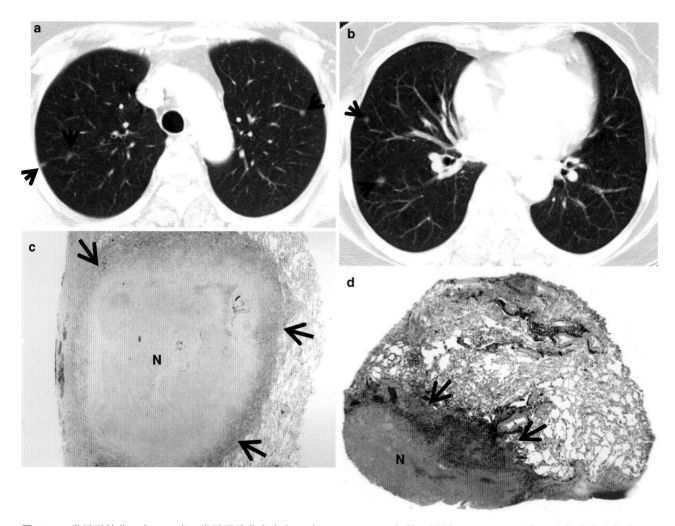

图 23.1 类风湿结节。女，70 岁，类风湿关节炎病史 10 年。（**a**，**b**）CT 扫描（层厚＝5.0 mm）肺窗显示主动脉弓水平（**a**）和支气管基底干水平（**b**）双肺多发小结节（箭头所示）。纵隔窗示结节中央为坏死区。（**c**）右肺下叶的手术活检标本低倍光镜（×4）显示中央坏死区（N）以及周围环绕的上皮样组织细胞和纤维组织（箭头所示）。（**d**）低倍光镜（×10）显示中央坏死区（N）、周围环绕的上皮样组织细胞和纤维组织（箭头所示）以及正常肺组织

类风湿肺结节

病理学

类风湿肺结节的中央可见细颗粒状嗜酸性坏死组织，其周围可见慢性炎症肉芽组织包裹。在坏死组织和活性的组织之间，可见特征性的由巨噬细胞放射状排列而形成的栅栏样结构（图 23.1）。炎症细胞包括少量巨细胞、大量的淋巴细胞及浆细胞[8]。

症状与体征

多数伴有类风湿肺结节的患者没有症状，偶尔空洞可导致咯血[9]。由于病灶多分布于胸膜下，所以可能发生气胸、脓胸、胸腔积液和支气管胸膜瘘等并发症。

CT 表现

类风湿结节最大的直径为 0.5～5.0 cm，常见于中、上肺野的外周部分[10]（图 23.1）。肺结节可以增大或自发消退。结节内常见空洞，但极少破裂进入胸膜腔而导致支气管胸膜瘘、气胸、脓胸或胸腔积液[11]。虽然类风湿肺结节出现钙化者并不多见，但可见于类风湿尘肺综合征患者。

CT-病理对照

类风湿肺结节的病理表现与皮下风湿结节相同，组织学上可分成 3 个截然不同的区域：中央为纤维

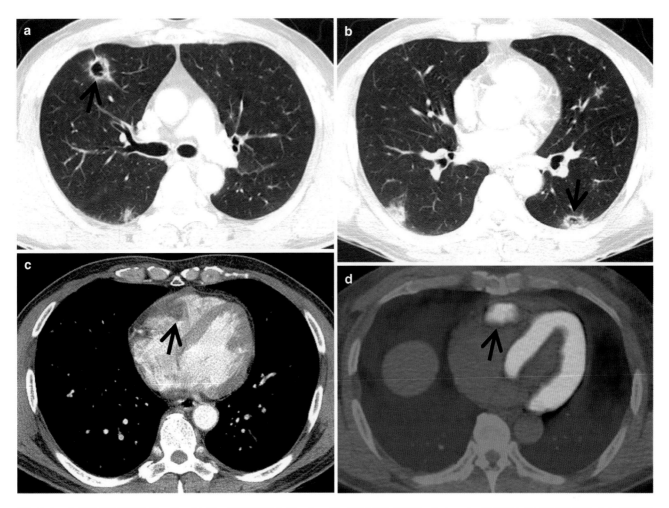

图 23.2 空洞性肺转移结节。男，50 岁，肾细胞癌患者。（**a**，**b**）CT 扫描（层厚＝5.0 mm）于右肺上叶支气管水平（**a**）和支气管基底干水平（**b**）肺窗显示多发空洞性结节（箭头所示）和非空洞性结节。（**c**）增强 CT 扫描心室水平示右心室内靠近外侧壁的低密度结节（箭头所示）；（**d**）[18]FDG-PET 扫描显示右心室内高摄取灶（箭头所示）；（**c**）和（**d**）示右心室内转移结节

素样坏死，其周围是栅栏状的上皮样细胞，最外周部分为淋巴细胞、浆细胞和成纤维细胞[12]。中央坏死区域可变成空洞或囊样结构，这可能是由于坏死组织溶解、空气进入导致膨胀所致。因此，不同阶段的新、旧类风湿肺结节可以同时并存，新结节中央坏死，旧结节具有空洞或形状似囊肿。

预后

　　类风湿肺结节可以保持稳定、自发消退或增大，根据患者的临床情况，可能需要进一步的影像学随访观察或行外科手术切除。

空洞性转移瘤

病理学

　　空洞性的肺转移瘤比较少见，其原发灶可能来源于结肠、对侧肺、子宫颈、胃、食管、胰腺、喉及间质瘤。肺转移瘤出现坏死、空洞最主要的原因是肿瘤侵犯血管，破坏了肿瘤自身的血供[13]。

症状与体征

　　相当数量的空洞性肺转移瘤患者无明显症状。患者可出现咯血。其他非特异性的症状包括咳嗽、胸部不适等，肿瘤负荷过大者可能导致呼吸困难。可伴有体重减轻、纳差和全身乏力等全身症状。

CT 表现

空洞性肺转移瘤 CT 表现为多发结节, 有或无空洞 (图 23.2)。结节大小不一, 直径从数毫米到几厘米不等; 结节的分布以肺野外带比较多见, 特别是下肺野的胸膜下区域, 结节在次级小叶呈随机分布[14-15]; 多数结节为圆形、边缘光滑, 也可表现为分叶状、边缘不规则。其洞壁一般较厚且不规则, 但肉瘤以及腺癌的转移瘤亦可见到薄壁空洞[7]。

CT-病理对照

请参阅第十二章 "空洞" 部分以及第十九章 "肺转移瘤"。

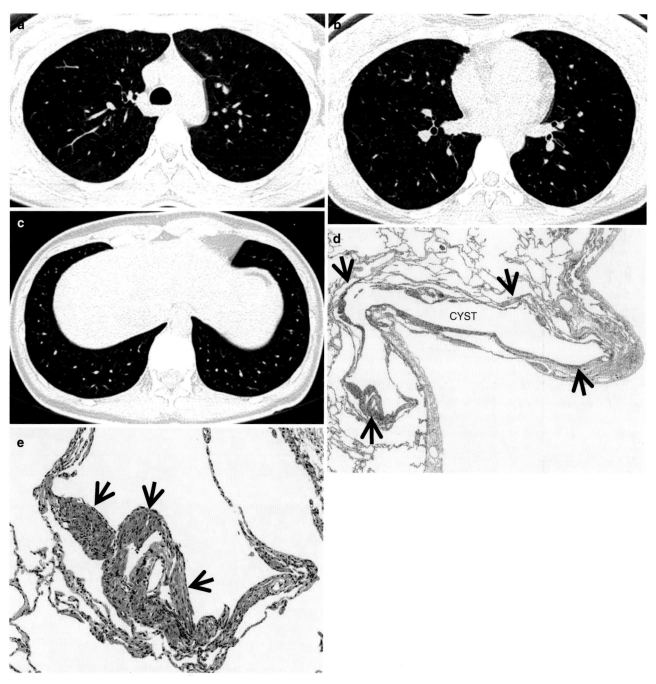

图 23.3 淋巴管平滑肌瘤病。女, 37 岁。(**a~c**) 薄层 CT 扫描 (层厚＝1.5 mm) 于主动脉弓水平 (**a**)、下肺静脉水平 (**b**) 和右膈顶水平 (**c**) 显示双肺大小不一的含气囊肿。请注意肺底部亦受累 (朗格汉斯细胞组织细胞增生症一般不累及肺底)。(**d**) 肺手术活检标本低倍光镜 (×40) 显示囊性病灶 (CYST), 囊壁上可见梭形或卵圆形的平滑肌细胞 (箭头所示), (**e**) 高倍光镜 (×100) 清晰显示囊壁上的梭形或卵圆形平滑肌细胞 (箭头所示)

预后

因原发肿瘤对化疗药物不甚敏感，空洞性转移瘤的患者预后常常较差。

囊肿

定义

与正常肺分界清楚的圆形实质透光区或低密度区称为囊肿。囊壁的厚度不等，但常为薄壁（<2 mm）。囊内一般含有空气，但偶尔可含液体或实性成分[16]（图 23.3）。

常见疾病

许多弥漫性肺部疾病均以多发囊肿为主要表现[17-18]，其中以淋巴管平滑肌瘤病（图 23.3）、朗格汉斯细胞组织细胞增生症最为常见。部分肺间质性疾病［淋巴细胞间质性肺炎（lymphocytic interstitial pneumonia，LIP）（图 23.4）、脱屑性间质性肺炎、亚急性过敏性肺炎、淀粉样变性］、囊性肺转移瘤（血管肉瘤，图 23.5 和图 23.6）和 Birt-Hogg-Dube 综合征也可表现为肺部多发囊肿。普通型间质性肺炎、非特异性间质性肺炎、石棉肺、慢性过敏性肺炎和晚期纤维化型结节病等各种肺间质性病变可表现为蜂窝征，与肺内多发囊肿相似（请参阅第十二章"囊肿"部分和第十七章"主要位于胸膜下和肺基底部的蜂窝征"部分）。

分布

参见第十二章"囊肿"部分和第十七章"主要位于胸膜下和肺基底部的蜂窝征"。

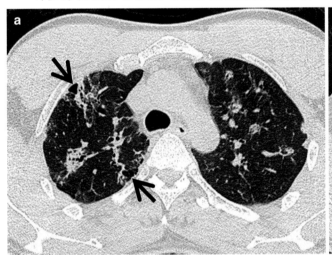
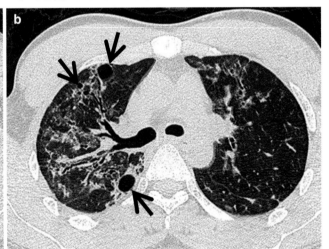
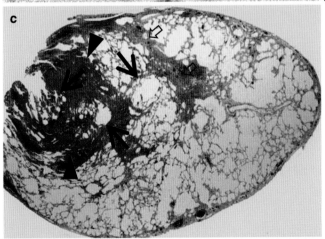

图 23.4 淋巴细胞性间质性肺炎。男，37 岁，干燥综合征患者。（a，b）薄层 CT 扫描（层厚＝1.5 mm）于主动脉弓水平（a）和右肺上叶支气管水平（b）显示双肺内沿支气管血管束、胸膜下分布的磨玻璃结节影或 GGO。请注意囊状的肺内病灶（箭头所示）。（c）肺手术活检标本低倍光镜（×40）示细支气管周围密集的纤维化、稀疏的淋巴细胞浸润（楔形箭头所示），小叶间隔（空心箭头所示）和胸膜下区也可见上述改变。请注意肺泡的囊状改变（箭头所示），伴有细支气管纤维化和炎症

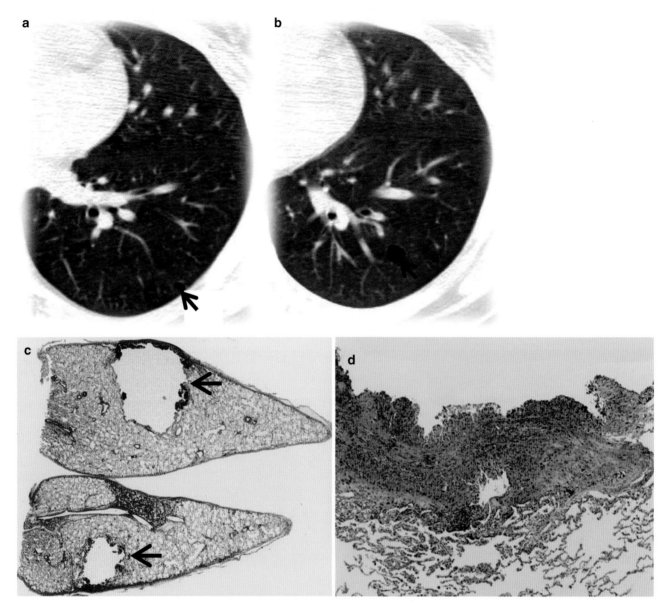

图 23.5 囊性转移瘤。男，20 岁，右大腿成骨肉瘤患者。（a，b）CT 扫描（层厚＝5.0 mm）于左下肺静脉水平（a）和基底段支气管水平（b）显示双肺的囊样病灶（箭头所示）。（c）肺手术活检标本低倍光镜（×4）示薄壁单房囊肿（箭头所示），壁由转移瘤细胞构成。（d）高倍光镜（×100）示囊壁由纺锤形、多形性肿瘤细胞组成，细支气管壁全层受累

临床意义

参见第十二章"空洞"。淋巴管平滑肌瘤病多伴有结节性硬化（癫痫、皮肤病变），单发或孤立的淋巴管平滑肌瘤病相对少见[19]。囊性肺转移瘤最常见于上皮来源的肿瘤，也可来源于少数间叶细胞肿瘤（如血管肉瘤、平滑肌肉瘤、滑膜肉瘤、上皮样细胞肉瘤、子宫内膜间质肉瘤）[20]。

淋巴管平滑肌瘤病

病理学

淋巴管平滑肌瘤病（lymphangioleiomyomatosis，LAM）基本病理特征是平滑肌细胞的异常增殖，累及肺的各个部分（图 23.3）。细胞形态饱满或呈纺锤形，胞质呈淡淡的嗜伊红染色，也可呈大多角形、胞质清晰，外观似上皮细胞。异常的平滑

鉴别诊断要点

疾病	分布区域								临床表现			
	上叶	中叶	下叶	胸膜下	中心性	随机	沿支气管血管束	随机	急性	亚急性	慢性	其他
淋巴管平滑肌瘤病	+	+	+			+		+			+	圆形、卵圆形囊肿，累及肋膈
朗格汉斯细胞组织细胞增生症	+	+				+		+			+	不规则囊肿，囊肿伴结节，肋膈角区不受累
淋巴细胞性间质性肺炎			+				+			+	+	伴GGO和边界不清的小叶中央结节
脱屑性间质性肺炎			+	+						+	+	囊肿周围的GGO，囊壁不显示
囊性肺转移瘤	+	+	+	+		+		+	+			血管肉瘤的特征
Birt-Hogg-Dube综合征			+	+							+	肺底部分布为主的大囊肿，可有多个分隔

肌细胞浸润肺泡壁，使之增厚呈结节状，淋巴管增宽。继发肺泡壁破坏导致局部的囊状改变，最终整个肺呈蜂窝样改变。通气受限最主要的原因就是肺组织囊性改变导致的气道塌陷。囊肿的破裂可导致气胸反复发生，这也是该病的特征性并发症之一[21]。

症状与体征

LAM患者经常表现为逐渐加重的呼吸困难、反复发作的气胸和乳糜胸，偶有咯血[22]。腹部或盆腔可出现肺外淋巴结肿大及沿着淋巴通路分布的囊性肿块。伴有结节性硬化的LAM患者，常同时伴有肾及肝的血管平滑肌脂肪瘤。还常伴发脑膜瘤。

CT表现

在HRCT上，LAM的特征性表现是双肺弥漫分布的薄壁含气囊肿，其间为正常肺组织[18,23]（图23.3）。囊肿大小一般为2~5 mm，最大可达25~30 mm，多为圆形或卵圆形，亦可因肺实质严重受累呈多角形或多边形改变。其他征象包括小叶间隔增厚、小叶中心性结节和局灶性GGO。

CT-病理对照

囊肿发生的机制尚不明确，可能与细支气管周围平滑肌增生引起的空气潴留有关[18]。小叶中心性小结节的病理基础是平滑肌或肺泡壁细胞增生，局灶性GGO则与平滑肌增生、含铁血黄素沉着或肺实质出血等相关。小叶间隔增厚是由于淋巴管阻塞而引起水肿所致。

预后

淋巴管平滑肌瘤病以基本支持治疗为主，包括对反复发作性气胸和呼吸困难（给氧）的治疗。肺移植是最终的治疗方法。西罗莫司［一种哺乳动物雷帕霉素靶蛋白抑制剂（mTOR）］可能有较好的治疗前景[24]。患者的预后较难预测，确诊时病变较严重以及肺功能迅速衰竭常导致预后不良。

淋巴细胞性间质性肺炎（LIP）

病理学

根据美国胸科学会/欧洲呼吸学会2002年分类共识，可将淋巴细胞性间质性肺炎定义为一种肺泡间隔被淋巴样细胞广泛浸润的间质性肺炎[25]。该定义将以往一些诊断为"淋巴细胞性间质性肺炎"的疾病排除在外，这些疾病以间质（例如支气管血管束、小叶间隔）受侵犯为主，应被称为"弥漫性淋巴样增生"（图23.4）。

症状与体征

大多数LIP患者为女性，常在40~70岁之间发病[26]。呼吸系统的症状包括咳嗽、缓慢加重的呼吸困难，有时可伴有胸膜炎性疼痛。体重减轻、发热、乏力、关节痛及盗汗等全身症状较少见。合并干燥综合征的患者可有口、眼干燥症状。

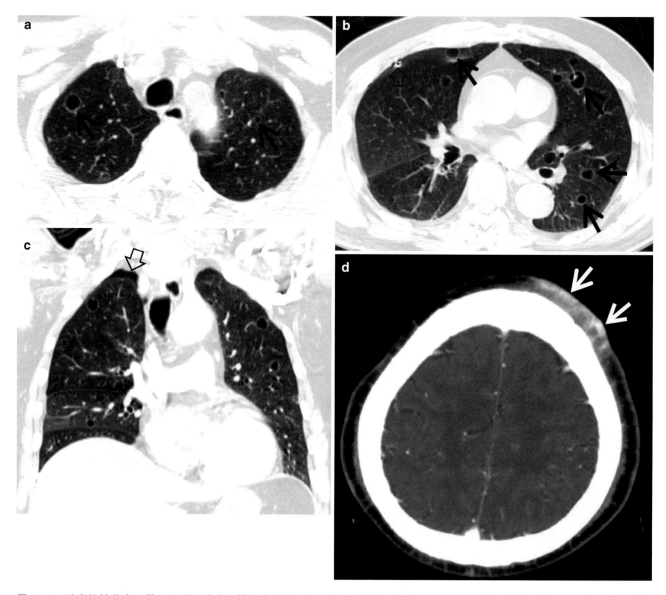

图 23.6　肺囊性转移瘤。男，82 岁，头皮血管肉瘤患者。（**a**，**b**）CT 扫描（层厚＝5.0 mm）于主动脉弓水平（**a**）和右肺中叶支气管起始部水平（**b**）显示双肺多发囊性病灶（箭头所示），一根猪尾导管（空心箭头所示）置于胸膜腔用于气胸（肺内囊腔破裂所致）的引流排气。（**c**）冠状面重建（层厚＝2 mm）亦显示双肺多发囊样病变。请注意右侧胸腔顶部的气胸（空心箭头所示）。（**d**）颅脑增强 CT 扫描（层厚＝5.0 mm）示左侧头皮条带状明显强化软组织肿瘤（箭头所示），经证实为血管肉瘤

CT 表现

　　LIP 的高分辨率 CT 表现包括磨玻璃样病灶、边界不清的小叶中心性结节和底部分布为主的薄壁囊肿[27]（图 23.4）。尽管囊肿大小不一（1～30 mm），但通常小于 30 mm。与 LAM 和朗格汉斯细胞组织细胞增生症相比，LIP 的囊肿数量较少。其他征象包括支气管血管束增厚、小叶间隔增厚、胸膜下结节、淋巴结肿大和实变。

CT-病理对照

　　LIP 囊肿形成可能是由于淋巴细胞浸润导致细支气管不全性阻塞，从而引起远端的肺气腔过度膨胀所致[28]。支气管血管束增厚、边界不清的小叶中心性结节、小叶间隔的增厚则反映了淋巴管周围的间质受累。

预后

　　常使用糖皮质激素治疗，50％～60％的患者有所改善。多达 1/3 的患者可能在确诊之后的数年内

死亡，其原因包括病变本身的进展、免疫抑制治疗后出现的感染并发症等。该病恶变为淋巴瘤的病例亦有报道。

囊性肺转移瘤，特别是血管肉瘤

病理学

肺转移性血管肉瘤一般表现为广泛的实性结节，但囊性或空洞病灶亦有报道。囊壁由已被肿瘤细胞浸润的肺泡壁结构组成。梭形细胞肿瘤含有裂隙样血管，内可见红细胞。肿瘤细胞 CD31 和 CD34 染色呈强阳性反应[29]。

症状与体征

肺转移性血管肉瘤常源于心脏和肺动脉主干。咯血是最常见的症状，有的发生弥漫性肺出血[30]。其他症状包括咳嗽、呼吸困难、胸痛、胸腔积血、气胸或纵隔气肿。

CT 表现

肺转移性血管肉瘤一般表现为实性结节，伴或不伴有结节周围的磨玻璃样晕征，但也有少数病例表现为囊性转移瘤。囊性肺转移瘤表现为薄壁、肺大泡样的病灶，伴或不伴有结节（图 23.6）。囊肿可破裂，引发气胸或纵隔气肿[31]。

CT-病理对照

囊性转移瘤可能是因为实性肿瘤内液化坏死物排出后形成，亦可能是肿瘤细胞侵犯原先的良性肺大泡的壁，或者是肿瘤细胞侵犯肺气囊壁（后者可能是因为肿瘤的球瓣效应导致小气道囊性扩张所致）[31]。

预后

血管肉瘤肺部转移一般预后较差，确诊后中位生存时间为 9 个月。

肺气肿

定义

肺气肿指的是终末细支气管远端的肺气腔永久性扩大，伴有肺泡壁的破坏[32]。肺气肿的 CT 表现为局部或区域性的低密度影，一般见不到壁[16,33]（图 23.7）。

按照明显受累肺腺泡的位置分为：小叶中央型肺气肿（近端受累）（图 23.7），间隔旁型肺气肿（远端受累）（图 23.8）以及全小叶型肺气肿（全部肺腺泡受累）（图 23.9）。大疱性肺气肿是指肺实质的大泡样破坏，常在间隔旁肺气肿、全小叶型肺气肿的背景下发生。瘢痕旁肺气肿是一种不规则形的肺气腔扩大，常发生于肺纤维化的患者。

分布

小叶中央型和间隔旁型肺气肿一般位于上叶，而全小叶型肺气肿（伴有 α_1 抗胰蛋白酶缺乏症关）主要位于肺下叶。小叶中央型肺气肿累及呼吸性细支气管为中心的小叶，而全小叶型肺气肿累及整个次级小叶。

临床意义

慢性阻塞性肺疾病是指慢性、不可逆性的气道阻塞性病变，常伴有肺气肿和慢性支气管炎。吸烟者肺气肿的最常见形式是小叶中央型肺气肿。α_1 抗胰蛋白酶缺乏症患者可见全小叶型肺气肿。在青年患者中，可只有间隔旁肺气肿，常伴有自发性气胸。间隔旁型肺气肿亦可发生于患有小叶中央型肺气肿的中老年患者。

鉴别诊断要点

1. 间隔旁型肺气肿和蜂窝征的鉴别

   间隔旁型肺气肿经常发生胸膜表面，仅有一层，肺上叶多见，可伴有肺气肿的其他征象（比如肺大泡），但通常不伴有明显的肺纤维化。而蜂窝征的囊肿腔一般较小，发生于肺胸膜下，呈多层排列，肺基底部相对多见，同时伴有肺小叶结构的破坏或其他肺纤维化征象（比如牵拉性支气管扩张）。

2. 小叶中央型肺气肿与肺囊肿的鉴别

   小叶中央型肺气肿的局灶性低密度区缺乏可见的囊壁；相反，肺囊肿在高分辨率 CT 图像上可见囊壁。然而在一些小叶中央型肺气肿的患者中，高分辨率 CT 可见肺组织破坏区周围纤薄、比较模糊的壁结构，这可能与局部出现轻微的肺纤维化或邻近肺组织被压缩有关。小叶

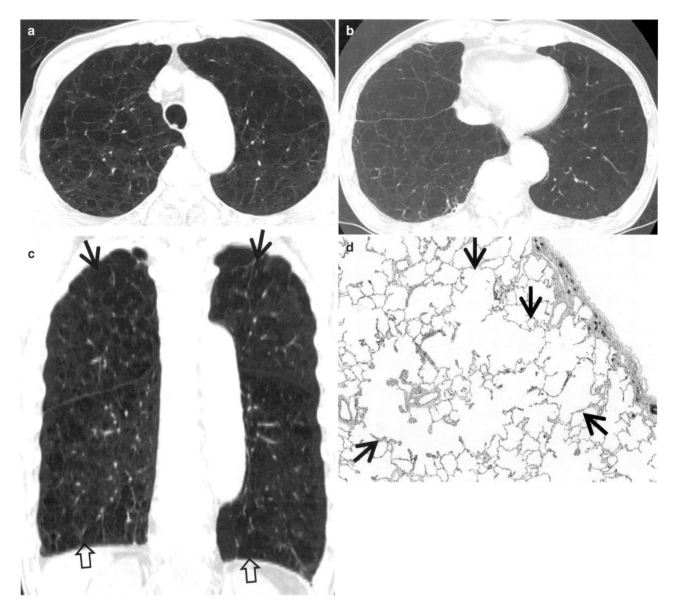

图23.7　小叶中央型肺气肿。男，65岁，吸烟患者。（**a**）薄层CT扫描（层厚＝1.0 mm）于主动脉弓水平（**a**）和肝后下腔静脉水平（**b**）肺窗显示累及全肺的广泛性肺气肿。病灶大小不一且上、下肺野均受累，提示小叶中央型肺气肿，而不是全小叶型肺气肿（主要累及下肺野）。（**c**）冠状面重建（层厚＝2.0 mm）显示肺气肿主要分布于上肺野（箭头所示），但肺底也有病灶（空心箭头所示）。（**d**）来自不同患者的肺手术活检标本高倍光镜（×200）示肺气肿区域（箭头所示）、小叶中央被破坏的肺泡壁和扩张的呼吸性细支气管及其下属的肺泡

中央型肺气肿的低密度区仅累及次级肺小叶的一部分。肺囊肿的大小在数毫米至10 mm，常大于小叶中央型肺气肿的低密度区。

3. 肺气肿的严重程度通常是采用CT密度参数进行评估，比如相对低密度区和频率密度分布的百分比。尽管有多个阈值的报道，但－960 HU～－970 HU这个阈值比较适合对多层螺旋CT扫描所获得的连续容积数据进行肺气肿的定量分析[34]。

4. 多个研究显示，CT肺气肿指数（肺气肿所占比例）与肺功能测试结果之间有显著性相关[35]。然而，慢性阻塞性肺疾病的气流受限是一种比较复杂的现象，仅有一部分与肺气肿引起的肺组织破坏有关，因此肺气肿的严重程度并不总是与气流受限的严重程度相关[36]。

5. 尽管CT密度测定法参数能够粗略估计肺气肿的程度，但无法判断低密度区的分布范围及大

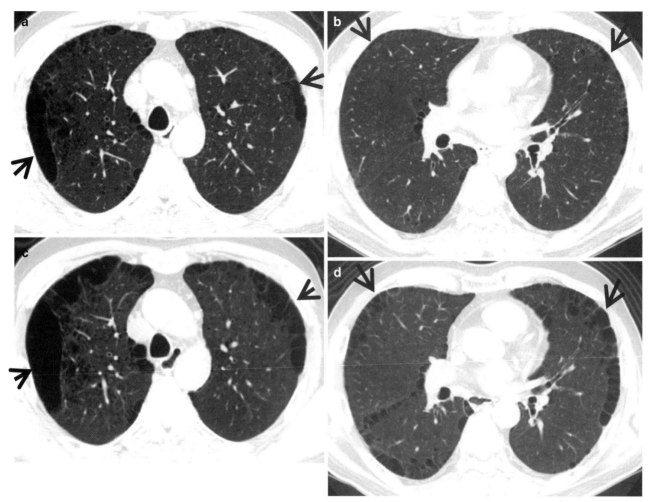

图 23.8　间隔旁型肺气肿（远端肺腺泡、肺大泡）的演变。男，50 岁，吸烟患者。（**a，b**）薄层 CT 扫描（层厚＝1.0 mm）于主动脉弓水平（**a**）和右侧中间段支气管水平肺窗（**b**）显示主要累及上肺野的间隔旁型肺气肿（箭头所示）。（**c，d**）50个月后复查 CT（**c，d** 与 **a，b** 相似层面）示双肺间隔旁型气肿（箭头所示）的范围扩大

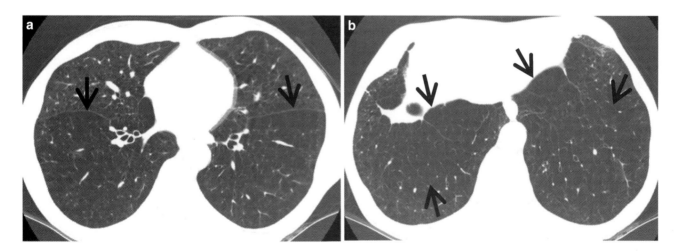

图 23.9　全小叶型肺气肿。男，55 岁，吸烟患者。薄层 CT 扫描（层厚＝1.0 mm）于右下肺静脉水平（**a**）和右膈顶水平（**b**）肺窗显示双肺下野广泛的肺气肿。请注意整个次级肺小叶（箭头所示）均受累

小。因此在对低密度区进行 CT 量化分析时（即与邻近低密度像素一起对低密度簇的大小、数量进行计算），应该将肺气肿的解剖学分布考虑在内[34]。

6. 与 CT 密度测定法相比，基于纹理的肺气肿自动量化分析系统与肺功能测试结果之间具有更好的相关性[37]。

7. CT 量化分析能够帮助鉴别慢性阻塞性肺疾病的类型（肺气肿型、气道型、混合型）[38-39]。

小叶中央型肺气肿

病理学

小叶中央型肺气肿的特征是小叶中央的肺泡壁破坏和呼吸性细支气管及所属肺泡的扩张（图 23.7）。在吸烟人群肺气肿患者中，该型最为常见[40]。

症状与体征

根据肺气肿的程度不同，小叶中央型肺气肿患者的临床表现各异，可无明显症状，也可在静息状态下都有严重的呼吸困难。后者常可见呼吸急促、桶状胸。发绀比较少见。

CT 表现

小叶中央型肺气肿的特征是小叶中央的肺泡壁破坏、呼吸性细支气管及其所属肺泡的扩张，CT 表现为小叶中央区的低密度灶，通常无可见的壁，分布不均，以上肺野为主[41]（图 23.7）。低密度灶一般靠近次级肺小叶的中央区域，环绕小叶中央动脉，成群分布。在严重的小叶中央型肺气肿，可见低密度灶相互融合（图 23.7）。

预后

戒烟是保护肺功能最重要的措施之一。患者的预后决定于确诊时的肺功能。支气管扩张药经常无效。

间隔旁型肺气肿

病理学

间隔旁型肺气肿主要累及肺泡远端、肺泡管和肺泡囊，它的一个特征是胸膜表面和小叶间隔常构成其边界[32]（图 23.8）。

症状和体征

大多数患者没有症状，肺功能正常或者接近正常。气胸的患者可出现突发胸痛和呼吸困难。

CT 表现

间隔旁型肺气肿主要累及肺泡远端、肺泡管和肺泡囊，CT 表现为胸膜下或支气管血管束周围被完好的小叶间隔分开的低密度区（图 23.8）。

预后

除了吸烟的患者，由于肺功能正常，所以预后很好。

α_1 抗胰蛋白酶缺乏症患者的全小叶型肺气肿

病理学

全小叶型肺气肿大致均匀地累及全部腺泡和次级肺小叶，以下肺野分布为主，是一种伴有 α_1 抗胰蛋白酶缺乏症的肺气肿[40]。

症状与体征

α_1 抗胰蛋白酶缺乏症最常见的表现就是早期（一般 30～40 岁）出现肺气肿和支气管扩张[42]。常见症状包括咳嗽、呼吸困难以及喘鸣等。患有可伴有肝疾病（慢性肝炎、肝硬化）、皮肤疾病（脂膜炎）和脉管炎等肺外病变。

CT 表现

全小叶型肺气肿大致均匀地累及全部腺泡和次级肺小叶，表现为广泛的肺实质密度减低，伴有受累肺组织肺血管变细[43]（图 23.9）。

预后

最常见的死亡原因是呼吸衰竭和肝硬化。除了慢性阻塞性肺疾病的常规治疗外，可采用经静脉输入纯化人血浆 α_1 抗胰蛋白酶的特殊治疗方法，即所谓的静脉替代疗法。随机、双盲、安慰剂对照试验已证实该方法有确切疗效。

参考文献

1. Kulwiec EL, Lynch DA, Aguayo SM, Schwarz MI, King Jr TE. Imaging of pulmonary histiocytosis X. Radiographics. 1992;12:515–26.

2. Aberle DR, Gamsu G, Lynch D. Thoracic manifestations of Wegener granulomatosis: diagnosis and course. Radiology. 1990;174:703–9.

3. Remy-Jardin M, Remy J, Cortet B, Mauri F, Delcambre B. Lung changes in rheumatoid arthritis: CT findings. Radiology. 1994;193:375–82.

4. Davis SD. CT evaluation for pulmonary metastases in patients with extrathoracic malignancy. Radiology. 1991;180:1–12.

5. Iwasaki Y, Nagata K, Nakanishi M, et al. Spiral CT findings in septic pulmonary emboli. Eur J Radiol. 2001;37:190–4.

6. Kim HJ, Lee KS, Johkoh T, et al. Pulmonary Langerhans cell histiocytosis in adults: high-resolution CT-pathology comparisons and evolutional changes at CT. Eur Radiol. 2011;21:1406–15.

7. Seo JB, Im JG, Goo JM, Chung MJ, Kim MY. Atypical pulmonary metastases: spectrum of radiologic findings. Radiographics. 2001;21:403–17.

8. Case records of the Massachusetts General Hospital. Weekly clinicopathological exercises. Case 10-2001. A 53-year-old woman with arthritis and pulmonary nodules. N Engl J Med. 2001;344:997–1004.

9. Antin-Ozerkis D, Evans J, Rubinowitz A, Homer RJ, Matthay RA. Pulmonary manifestations of rheumatoid arthritis. Clin Chest Med. 2010;31:451–78.

10. Capobianco J, Grimberg A, Thompson BM, Antunes VB, Jasinowodolinski D, Meirelles GS. Thoracic manifestations of collagen vascular diseases. Radiographics. 2012;32:33–50.

11. Kobayashi T, Satoh K, Ohkawa M, Satoh A. Multiple rheumatoid nodules with rapid thin-walled cavity formation producing pneumothorax. J Thorac Imaging. 2005;20:47–9.

12. Kitamura A, Matsuno T, Narita M, Shimokata K, Yamashita Y, Mori N. Rheumatoid arthritis with diffuse pulmonary rheumatoid nodules. Pathol Int. 2004;54:798–802.

13. Chaudhuri MR. Cavitary pulmonary metastases. Thorax. 1970;25:375–81.

14. Hirakata K, Nakata H, Nakagawa T. CT of pulmonary metastases with pathological correlation. Semin Ultrasound CT MR. 1995;16:379–94.

15. Murata K, Takahashi M, Mori M, et al. Pulmonary metastatic nodules: CT-pathologic correlation. Radiology. 1992;182:331–5.

16. Hansell DM, Bankier AA, MacMahon H, McLoud TC, Muller NL, Remy J. Fleischner Society: glossary of terms for thoracic imaging. Radiology. 2008;246:697–722.

17. Beddy P, Babar J, Devaraj A. A practical approach to cystic lung disease on HRCT. Insights Imaging. 2011;2:1–7.

18. Seaman DM, Meyer CA, Gilman MD, McCormack FX. Diffuse cystic lung disease at high-resolution CT. AJR Am J Roentgenol. 2011;196:1305–11.

19. McCormack FX. Lymphangioleiomyomatosis: a clinical update. Chest. 2008;133:507–16.

20. Traweek T, Rotter AJ, Swartz W, Azumi N. Cystic pulmonary metastatic sarcoma. Cancer. 1990;65:1805–11.

21. Kumasaka T, Seyama K, Mitani K, et al. Lymphangiogenesis in lymphangioleiomyomatosis: its implication in the progression of lymphangioleiomyomatosis. Am J Surg Pathol. 2004;28:1007–16.

22. Johnson SR, Cordier JF, Lazor R, et al. European Respiratory Society guidelines for the diagnosis and management of lymphangioleiomyomatosis. Eur Respir J. 2010;35:14–26.

23. Muller NL, Chiles C, Kullnig P. Pulmonary lymphangiomyomatosis: correlation of CT with radiographic and functional findings. Radiology. 1990;175:335–9.

24. McCormack FX, Inoue Y, Moss J, et al. Efficacy and safety of sirolimus in lymphangioleiomyomatosis. N Engl J Med. 2011;364:1595–606.

25. American Thoracic S, European RS. American Thoracic Society/European Respiratory Society International Multidisciplinary Consensus Classification of the Idiopathic Interstitial Pneumonias. This joint statement of the American Thoracic Society (ATS), and the European Respiratory Society (ERS) was adopted by the ATS board of directors, June 2001 and by the ERS Executive Committee, June 2001. Am J Respir Crit Care Med. 2002;165:277–304.

26. Tian X, Yi ES, Ryu JH. Lymphocytic interstitial pneumonia and other benign lymphoid disorders. Semin Respir Crit Care Med. 2012;33:450–61.

27. Johkoh T, Muller NL, Pickford HA, et al. Lymphocytic interstitial pneumonia: thin-section CT findings in 22 patients. Radiology. 1999;212:567–72.

28. Ichikawa Y, Kinoshita M, Koga T, Oizumi K, Fujimoto K, Hayabuchi N. Lung cyst formation in lymphocytic interstitial pneumonia: CT features. J Comput Assist Tomogr. 1994;18:745–8.

29. Kim AY, Lee KS, Han J, Kim H, Kim K, Baek CH. Cystic pulmonary metastasis in a patient with scalp angiosarcoma: a case report. J Korean Soc Radiol. 2011;65:143–6.

30. Garcia Clemente M, Gonzalez Budino T, Escobar Stein J, Seco Garcia AJ, Celorio Peinado C, Rodriguez RJ. Metastatic pulmonary angiosarcoma. An Med Interna. 2004;21:27–30.

31. Park SI, Choi E, Lee HB, Rhee YK, Chung MJ, Lee YC. Spontaneous pneumomediastinum and hemopneumothoraces secondary to cystic lung metastasis. Respiration. 2003;70:211–3.

32. Thurlbeck WM, Muller NL. Emphysema: definition, imaging, and quantification. AJR Am J Roentgenol. 1994;163:1017–25.

33. Foster Jr WL, Gimenez EI, Roubidoux MA, et al. The emphysemas: radiologic-pathologic correlations. Radiographics. 1993;13:311–28.

34. Madani A, Zanen J, de Maertelaer V, Gevenois PA. Pulmonary emphysema: objective quantification at multi-detector row CT-comparison with macroscopic and microscopic morphometry. Radiology. 2006;238:1036–43.

35. Zaporozhan J, Ley S, Eberhardt R, et al. Paired inspiratory/expiratory volumetric thin-slice CT scan for emphysema analysis: comparison of different quantitative evaluations and pulmonary function test. Chest. 2005;128:3212–20.

36. Gelb AF, Schein M, Kuei J, et al. Limited contribution of emphysema in advanced chronic obstructive pulmonary disease. Am Rev Respir Dis. 1993;147:1157–61.

37. Park YS, Seo JB, Kim N, et al. Texture-based quantification of pulmonary emphysema on high-resolution computed tomography: comparison with density-based quantification and correlation with pulmonary function test. Invest Radiol. 2008;43:395–402.

38. Matsuoka S, Yamashiro T, Washko GR, Kurihara Y, Nakajima Y, Hatabu H. Quantitative CT assessment of chronic obstructive pulmonary disease. Radiographics. 2010;30:55–66.

39. Mets OM, de Jong PA, van Ginneken B, Gietema HA, Lammers JW. Quantitative computed tomography in COPD: possibilities and limitations. Lung. 2012;190:133–45.

40. The definition of emphysema. Report of a National Heart, Lung, and Blood Institute, Division of Lung Diseases workshop. Am Rev Respir Dis. 1985;32:182–5.

41. Foster Jr WL, Pratt PC, Roggli VL, Godwin JD, Halvorsen Jr RA, Putman CE. Centrilobular emphysema: CT-pathologic correlation. Radiology. 1986;159:27–32.

42. Stoller JK, Aboussouan LS. A review of alpha1-antitrypsin deficiency. Am J Respir Crit Care Med. 2012;185:246–59.

43. Spouge D, Mayo JR, Cardoso W, Muller NL. Panacinar emphysema: CT and pathologic findings. J Comput Assist Tomogr. 1993;17:710–3.

不伴囊壁的密度减低影
Decreased Opacity without Cystic Walls

24

血管性病变引起的马赛克征

定义

请参见第十三章"马赛克征"相关内容。

常见疾病

引起马赛克样灌注的血管源性病变包括慢性肺栓塞和肺动脉高压。

分布

因慢性肺栓塞和肺动脉高压导致的马赛克样灌注，呈典型的肺段或亚段性分布[1]。

临床意义

肺动脉高压可能是特发性的或者伴发慢性肺动脉栓塞；肿瘤、寄生物或异物、肺实质病变、肝疾病、血管炎、人类免疫缺陷病毒（HIV）感染或者心脏左向右分流均可引起肺栓塞[1]。

> **鉴别诊断要点**
> 请参阅第十三章"马赛克征"相关内容。

梗阻性气道疾病引起的马赛克征

定义

请参阅第十三章"马赛克征"相关内容。

常见疾病

许多气道疾病都可以表现为马赛克征，包括支气管扩张症、肺囊性纤维化、变应性支气管肺曲霉菌病（ABPA）（图 24.1）、哮喘（图 24.2）以及缩窄性细支气管炎。

分布

气道疾病也可引起马赛克征，此时常可见到低密度的肺小叶。

临床意义

哮喘的诱因包括环境中的过敏源、病毒感染、运动、镇痛药、空气污染、天气变化、香烟烟雾、职业性致敏物和刺激性物质[2]。而与缩窄性细支气管炎相关的致病因素包括：心肺或肺移植、慢性同种异体移植物排斥、同种异体骨髓移植伴慢性移植物抗宿主反应和结缔组织病，尤其是类风湿性关节炎[3]。

> **鉴别诊断要点**
> 请参阅第十三章"马赛克征"相关内容。

哮喘

病理学

气道管腔内含有大量黏液、嗜酸性粒细胞、脱落的上皮细胞和不含纤维素的血浆成分。黏液分泌增多、炎性水肿以及平滑肌肥大是导致气道狭窄的3个主要改变。上述情况主要发生在支气管中，但

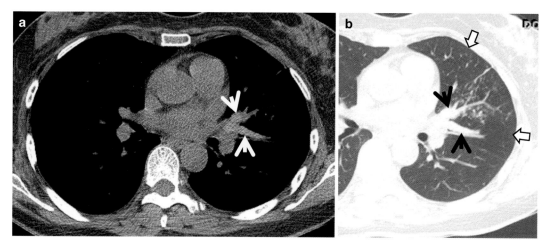

图 24.1 变应性支气管肺曲霉菌病。女，56 岁，有哮喘病史。（a）CT 扫描（层厚＝2.5 mm）于右肺中叶支气管层面纵隔窗显示高密度影的过敏性黏蛋白（箭头所示），充填于舌段支气管及其分支管腔内。（b）与（a）同层面的肺窗显示了马赛克样灌注区域（空心箭头所示）及过敏性黏蛋白（箭头所示）

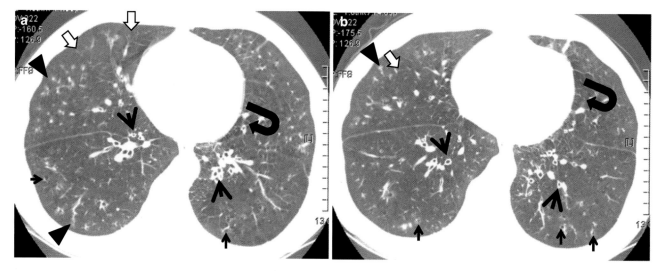

图 24.2 哮喘持续状态。男，45 岁。（a，b）薄层 CT 扫描（层厚＝1.5 mm）肺窗在肺段（a）及亚段（b）支气管层面分别可见马赛克样灌注影（空心箭头所示）、肺气肿（弯箭头所示）及树芽征（箭头）。同时可见双肺支气管壁增厚（箭头所示）及管腔扩张（小箭头所示）

也可发生在包括细支气管在内的更小的气道内。有时，炎性反应甚至可以累及肺泡。在横截面上黏液通常呈同心圆形或螺旋状，内含嗜酸性粒细胞和脱落的上皮细胞。气道表层上皮杯状细胞增生、支气管腺体肥大，但程度不及慢性支气管炎。细支气管内可有黏液栓，甚至在肺泡管内也可见黏液[4]。

症状与体征

患者的常见症状包括阵发性气短、喘鸣、胸闷和咳嗽。与慢性阻塞性肺疾病（COPD）不同，从症状以及肺功能损害方面来看，哮喘是阵发性的和可逆的。哮喘的发作通常与暴露于环境或工作中的

过敏源或尘埃，以及上呼吸道病毒感染有关。

CT 表现

哮喘最常见的 CT 表现是中小支气管管壁的增厚以及管腔的狭窄[5-6]（图 24.2）。其他 CT 表现包括黏液栓塞、柱状支气管扩张、小叶中心型小结节及多发的斑片状马赛克样灌注影；后者由空气滞留、肺气肿所致，少数情况下可由囊肿所致（图 24.2）。

CT-病理对照

CT 所示的支气管管壁的增厚以及管腔的狭窄，与气道炎症有关。水肿、平滑肌细胞增生以及黏液

腺肥大共同导致了支气管壁的增厚。反复发生的炎症以及气道重塑导致支气管扩张。缩窄性细支气管炎导致的空气滞留引起多发的斑片状马赛克样灌注影[6]。小叶中心性小结节说明存在细支气管腔内的黏液滞留以及细支气管周围炎症。肺气肿继发于支气管周围肺组织瘢痕纤维化，囊性改变由慢性炎性细支气管远端的过度充气所致。

预后

哮喘防治的重要措施是选择合适的环境以及避免职业性过敏源暴露。由于哮喘是一种慢性的气道炎症，主要的治疗方法是应用吸入性糖皮质激素，并且联合应用支气管扩张药以改善症状。

参考文献

1. Grosse C, Grosse A. CT findings in diseases associated with pulmonary hypertension: a current review. Radiographics. 2010;30:1753–77.
2. Rodrigo GJ, Rodrigo C, Hall JB. Acute asthma in adults: a review. Chest. 2004;125:1081–102.
3. King Jr TE. Overview of bronchiolitis. Clin Chest Med. 1993;14:607–10.
4. Roche WR. Inflammatory and structural changes in the small airways in bronchial asthma. Am J Respir Crit Care Med. 1998;157:S191–4.
5. Park CS, Muller NL, Worthy SA, Kim JS, Awadh N, Fitzgerald M. Airway obstruction in asthmatic and healthy individuals: inspiratory and expiratory thin-section CT findings. Radiology. 1997;203:361–7.
6. Silva CI, Colby TV, Muller NL. Asthma and associated conditions: high-resolution CT and pathologic findings. AJR Am J Roentgenol. 2004;183:817–24.

25

不伴囊状空腔的密度减低影：气道疾病
Decreased Opacity without Cystic Airspace：Airway Disease

定义

请参阅第十三章"支气管扩张和细支气管扩张"相关内容。

常见疾病

弥漫性的支气管扩张可发生于一系列有遗传缺陷的患者，尤其是纤毛运动障碍、支气管或支气管壁结构异常［如囊性纤维化（图 25.1）、纤毛运动障碍综合征和 Williams-Campbell 综合征］。非结核性分枝杆菌病是引起弥漫性支气管扩张最常见的感染性疾病。非感染性疾病包括变应性支气管肺曲菌病和哮喘。可参考第十三章"支气管扩张和细支气管扩张"相关内容。

分布

见第十三章"支气管扩张和细支气管扩张"相关内容。

临床意义

见第十三章"支气管扩张和细支气管扩张"相关内容。

鉴别诊断要点

疾病	分布区域								临床表现			其他
	上叶	中叶	下叶	胸膜下	中心性	随机	沿支气管血管束	随机	急性	亚急性	慢性	
囊性纤维化	+				+						+	支气管壁增厚，支气管周间质
纤毛运动障碍综合征			+		+						+	全内脏转位，鼻窦炎
Williams-Campbell 综合征	+	+	+		+						+	静脉曲张型及囊状支气管扩张，局限于 4～6 级支气管
非结核性分枝杆菌病		+		+		+		+			+	伴小叶中心性结节
变应性支气管肺曲菌病	+				+						+	小叶中心性结节，高密度黏液栓

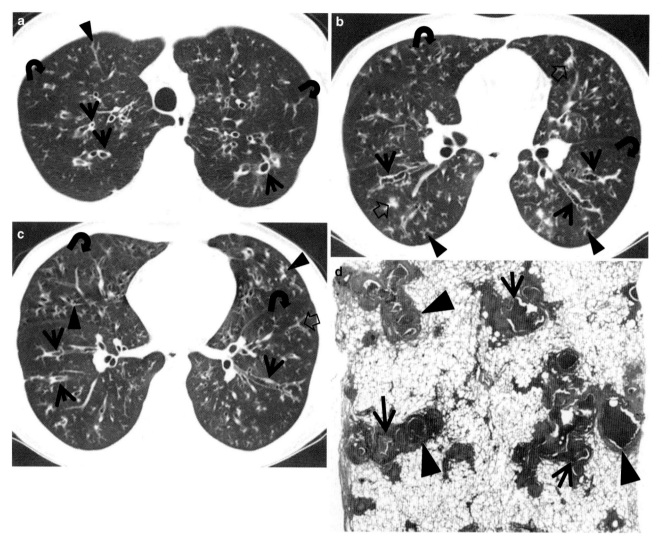

图 25.1　囊性纤维化。男，23 岁。（a～c）CT 扫描（层厚＝2.5 mm）肺窗在大血管层面（a）、下叶支气管层面（b）和下肺静脉层面（c）分别可见支气管扩张（箭头所示）、树芽征（楔形箭头所示）及黏液栓（空心箭头所示）。同时可见马赛克样灌注影（弯箭头所示）。（d）手术活检标本的低倍镜（×4）显示由黏液及炎性渗出液堵塞管腔引起的细支气管扩张（箭头所示）。同时可见细支气管壁增厚（楔形箭头所示）并伴有慢性炎症和纤维化

囊性纤维化

病理学

囊性纤维化是由囊性纤维化跨膜转导调节基因的突变引起的常染色体隐性遗传病，可累及多个系统。患者呼吸系统上皮细胞氯离子和钠离子通道调节有缺陷，导致呼吸道分泌物变黏稠并容易引起反复感染。晚期囊性纤维化的大体病理呈现广泛的支气管扩张（上叶更明显），伴有黏稠的黏液栓、胸膜纤维化或粘连、肺实变以及大叶性肺不张。显微镜下，大小气道可见急性和慢性炎症，伴有支气管腺体和杯状细胞增生、鳞状上皮化生以及黏液潴留[1]（图 25.1）。

症状与体征

囊性纤维化是一种侵犯多脏器的遗传性疾病，以肺和胰腺的损害最为突出，这与许多其他疾病相仿。在成年人，常见的呼吸系统表现包括咳嗽、咳痰、气喘和反复呼吸道感染，并可进展为肺源性心脏病；胃肠道常表现为反复腹痛、胆汁性肝硬化伴门脉高压以及反复发作的胰腺炎。囊性纤维化还可能引起不孕不育。

CT 表现

早期囊性纤维化的主要 HRCT 征象是马赛克样灌注，这由小气道疾病引起空气滞留所致。其他典型 CT 特征包括支气管扩张及支气管周围组织增厚（主要累及肺上叶）、小叶中心性结节或树芽征，及由黏液栓引起的肺不张或实变[2-3]（图 25.1）。支气管扩张以柱型最为常见，但晚期患者也可出现静脉曲张型及囊状支气管扩张。

CT-病理对照

囊性纤维化可引起黏液腺异常分泌从而引起呼吸道炎症和感染[2]。囊性纤维化最早、最普遍的病理损害是小支气管以及细支气管的黏液阻塞。马赛克样灌注是最突出的早期征象，由黏液堵塞细支气管及小支气管引起空气滞留而导致。支气管堵塞引起的炎症反应损害了气道正常结构，并发展成支气管扩张。支气管扩张及支气管周组织增厚在肺上叶最为突出，可能反映了肺实质弹性损伤的重力效应。HRCT 可见黏液栓堵塞气道导致的小叶中心性结节、树芽征及肺不张或实变。

预后

治疗包括对黏液潴留和肺部慢性感染的控制、胰酶替换疗法及营养疗法。包括药物介入治疗以及转基因治疗在内的新疗法，有希望在囊性纤维化的治疗上取得进一步发展[4]。肺移植是公认的治疗继发于囊性纤维化的呼吸衰竭的有效方法。其治疗效果差异性虽大，但 50% 的患者预计可活到 37 岁。

参考文献

1. Oppenheimer EH, Esterly JR. Pathology of cystic fibrosis review of the literature and comparison with 146 autopsied cases. Perspect Pediatr Pathol. 1975;2:241–78.
2. Wood BP. Cystic fibrosis: 1997. Radiology. 1997;204:1–10.
3. Brody AS, Klein JS, Molina PL, Quan J, Bean JA, Wilmott RW. High-resolution computed tomography in young patients with cystic fibrosis: distribution of abnormalities and correlation with pulmonary function tests. J Pediatr. 2004;145:32–8.
4. Mogayzel Jr PJ, Naureckas ET, Robinson KA, et al. Cystic fibrosis pulmonary guidelines. Am J Respir Crit Care Med. 2013;187:680–9.

第三篇

疾病模式、分布和放射学征象在肺部疾病鉴别诊断中的应用

肺　炎
Pneumonia

根据其形态学特征，肺部感染可加以分成几种不同的影像学及病理学模式。最常见的 3 种模式包括：大叶性肺炎、小叶性肺炎和间质性肺炎。比较少见的感染类型包括富细胞型细支气管炎、脓毒性肺栓塞、粟粒性感染和肺脓肿。由于上述较少见的感染类型的相关内容已经在前面的章节中提及，本章节只描述最常见的 3 种模式。

大叶性肺炎

大叶性肺炎的组织病理学特点是肺泡腔内填充渗出的水肿液和中性粒细胞。整个病变区域被均匀地填充，并常累及整个肺段。肺实变通常从靠近脏层胸膜的肺野外带开始，并通过肺泡间孔和小气道向中心蔓延，常累及整个肺叶。在 CT 上，内部尚有空气的支气管及其周围不断增多的炎性分泌物表现为空气支气管征。最常见的病原体包括肺炎双球菌、肺炎克雷伯菌（图 26.1）和嗜肺军团菌。

大叶性肺炎的主要 CT 表现为累及一个肺叶内相邻肺段的均匀实变影。HRCT 可显示大片均匀实变影附近的磨玻璃密度影（GGO），反映了不完全填充的肺泡[1]。典型的大叶性肺炎可累及一个肺段甚至整个肺叶。

成人干酪型肺炎、获得性免疫缺陷综合征（AIDS）患者以及包括孕妇、老年人、糖尿病患者、酗酒者及移植术后患者在内的非 AIDS 性免疫功能减退者，都可发生肺叶或肺段的实变，且实变病灶内可见多发的小空洞[2-3]（图 26.2 和图 26.3）。

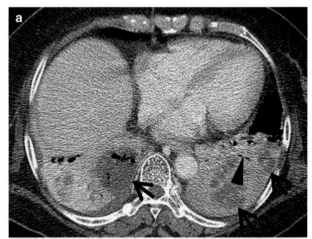

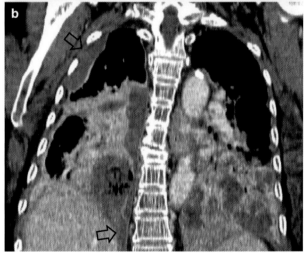

图 26.1 克雷伯菌肺炎。女，62 岁。（a）CT 扫描（层厚＝2.5 mm）纵隔窗于右膈顶层面见双下肺大叶性实变影，内可见多发低密度坏死区（箭头所示）以及空气支气管征（楔形箭头所示）。（b）冠状面重建像显示双下肺大片实变影伴坏死，并可见右侧胸膜积液（空心箭头所示）

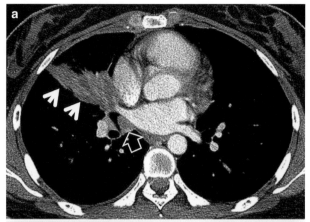

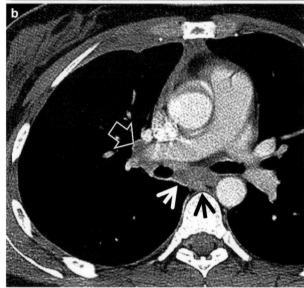

图 26.2 肺段实变。女，26 岁，干酪型肺炎患者。（a）CT 增强扫描（层厚＝5.0 mm）纵隔窗于基底干层面可见右肺中叶的肺段实变（箭头所示）及右肺门肿大的淋巴结（空心箭头所示）。（b）于左主支气管层面可见坏死、肿大的气管隆嵴下淋巴结（箭头所示）和右肺门淋巴结（空心箭头所示）

小叶性肺炎

小叶性肺炎的病理学特征为以细支气管为中心的邻近肺组织炎症，主要呈斑片状分布。其病变分布与大叶性肺炎不同的原因尚不明确，但可能与小叶性肺炎有相对较少的水肿形成（可使肺内感染难以扩散）以及病原微生物毒力更强（可造成更严重的组织损伤）有关。尽管疾病发展初期是斑片状改变，但随着病程进展会发展为肺小叶及肺段的实变（图 26.4）。小叶性肺炎主要的致病菌为金黄色葡萄球菌、流感嗜血杆菌、铜绿假单胞菌以及厌氧菌。

HRCT 上，小叶性肺炎的特征性表现包括小叶

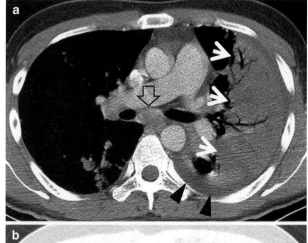

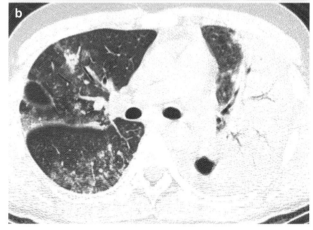

图 26.3 大叶性实变。男，24 岁，干酪型肺炎患者。（a）CT 增强扫描（层厚＝5.0 mm）纵隔窗于主支气管层面可见左肺上叶实变（箭头所示），右肺亦可见少许肺实质病变。并可见肿大的气管隆嵴下淋巴结（空心箭头所示）以及左侧胸腔积液（楔形箭头所示）。（b）同层面肺窗清晰显示右肺内的大量树芽征及小结节影，提示为肺结核经支气管播散

中心性小结节、分枝样线状影、腺泡结节以及多发小叶性实变或 GGO[1]（图 26.5）。小叶中心性小结节及与其连接的分枝样线状影如树芽征，这与炎症细胞浸润膜性和呼吸性细支气管的管腔、管壁及邻近肺实质有关（图 26.6）。其表现与由病毒、肺炎支原体及衣原体引起的富细胞型细支气管炎类似[1,4]。但是，与后者（非典型性肺炎）不同的是，细菌性小叶性肺炎通常只能见到少量的树芽征。此外，在非典型肺炎中，支气管血管束的增粗更为常见，炎性病灶可分布于肺内、中、外带，大小一般要小于细菌性肺炎[1]（图 26.5）。

肺结核在形态与密度上也可表现为典型的小叶性肺炎。在 CT 上，可见到树芽征、腺泡样结节、肺小叶实变、空洞性或非空洞性结节和肺段或亚段性实变，还可见到支气管壁增厚[2]（图 26.6）。

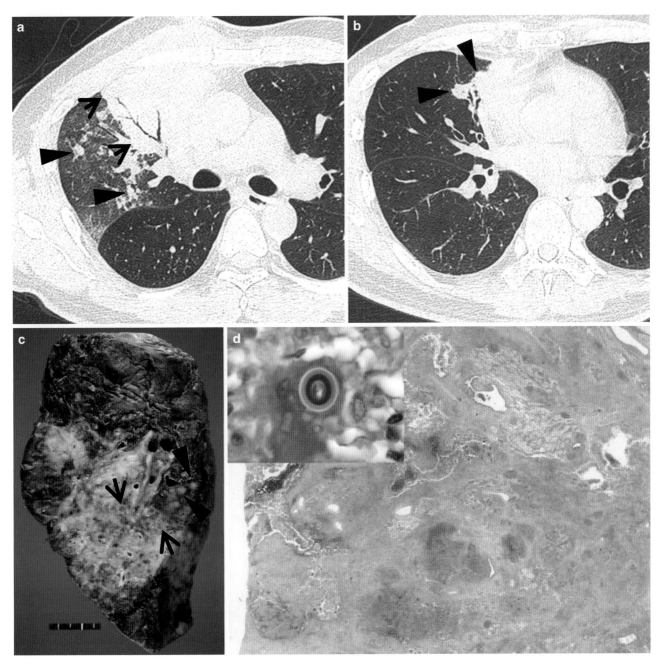

图 26.4　小叶性肺炎。男，45 岁，肺芽生菌病患者。（**a**）CT 薄层扫描（层厚＝1.5 mm）肺窗于主支气管层面显示右肺上叶肺亚段的实变（箭头所示）、腺泡结节（楔形箭头所示）、更小的结节以及 GGO。（**b**）CT 扫描于基底干层面可见右肺中叶成簇分布的小结节（楔形箭头所示）。（**c**）右肺上叶切除术后大体病理标本显示实变为主的病灶，但也可见到小结节病灶（楔形箭头所示）。病变内可见多发的小脓肿（箭头所示）。（**d**）低倍镜（×4）显示化脓性肉芽肿性炎症。插图：多核巨噬细胞胞质内可见双壁酵母菌，符合肺芽生菌病

间质性肺炎

　　间质性肺炎的组织学特征为单核细胞浸润肺泡间隔和小血管周围的间质组织（图 26.7 和图 26.8）。最常见的病因为肺炎支原体、病毒及卡氏肺囊虫感染。由于支原体肺炎以及卡氏肺囊虫肺炎在其他章节中已经讲述，本章节重点讲述病毒性肺炎。

　　以下为病毒性肺炎的常见病理特征：病毒可导致几种不同病理类型的下呼吸道感染，包括气管支气管炎、富细胞型细支气管炎和肺炎。由于病毒在组织细胞内复制，病毒性肺炎最突出的组织学变化发生在上皮细胞及其邻近的间质组织中。在气管支

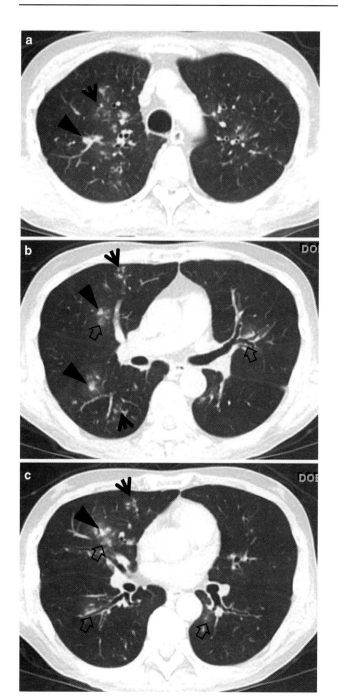

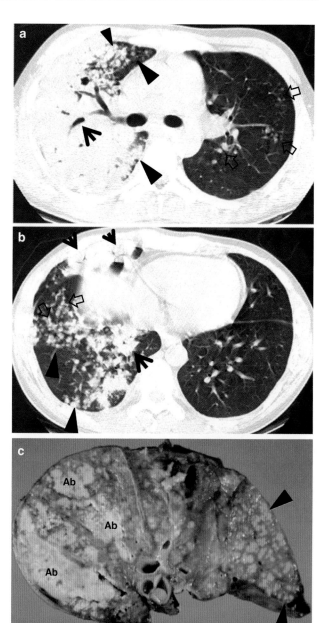

图 26.5　支原体肺炎。男，29 岁，急性髓细胞白血病造血干细胞移植术后。（a～c）CT 扫描（层厚＝2.5 mm）于主动脉弓层面（a）、中间段支气管层面（b）及基底干层面（c）分别可见双肺的树芽征（箭头所示）、小结节（楔形箭头所示）以及 GGO（空心箭头所示）。请注意双肺的中央及外围部分均受累

图 26.6　支气管肺炎。男，26 岁，肺结核患者。（a）CT 扫描（层厚＝5.0 mm）肺窗于右肺上叶支气管层面可见右肺上叶广泛的支气管肺炎，包括空气支气管征（箭头所示）、大小不等的结节（楔形箭头所示）以及支气管扩张。请注意病灶通过支气管播散到左肺（空心箭头所示）。（b）CT 扫描于右膈顶层面可见右肺中、下叶支气管肺炎，范围小于上叶。异常征象包括肺小叶实变（箭头所示）、大小不等的结节（楔形箭头所示）以及树芽征（空心箭头所示）。（c）右肺切除术后大体病理标本显示内含黄色奶油样坏死物的结核性脓肿（Ab，在 CT 上表现为实变影）、实变、大小不等的结节以及结节状分枝样结构（在 CT 上表现为树芽征）

气管炎，气道管壁充血，管腔内可见单核细胞浸润，并可见变性脱落的上皮细胞。在富细胞型细支气管炎，特别是儿童患者，在气道管腔内可见坏死的上皮细胞以及中性粒细胞，单核细胞主要浸润气道管

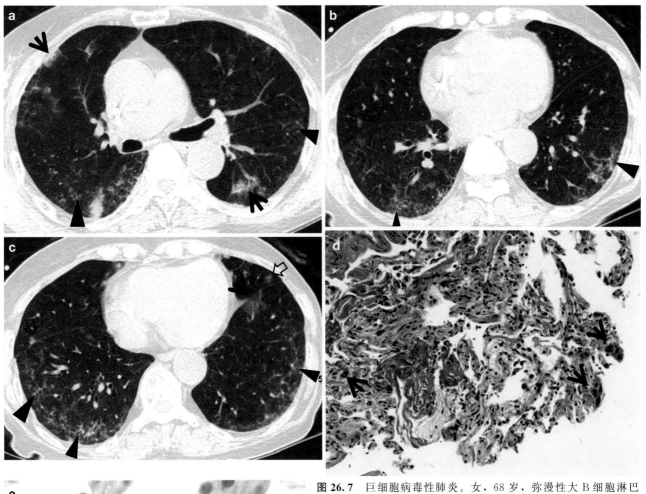

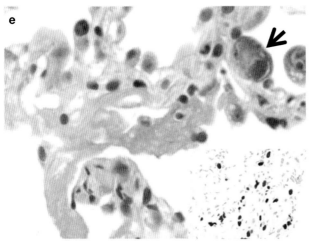

图 26.7 巨细胞病毒性肺炎。女，68 岁，弥漫性大 B 细胞淋巴瘤随访 3 周后。（**a～c**）CT 扫描（层厚＝2.5 mm）肺窗于主支气管远端层面（**a**）、右下肺静脉层面（**b**）以及心室层面（**c**）分别显示双肺支气管肺炎改变，包括肺实质密度增高影（箭头所示）、树芽征（楔形箭头所示）以及大小不等的结节（空心箭头所示）。（**d**）左肺下叶经支气管活检病理标本，高倍显微镜下显示弥漫性肺泡损伤，伴有纤维素渗出以及间质内成纤维细胞增生。请注意在不典型肺泡上皮细胞内的可疑病毒包涵体（箭头所示）。（**e**）高倍镜（×400）下可见一肺泡上皮细胞核内出现大的病毒包涵体（箭头所示）：单个、嗜碱性、圆形或椭圆形，伴周围晕征。插图：巨细胞病毒免疫组化染色（ABC 方法，×200）显示大量被感染的肺泡上皮细胞

壁。肺炎累及肺实质，首先开始于终末及呼吸性细支气管邻近的肺组织，进一步发展可累及整个肺小叶（图 26.7）。迅速进展的肺炎可以发生在老年人以及免疫功能减退的患者，其肺部组织学特征表现为弥漫的肺泡损伤，包括间质内淋巴细胞浸润、肺气腔内出血、水肿及纤维蛋白填充，Ⅱ型肺泡上皮细胞增生以及透明膜形成[5]（图 26.7 和图 26.8）。

病毒性肺炎的影像学表现包括边界不清的结

节（肺气腔结节的直径约 4～10 mm）、支气管周围斑片状分布的 GGO 及肺气腔实变。由于伴发富细胞型细支气管炎，常出现肺过度充气[5-7]。进展期肺炎表现为肺实变快速融合，导致弥漫性肺泡损伤，包括一侧肺或双肺内均匀或斑片状的肺实变及 GGO 或边界不清的小叶中心性小结节[5]（图 26.7 和图 26.8）。

肺实质在 CT 上的异常改变可以根据其分布和

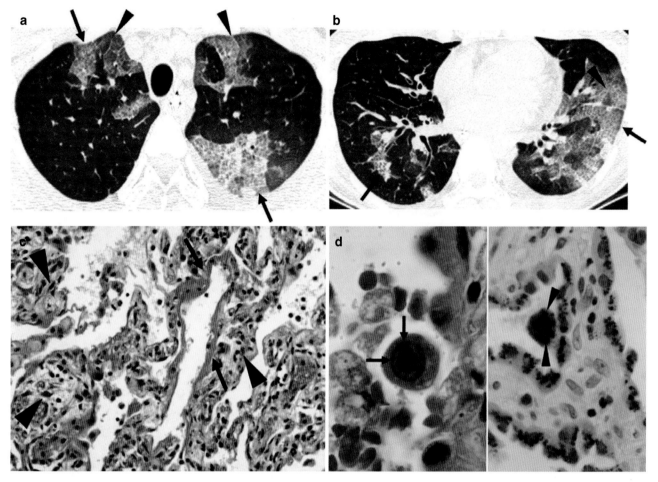

图 26.8 腺病毒肺炎。女，35 岁，非霍奇金淋巴瘤并造血干细胞移植术后一年。（**a，b**）薄层 CT 扫描（层厚＝1.0 mm）肺窗于大血管层面（**a**）及右下肺静脉层面（**b**）分别显示双肺大片的 GGO（箭头所示）、小叶间隔增厚（楔形箭头所示）及小叶内线，形成所谓的铺路石征。（**c**）左肺下叶手术活检标本在高倍镜下表现为肺泡内纤维素渗出，形成透明膜（箭头所示），间质内成纤维细胞增生（楔形箭头所示），提示弥漫性肺泡损伤处于渗出期及增生期的混合期（Reprinted from Chong[11] with permission）。（**d**）病理标本显微镜下（左，×1000）以及腺病毒免疫组化染色后（右，×100）显示肺泡上皮细胞内的核内包涵体（箭头所示，左）以及核内的棕黄色着色（楔形箭头所示，右），表明腺病毒感染阳性

形态分成 3 个主要类型：隐源性机化性肺炎（COP）型、急性间质性肺炎（AIP）型和双肺广泛受累的支气管肺炎型（图 26.9、图 26.10 和图 26.11）。这种分类有助于评估病毒性肺炎患者的预后。在某一特定的病毒性肺炎（H1N1 甲型流感病毒感染）中，支气管肺炎型的患者症状通常比较轻微，而急性间质性肺炎（AIP）型的患者则表现出严重的临床病程[8]。根据一项研究，轻度肺炎患者 CT 表现主要包括累及大、小气道的炎性病变（伴有树芽征的小叶中心小结节）及细支气管管壁增厚[9]。同一类型的死亡病例 CT 上表现为急性间质性肺炎型，伴或

不伴 GGO 的实变影。病理上这种异常改变与广泛的肺泡损伤有关[10]。因此，在 CT 上所观察到的病毒性肺炎的分型以及肺部病变的范围可能成为判断患者病程及预后的决定因素[8]。

成人病毒性肺炎的影像学表现比较复杂，相互重叠（表 26.1）。病毒性肺炎的特殊病原体诊断不能仅仅依靠影像学征象。诸如患者年龄、免疫状态、发病时间、家族史、社区暴发情况、起病情况、严重程度、症状持续时长以及皮疹等临床特点，在病毒性感染所致的非典型肺炎以及免疫力减退患者所患肺炎的诊断中也同样重要[5]。

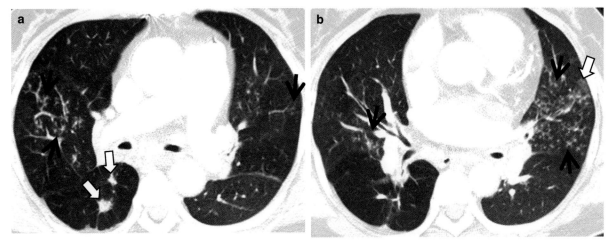

图 26.9　支气管肺炎型。女，68 岁，主动脉瓣置换术后，H1N1 甲型流感病毒肺炎患者。（**a**）CT 扫描（层厚＝2.5 mm）肺窗于右肺中间段支气管层面见双肺多发的树芽征（箭头所示）、肺小叶实变或者边界欠清的结节（空心箭头所示）。纵隔窗显示双侧肺门及纵隔内增大、钙化及破溃的淋巴结，提示可能存在气道色素沉着纤维化。（**b**）CT 扫描在右肺中叶支气管层面可见双肺多发树芽征（箭头所示）和小叶内的 GGO（空心箭头所示）（Reprinted from Kang et al.[8] with permission）

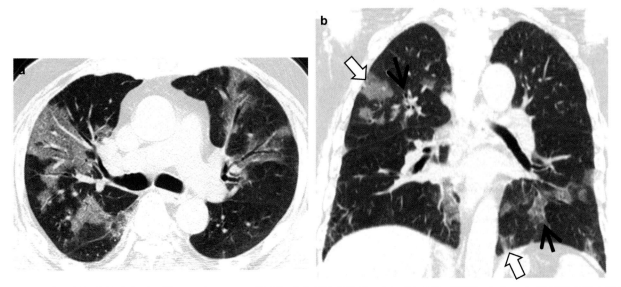

图 26.10　隐源性机化性肺炎型。男，66 岁，H1N1 甲型流感病毒肺炎患者。（**a**）CT 扫描（层厚＝2.5 mm）肺窗于右肺上叶支气管层面示双肺片状 GGO，主要沿支气管血管束分布。（**b**）CT 冠状面重建（层厚＝2.0 mm）显示肺实质密度增高影沿支气管血管束（箭头所示）或于胸膜下分布（空心箭头所示）（Reprinted from Kang et al.[8] with permission）

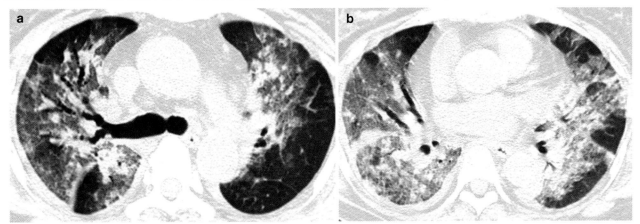

图 26.11　急性间质性肺炎型。女，58 岁，有多发性骨髓瘤病史，H1N1 甲型流感病毒肺炎患者。（**a，b**）CT 扫描（层厚＝2.5 mm）肺窗于右肺上叶支气管（**a**）以及下叶支气管（**b**）层面分别显示双肺斑片状及大片的实质密度增高影，无区域性分布的特点。此外，右肺上叶可见牵拉性支气管扩张，提示为弥漫性肺泡损伤的增生期。胸片随访提示患者病情进展并于 6 天后死亡（Reprinted from Kang et al.[8] with permission）

表 26.1　病毒性肺炎 CT 表现					
	小叶中心性结节	小叶分布性 GGO	肺段实变	小叶间隔增厚	弥漫性 GGO
流感病毒	+++	+++			+
麻疹病毒	++	+	+	+	+
汉坦病毒			++	+	+++
腺病毒	++	+	+++		
HSV	+	+++	+++		+
VZV	+++	+			
CMV	++	++	+	+	++
EBV	+	+	+		+

(Reprinted from[5] with permission)

注：HSV，单纯疱疹病毒；VZV，水痘-带状疱疹病毒；CMV，巨细胞病毒；EBV，EB 病毒

参考文献

1. Tanaka N, Matsumoto T, Kuramitsu T, et al. High resolution CT findings in community-acquired pneumonia. J Comput Assist Tomogr. 1996;20:600–8.
2. Lee JY, Lee KS, Jung KJ, et al. Pulmonary tuberculosis: CT and pathologic correlation. J Comput Assist Tomogr. 2000;24:691–8.
3. Ikezoe J, Takeuchi N, Johkoh T, et al. CT appearance of pulmonary tuberculosis in diabetic and immunocompromised patients: comparison with patients who had no underlying disease. AJR Am J Roentgenol. 1992;159:1175–9.
4. Reittner P, Muller NL, Heyneman L, et al. Mycoplasma pneumoniae pneumonia: radiographic and high-resolution CT features in 28 patients. AJR Am J Roentgenol. 2000;174:37–41.
5. Kim EA, Lee KS, Primack SL, et al. Viral pneumonias in adults: radiologic and pathologic findings. Radiographics. 2002;22(Spec No):S137–49.
6. Han BK, Son JA, Yoon HK, Lee SI. Epidemic adenoviral lower respiratory tract infection in pediatric patients: radiographic and clinical characteristics. AJR Am J Roentgenol. 1998;170:1077–80.
7. Moon JH, Kim EA, Lee KS, Kim TS, Jung KJ, Song JH. Cytomegalovirus pneumonia: high-resolution CT findings in ten non-AIDS immunocompromised patients. Korean J Radiol. 2000;1:73–8.
8. Kang H, Lee KS, Jeong YJ, Lee HY, Kim KI, Nam KJ. Computed tomography findings of influenza A (H1N1) pneumonia in adults: pattern analysis and prognostic comparisons. J Comput Assist Tomogr. 2012;36:285–90.
9. Kim SY, Kim JS, Park CS. Various computed tomography findings of 2009 H1N1 influenza in 17 patients with relatively mild illness. Jpn J Radiol. 2011;29:301–6.
10. Marchiori E, Zanetti G, Fontes CA, et al. Influenza A (H1N1) virus-associated pneumonia: high-resolution computed tomography-pathologic correlation. Eur J Radiol. 2011;80:e500–4.
11. Chong S, et al. Adenovirus pneumonia in adults: radiographic and high-resolution CT findings in five patients. AJR Am J Roentgenol. 2006;186:1288–93.

药源性肺疾病
Drug-Induced Lung Disease

27

药物引起的肺部损伤存在多种组织学反应类型，因此也具有多种 CT 表现。其中最常见的是间质性肺炎与纤维化［可以是普通型间质性肺炎（UIP），也可以是非特异性间质性肺炎（NSIP）］、嗜酸细胞性肺炎（包括药物超敏综合征、伴嗜酸性粒细胞增多和系统症状的药物反应）、隐源性机化性肺炎（COP）、弥漫性肺泡损伤和过敏性肺炎[1-2]。其他不常见的反应有肉芽肿性肺炎、血管炎、肺泡蛋白沉着症、闭塞性细支气管炎和静脉闭塞性肺病[2]。一般来说，这些组织学类型并不只见于药物反应，也不是某种药物的特异性反应。因此，对于接受了某种已知的可以引起肺部异常的药物的患者，药源性肺病的诊断须基于放射学、临床和组织学（必要时）表现的综合分析。

间质性肺炎与纤维化

药源性肺炎最常见的病变之一是非特异性间质性肺炎（NSIP）[1-2]（图 27.1）。病变的组织学特征为由壁内纤维组织和单核炎症细胞引起的肺泡壁均匀性增厚。此种反应最常见于使用甲氨蝶呤、碘胺酮或卡莫司汀的患者（表 27.1）。相应的薄层 CT（TSCT）表现通常为片状或弥漫性 GGO（图 27.1）。随着病变的进展，可以出现纤维化的表现，包括网格影、牵拉性支气管扩张和蜂窝征，病变多分布在肺底部。有些患者表现为主要位于支气管血管周围的片状纤维化影，纤维化型 NSIP 常见于使用呋喃妥英的患者[3]。

普通型间质性肺炎（UIP）是药物性间质性肺炎第二常见的类型（图 27.2）。其组织学特征为不均匀的慢性炎症和纤维化，同一肺叶可见致密和疏松（成纤维细胞）结缔组织。间质性病变的进展导致肺泡被成熟的纤维组织填塞，残余的移行小气道扩张（蜂窝状改变）。这种类型的损伤最常伴发于细胞毒性化学药物的治疗，如博来霉素、白消安、甲氨蝶呤、多柔比星（阿霉素）和卡莫司汀。非细胞毒性药物，如呋喃妥英、胺碘酮、金制剂与青霉胺，偶尔也可以引起这种反应。

薄层 CT 的主要表现为伴有或不伴实变区的纤维化。纤维化的特征为不规则的网格影、蜂窝状影、结构扭曲和牵拉性支气管扩张（图 27.2）。在薄层 CT 上，这些征象通常呈双侧对称性分布，主要位于肺下野，以外带和胸膜下为主[1,4]。

嗜酸细胞性肺炎

嗜酸细胞性肺炎的组织学特征表现为肺泡内嗜酸性粒细胞渗出和邻近间质内嗜酸性粒细胞及多少不等的淋巴细胞、浆细胞的浸润。高达 40% 的患者外周血中嗜酸性粒细胞增多。作为药物反应，嗜酸性粒细胞增多最常见于使用甲氨蝶呤、柳氮磺吡啶、对氨基水杨酸、呋喃妥英和非甾体消炎药物的患者。

DRESS 综合征，即伴嗜酸粒细胞增多和系统症状的药物反应（皮疹），是使用某些特定的药物所引起的。DRESS 综合征可能导致皮疹、发热、内脏炎症、淋巴结病和典型的血液学异常，例如嗜酸粒细胞增多症、血小板减少症和异型淋巴细胞[5]。

薄层 CT 的主要表现为双侧肺气腔实变，主要累及肺外带及肺上叶[6-7]（图 27.3）。

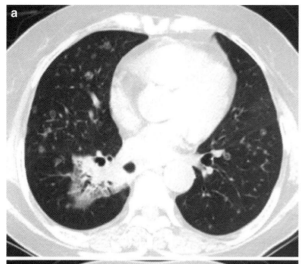

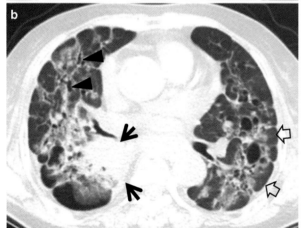

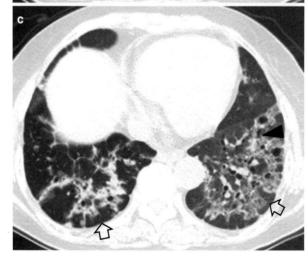

图 27.1 易瑞沙（吉非替尼）相关的非特异性间质性肺炎及肺纤维化。女，75 岁，肺腺癌患者。（**a**）CT 扫描（层厚＝2.5 mm）肺窗在右下肺静脉水平显示右肺下叶背段一 59 mm 大小的肿块，双肺可见数不清的空洞性和非空洞性小结节（提示肺转移）。患者接受易瑞沙（吉非替尼）化疗。（**b**，**c**）18 个月随访 CT 分别在右中叶支气管（**b**）和右膈顶（**c**）水平显示右下肺仍可见肿块（**b**，箭头所示）。双肺也可见 GGO、网格影、牵引性支气管扩张（楔形箭头所示）和肺囊性改变。请注意胸膜下无病灶（空心箭头所示）和肺野中心的肺纤维化

表 27.1　药源性肺病的 CT 模式和相关的药物	
CT 模式	**相关的药物**
间质性肺炎和纤维化（UIP 或 NSIP）	甲氨蝶呤、胺碘酮、卡莫司汀、呋喃妥英、博来霉素、白消安、环磷酰胺、多柔比星、金制剂、青霉胺、吉非替尼、索拉菲尼
嗜酸细胞性肺炎	甲氨蝶呤、柳氮磺胺吡啶、对氨基水杨酸、呋喃妥英、非甾体消炎药
隐源性机化性肺炎	甲氨蝶呤、环磷酰胺、卡莫司汀、金制剂、呋喃妥英、胺碘酮、博来霉素、白消安、埃罗替尼、索拉菲尼
弥漫性肺泡损伤	博来霉素、白消安、甲氨蝶呤、环磷酰胺、碘胺酮、阿司匹林、麻醉剂、吉非替尼
过敏性肺炎	呋喃妥英、吉非替尼、埃罗替尼

注：UIP，普通型间质性肺炎；NSIP，非特异性间质性肺炎

隐源性机化性肺炎

　　隐源性机化性肺炎（COP）的特征为单核细胞浸润间质，呼吸性细支气管、肺泡管和（常为小范围的）肺泡被成纤维细胞组织充填而闭塞。据报道，这种反应最常见于使用甲氨蝶呤、环磷酰胺、金制剂、呋喃妥英、胺碘酮、博来霉素和白消安的患者。在薄层 CT 上，实变区通常主要分布在肺外带或支气管血管周围[2,8]（图 27.4）。

弥漫性肺泡损伤

　　弥漫性肺泡损伤的组织学特征包括肺泡及间质的水肿、透明膜形成和 II 型肺泡上皮的增生。作为药源性肺病，弥漫性肺泡损伤最常发生于使用博来霉素、阿司匹林和麻醉剂等细胞毒性药物。其影像学特征与成人呼吸窘迫综合征相同。薄层 CT 主要表现为双肺广泛的 GGO 和呈重力性分布的实变影[9]（图 27.5）。

过敏性肺炎

　　在药物引起的肺损伤性疾病中，过敏性肺炎（HP）相对少见。过敏性肺炎的组织学特征为富细胞型细支气管炎、细支气管周围非干酪样肉芽肿和

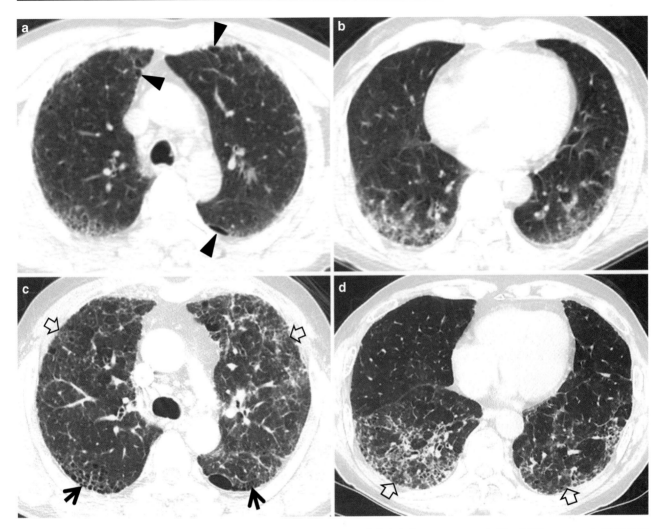

图 27.2 吉西他滨诱发的普通型间质性肺炎及肺纤维化。男，69 岁，胰头癌患者。（**a**，**b**）CT 扫描（层厚＝5.0 mm）肺窗分别在奇静脉弓（**a**）和心室（**b**）水平，可见双肺肺气肿（楔形箭头所示）和纤维化（GGO 和网格影）。（**c**，**d**）2 个月后 CT 随访，分别与（**a**）和（**b**）在相似水平，显示肺纤维化加重，新出现了蜂窝囊（箭头所示）和范围增大的网格影（空心箭头所示）

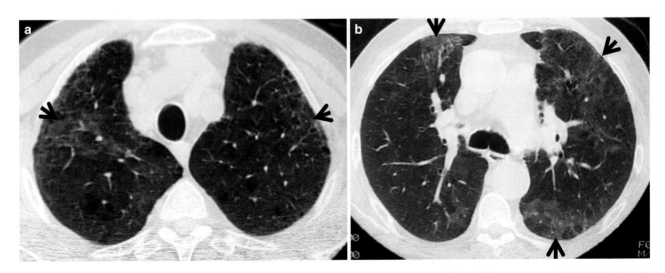

图 27.3 甲氨蝶呤相关的嗜酸细胞性肺炎。男，50 岁，克罗恩病患者。（**a**，**b**）CT 扫描（层厚＝5.0 mm）肺窗分别在大血管（**a**）和主支气管（**b**）水平显示双肺斑片状 GGO（箭头所示）。同时可见上肺野的几个肺气肿区域。患者外周血嗜酸性细胞计数异常升高，停止甲氨蝶呤治疗后肺实质模糊影消失

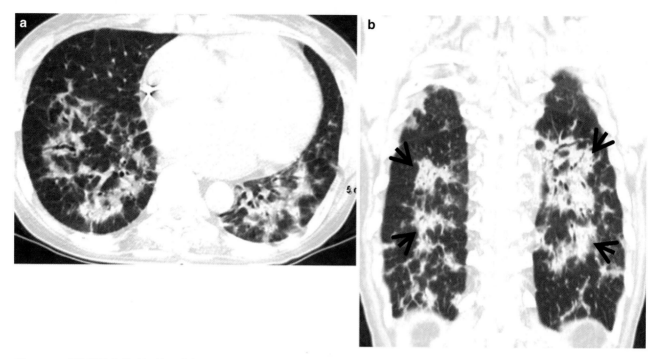

图 27.4　碘胺酮诱发的隐源性机化性肺炎。男，60 岁，心律失常患者。（**a**）CT 扫描（层厚＝5.0 mm）肺窗在心室水平显示双下肺斑片状实变区。（**b**）冠状面重建（层厚＝2.5 mm）显示主要沿着支气管血管束分布的多灶性实变区（箭头所示）

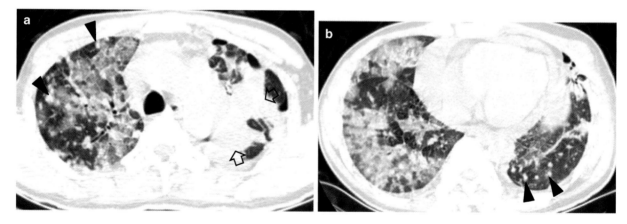

图 27.5　易瑞沙（吉非替尼）相关的急性间质性肺炎（弥漫性肺泡损伤）。男，40 岁，肺腺癌患者，原发肿瘤在左肺，肺内和胸腔外转移。患者经易瑞沙治疗 3 个月。（**a**，**b**）CT 扫描（层厚＝5.0 mm）肺窗分别在主动脉弓（**a**）和心室（**b**）水平显示双肺广泛斑片状实变影和 GGO 相混杂的区域。请注意原发肿瘤（空心箭头所示）和肺内转移性结节（楔形箭头所示）

淋巴细胞性间质性肺炎。在薄层 CT 上，过敏性肺炎表现为边界模糊的小叶中心性小结节或广泛分布的 GGO。最大呼气末的薄层 CT 图像可显示密度减低和血管减少的肺小叶，这由于空气潴留所致。过敏性肺炎可能发生于吉非替尼或埃罗替尼治疗之后[10]（图 27.6）。

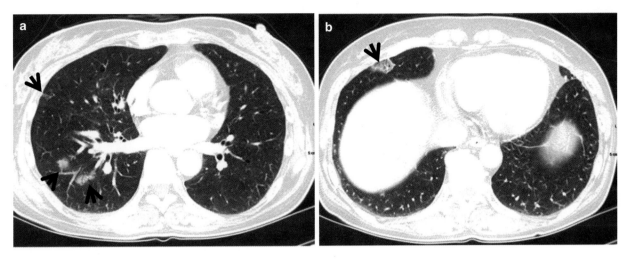

图 27.6　易瑞沙（吉非替尼）诱导的过敏性肺炎。女，53 岁，肺腺癌和肺内转移患者。（**a**，**b**）CT 扫描（层厚＝ 5.0 mm）肺窗分别在下肺静脉（**a**）和右膈顶（**b**）水平显示双肺斑片状 GGO（箭头所示）。未经任何治疗病灶自行消失

参考文献

1. Min JH, Lee HY, Lim H, et al. Drug-induced interstitial lung disease in tyrosine kinase inhibitor therapy for non-small cell lung cancer: a review on current insight. Cancer Chemother Pharmacol. 2011;68:1099–109.

2. Rossi SE, Erasmus JJ, McAdams HP, Sporn TA, Goodman PC. Pulmonary drug toxicity: radiologic and pathologic manifestations. Radiographics. 2000;20:1245–59.

3. Pietra GG. Pathologic mechanisms of drug-induced lung disorders. J Thorac Imaging. 1991;6:1–7.

4. Padley SP, Adler B, Hansell DM, Muller NL. High-resolution computed tomography of drug-induced lung disease. Clin Radiol. 1992;46:232–6.

5. Bocquet H, Bagot M, Roujeau JC. Drug-induced pseudolymphoma and drug hypersensitivity syndrome (drug rash with eosinophilia and systemic symptoms: DRESS). Semin Cutan Med Surg. 1996;15:250–7.

6. Cooper Jr JA, White DA, Matthay RA. Drug-induced pulmonary disease. Part 2: noncytotoxic drugs. Am Rev Respir Dis. 1986;133:488–505.

7. Searles G, McKendry RJ. Methotrexate pneumonitis in rheumatoid arthritis: potential risk factors. Four case reports and a review of the literature. J Rheumatol. 1987;14:1164–71.

8. Rosenow 3rd EC, Myers JL, Swensen SJ, Pisani RJ. Drug-induced pulmonary disease. An update. Chest. 1992;102:239–50.

9. Ellis SJ, Cleverley JR, Muller NL. Drug-induced lung disease: high-resolution CT findings. AJR Am J Roentgenol. 2000;175:1019–24.

10. Silva CI, Muller NL. Drug-induced lung diseases: most common reaction patterns and corresponding high-resolution CT manifestations. Semin Ultrasound CT MR. 2006;27:111–6.

表现为间质性肺疾病的血管胶原病
Interstitial Lung Disease in Collagen Vascular Disease

28

胶原血管性疾病具有间质性肺疾病的特征表现，包括系统性红斑狼疮、类风湿性关节炎、进行性系统性硬化（progressive systemic sclerosis，PSS）、皮肌炎与多发性肌炎、强直性脊柱炎、干燥综合征和混合结缔组织病。组织病理学上，引起间质性肺疾病的胶原血管性疾病多种多样，包括非特异性间质性肺炎（NSIP）、普通型间质性肺炎（UIP）、隐源性机化性肺炎（COP）、肺尖纤维化、弥漫性肺泡损伤和淋巴细胞性间质性肺炎（LIP）（表 28.1 和表 28.2）。非特异性间质性肺炎占很大比例，尤其是在进行性系统性硬化、皮肌炎与多发性肌炎和混合结缔组织病中。间质性肺炎相关的胶原血管性疾病的预后好于特发性间质性肺炎，其原因可能是非特异性间质性肺炎所占的比例高于普通型间质性肺炎。

薄层 CT 有助于对胶原血管性疾病中间质性肺炎的定性诊断并评价其范围[1]。

系统性红斑狼疮

50%～60%的系统性红斑狼疮患者可有肺、胸膜的受累[1]，以胸膜受累为主。一组纳入 1000 例患者的前瞻性研究发现，刚发病时，仅有 3%的患者有肺部病灶；随后的观察期间，又有 7%的患者出现肺部病变[2]。系统性红斑狼疮的肺部表现分为急性和慢性病变。急性病变包括肺出血、急性狼疮性肺炎（图 28.1）和肺水肿。与其他结缔组织病相比，间质性肺炎和纤维化等慢性病变在系统性红斑狼疮中比较少见[3]。

表 28.1　不同的胶原血管性疾病中间质性肺炎和其他肺病的发生频率

	系统性红斑狼疮	类风湿性关节炎	进行性系统性硬化	皮肌炎和多发性肌炎	干燥综合征	混合结缔组织病
普通型间质性肺炎	+	++	++	++	+	++
非特异性间质性肺炎	+	+	++++	++++	+	+++
弥漫性肺泡损伤	++	+	+	+		
闭塞性细支气管炎伴机化性肺炎	+		+	++		
淋巴细胞性间质性肺炎					+++	+
出血	+++					
气道疾病		++			++	

Reprinted from Kim et al.[1] with permission

表 28.2 特发性间质性肺炎最常见的病理学和放射学表现

组织学类型	病理学	放射学表现		
		一般 X 线表现	CT 上的分布	一般 CT 表现
普通型间质性肺炎	结构破坏、纤维化伴蜂窝征、成纤维细胞聚集；正常肺组织、炎症、纤维化和蜂窝征交替出现（各期病变同时存在）	异常网格影伴体积减少	外周、胸膜下、基底部	不规则的线样影、蜂窝征、牵拉性支气管扩张/细支气管扩张、结构扭曲、局灶性 GGO
非特异性间质性肺炎	间质性炎症与纤维化的比例多变，分为富细胞型（炎症）和纤维化型；掺杂有正常肺组织的斑片影；病变时相一致	GGO 和不透亮的网格影	外周、胸膜下、基底部，对称性	GGO、不规则的线样影、实变
隐源性机化性肺炎	终末肺气腔内的机化性纤维化；斑片的；肺结构保留；病变时相一致；轻微的慢性间质性炎症	双侧斑片状实变	胸膜下和（或）支气管血管束周围	斑片状实变和（或）结节
弥漫性肺泡损伤	肺泡水肿、透明膜形成，成纤维细胞增殖但少有成熟的胶原；弥漫性；病变时相一致	进展性弥漫 GGO 或实变	弥漫性	实变、GGO；后期有牵拉性支气管扩张
淋巴样间质性肺炎	T 细胞、浆细胞和巨噬细胞浸润；淋巴样增生；弥漫性；间隔为著	模糊的网格影、结节	弥漫性	小叶中心性结节、GGO、间隔和支气管血管束增厚、薄壁囊肿

Reprinted from Kim et al. [1] with permission

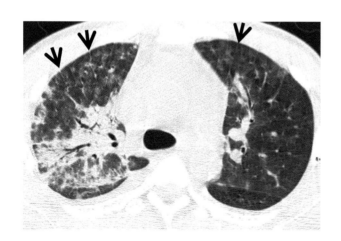

图 28.1 急性狼疮性肺炎。女，47 岁，系统性红斑狼疮患者。CT 扫描肺窗（层厚＝2.5 mm）在奇静脉弓水平显示上肺野斑片状和广泛的实质模糊影。注意小叶间隔轻微的光滑型增厚（箭头所示）

1%～4% 的患者可发生急性狼疮性肺炎。急性狼疮性肺炎的组织病理学表现包括肺泡壁损伤和坏死，及继发的炎症细胞浸润、出血、水肿和透明膜形成。还可见小血管血栓和间质性肺炎，尽管对于急性狼疮性肺炎来说并不常见[3]。

弥漫性间质性肺炎和纤维化并不常见。在一组纳入 120 例患者的研究中，只有 5 例（4%）表现为间质性肺炎[4]。这些患者的病理表现可以是普通型间质性肺炎或非特异性间质性肺炎的表现（图 28.2）。隐源性机化性肺炎的表现仅有少量病例报道[1]。

仅有约 3% 的系统性红斑狼疮患者 X 线胸片可见间质纤维化和网格影，该表现多累及下肺野。在薄层 CT 上，约 30% 的患者可见间质病变[5-6]，包括小叶间隔增厚（33%）、不规则的线样影（33%）和结构扭曲（22%）。这种表现通常较轻微和局限；仅有 4% 的患者出现弥漫性病变[4]。蜂窝肺少见。薄层 CT 上的 GGO 和实变反映了间质性肺炎和纤维化、急性狼疮肺炎、出血或偶发的隐源性机化性肺炎型的肺部异常。

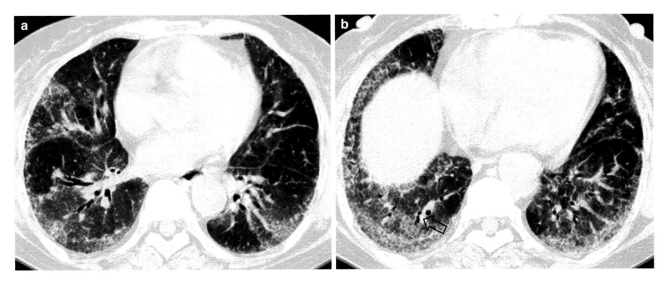

图 28.2　非特异性间质性肺炎型肺纤维化。女，37 岁，系统性红斑狼疮患者。（a，b）CT 扫描肺窗（层厚＝2.5 mm）分别在下肺静脉（a）和右膈顶（b）水平显示双肺斑片状 GGO 和胸膜下、沿着支气管血管束的网格影。注意牵引性支气管扩张（空心箭头所示）

类风湿性关节炎

　　类风湿性关节炎患者常有胸膜和肺的并发症，包括间质性肺炎与纤维化、类风湿（渐进性坏死）结节、隐源性机化性肺炎（图 28.3）、支气管扩张、闭塞性细支气管炎、滤泡性细支气管炎和胸腔积液或胸膜增厚[1]。类风湿性关节炎最常见的肺部表现是间质性肺炎与纤维化（图 28.4）。约 5％的类风湿关节炎患者 X 线胸片可见间质性纤维化的表现[7]，在薄层 CT 上有间质性纤维化表现的患者约

为 30％～40％[8]。这种并发症最常见于 50～60 岁的男性患者[9]。

　　多数类风湿性关节炎伴间质纤维化的患者有普通型间质性肺炎的肺部表现（图 28.4）；小部分患者组织学表现为非特异性间质性肺炎[1]。在肺泡间隔、支气管壁及小叶间隔的间质（滤泡性细支气管炎）内可见淋巴细胞显著的结节样聚集。据报道，风湿性肺疾病患者的肺活检显示多样化的组织病理学特征[10]。已经确定的组织学特征有以下 5 组：肺类风湿结节、普通型间质性肺炎、隐源性机化性肺炎、淋巴样增生和细胞间质浸润（非特异性间质性

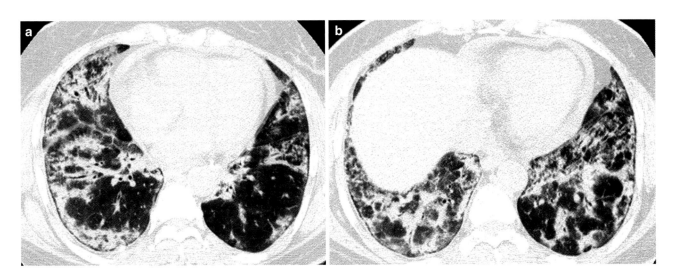

图 28.3　隐源性机化性肺炎型间质性肺炎。女，48 岁，类风湿性关节炎患者。（a，b）CT 扫描肺窗（层厚＝2.5 mm）分别在下肺静脉（a）和右膈顶（b）水平显示双肺斑片状实变区，沿着支气管血管束或胸膜下分布

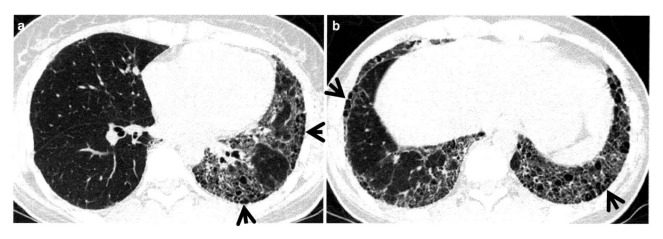

图 28.4　普通型间质性肺炎型间质纤维化。女，35 岁，类风湿性关节炎患者。（**a，b**）CT 扫描肺窗（层厚＝2.5 mm）分别在下肺静脉（**a**）和右膈顶（**b**）水平显示双肺斑片状网状区域。注意蜂窝样囊性变（箭头所示）

肺炎）。弥漫性肺泡损伤少有报道[11]。

　　薄层 CT 上主要的表现包括小叶内线和小叶间隔不规则增厚形成的网格影[12]。可见蜂窝征，通常在横膈附近最明显。根据一项研究报道[13]，在 29 例患者中存在以下 3 种主要 CT 表现：网格影伴或不伴蜂窝征（$n=19$），小叶中心的分枝样线状结构伴或不伴支气管扩张（$n=5$）和实变（$n=5$）。网格影和小叶中心的分枝样线状结构分别对应组织病理学上的普通型间质性肺炎和闭塞性细支气管炎。实变对应伴或不伴的慢性嗜酸性肺炎的隐源性机化性肺炎。当并发新出现的多灶性 GGO 时，网格影会迅速加重。小叶中心的分枝样线状结构易进展为支气管扩张。在一系列 CT 随访中，一半患者的实变表现出好转的趋势，另一半患者则进展为蜂窝肺。

　　间质性肺改变常见，但与病程无关。在风湿因子阳性和关节严重受累的患者中，间质性改变更加常见和严重[14]。

进行性系统性硬化症（PSS）

　　进行性系统性硬化症的肺部受累比其他类型的胶原血管性疾病更加常见和严重。最常见的表现为间质纤维化，见于约 80％的患者[15]。在局限性和弥漫性疾病中均可发生肺纤维化，但在局限性疾病中程度较轻[16]。

　　在尸检中，常见不同程度的肺间质纤维化。组织学特征与非特异性间质性肺炎或普通型间质性肺炎相同（图 28.5）。偶尔可见滤泡性细支气管炎。尽管许多胶原血管性疾病都可伴发隐源性机化性肺

炎，但罕有硬皮病并发细支气管炎的报道[1]。目前公认的是，进行性系统性硬化症很少并发弥漫性肺泡损伤[17]。

　　X 线胸片正常或可疑的患者在薄层 CT 上常可发现间质性肺炎和纤维化的表现[18]。异常表现主要累及肺下野，分布于外周及后部[19]。近期，在 Kim 等对 40 例进行性系统性硬化症和间质性肺炎的患者进行了 CT 随访[20]，发现其薄层 CT 表现和肺功能检查的结果相关，随访过程中，疾病的范围和蜂窝征、GGO 的范围显著增加，用力肺活量和 1 秒末用力呼气容积显著下降。CT 中蜂窝征范围的增加和一氧化碳扩散能力的下降显著相关。特发性普通型间质性肺炎患者蜂窝肺的进展速率平均为 0.4％肺容积/月[21]。根据 Kim 等人的研究[20]，进行性系统性硬化症患者蜂窝肺的进展速率为 0.07％肺容积/月。

多发性肌炎与皮肌炎

　　多发性肌炎或皮肌炎常累及胸部，一般表现为 3 种形式中的 1 种或多种：①由于呼吸肌受累导致通气功能降低或呼吸衰竭；②间质性肺炎（组织学类型常为非特异性间质性肺炎或普通型间质性肺炎）；③继发于咽肌无力的吸入性肺炎（可能是最常见的肺并发症）[1,22]。

　　多发性肌炎-皮肌炎相关的间质性肺疾病具有广泛的组织病理学特征谱。基于基本的组织学特征，可分为 3 个主要类别：隐源性机化性肺炎、普通型间质性肺炎/非特异性间质性肺炎（图 28.6）和弥漫性肺泡损伤（图 28.7）。组织学表现有助于判断患者的预后。表现为弥漫性肺泡损伤或普通型间质

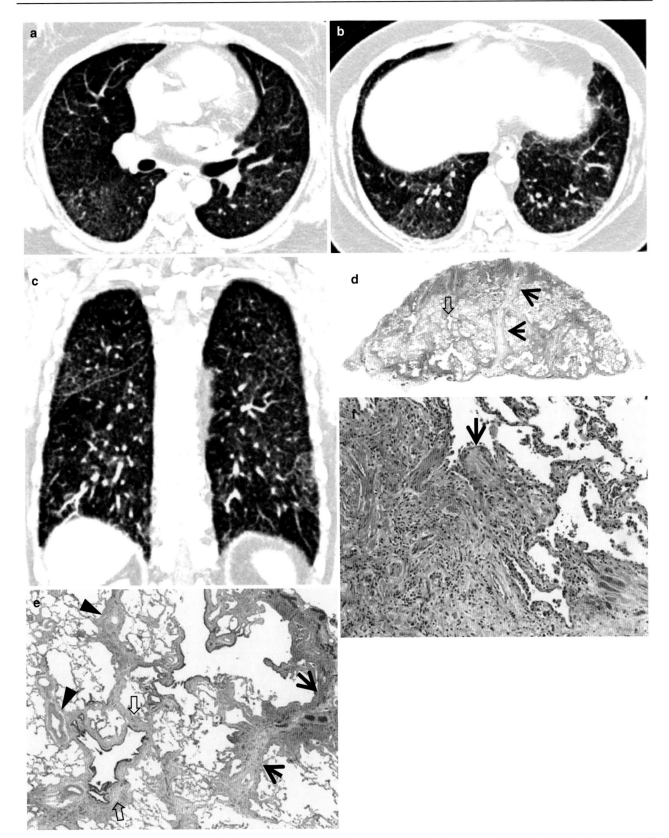

图 28.5　普通型间质性肺炎型及间质纤维化。女，59 岁，进行性系统性硬化症患者。（a，b）CT 扫描（层厚＝3.0 mm）肺窗分别在中间段支气管（a）和右膈顶（b）水平显示双肺斑片状和广泛的网格影和 GGO。（c）冠状位重建（层厚＝3.0 mm）显示相似的双肺广泛网格影和 GGO。（d）右下肺手术肺活检标本低倍镜（×4）显示沿着小叶间隔（箭头所示）和细支气管周围（空心箭头所示）的密集纤维化。（e）高倍镜（×100）显示小叶间隔（箭头所示）和细支气管周围（空心箭头所示）的密集纤维化。注意因纤维化而增厚的血管壁（楔形箭头所示）。（f）高倍镜（×200）显示局灶性活跃的纤维化（箭头所示）

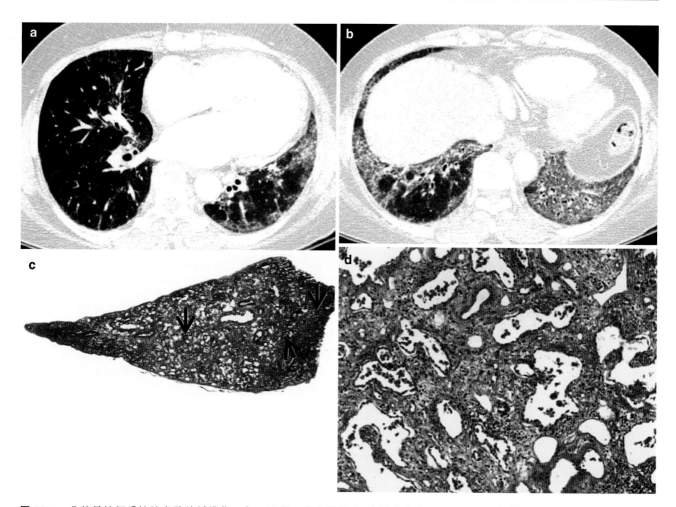

图 28.6 非特异性间质性肺炎及肺纤维化。女，48 岁，多发性肌炎-皮肌炎患者。（**a，b**）CT 扫描（层厚＝2.5 mm）肺窗分别在右下肺静脉（**a**）和右膈顶（**b**）水平显示双下肺斑片状混合的网格影和 GGO。（**c**）右下肺手术肺活检标本低倍镜（×4）显示分布均匀的肺纤维化和慢性炎症细胞浸润，肺泡壁均匀增厚。结构没有变形。注意间质聚集的淋巴滤泡（箭头所示）。（**d**）高倍镜（×100）显示由于纤维化和慢性炎症细胞增殖引起的弥漫一致的间质增厚。注意没有结构变形

性肺炎的预后差，5 年生存率仅为 33%[1,23]；但是表现为隐源性机化性肺炎的预后很好。非特异性间质性肺炎的预后也不错。

多发性肌炎-皮肌炎患者肺部受累的早期薄层 CT 表现主要是小叶间隔增厚、GGO、斑片状实变、条带影、不规则支气管血管束增厚和胸膜下线。在胸部 X 线或肺功能不正常的患者中，有 16% 的患者 CT 可以发现蜂窝肺[24]。伴或不伴 GGO 的实变区在病理学上对应隐源性机化性肺炎或弥漫性肺泡损伤。在连续的 CT 随访中，斑片状实变、条带影和不规则的支气管血管束增厚会出现好转，变成胸膜毛糙、增厚的小叶间隔、GGO 和胸膜下线[25]。因此，胸膜下斑片状实变、条带影和不规则支气管血管束增厚是可逆的。伴有条带影或胸膜下线的 GGO，在病理学上对应于普通型间质性肺炎，偶尔可能会进展

为蜂窝肺[26]。

干燥综合征

干燥综合征的常见胸部并发症是淋巴细胞性间质性肺炎（图 28.8）和气道异常，如滤泡性支气管炎、支气管扩张和细支气管炎。较少见的并发症包括间质性肺炎和纤维化（图 28.9）、隐源性机化性肺炎、淋巴瘤、肺动脉高压和胸腔积液或胸膜纤维化[27]。

病理学上，淋巴细胞性间质性肺炎的特征性表现是淋巴浆细胞弥漫浸润肺间质，一般双肺都受累[1]，在细支气管及其伴行血管的相关间质最为显著，但也可见于肺泡间质。纤维化常较轻[28]。

在一组纳入 50 例患者的肺部薄层 CT 表现的前

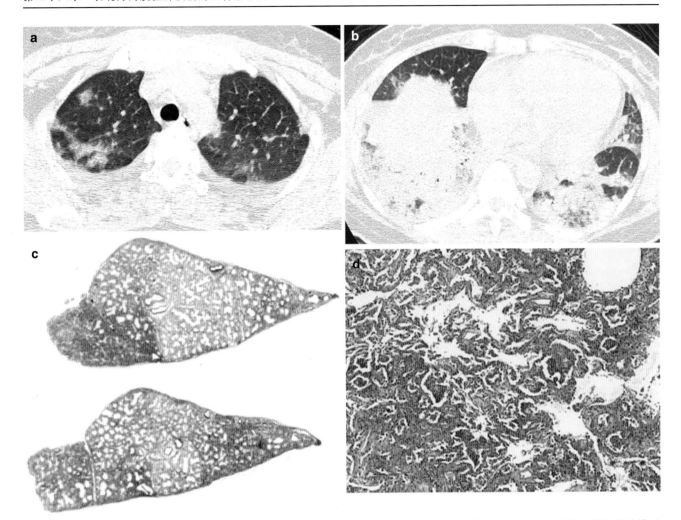

图 28.7　弥漫性肺泡损伤。女，43 岁，多发性肌炎-皮肌炎患者。(**a，b**) CT 扫描（层厚＝2.5 mm）肺窗分别在主动脉弓（**a**）和右膈顶（**b**）水平显示双肺斑片状实变区。注意双侧的胸腔积液。(**c**) 左下肺手术肺活检标本低倍镜（×4）显示弥漫的肺泡壁增宽和小叶间隔的水肿性增厚。(**d**) 高倍镜（×100）显示间质成纤维细胞增生和肺泡壁增厚。注意肺泡内的一些纤维蛋白和很少的炎症细胞

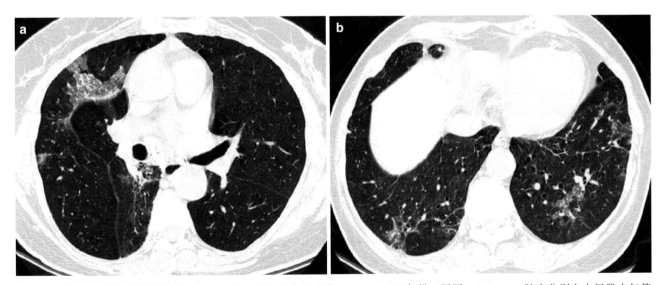

图 28.8　淋巴细胞性间质性肺炎。女，63 岁，干燥综合征患者。(**a，b**) CT 扫描（层厚＝2.5 mm）肺窗分别在中间段支气管（**a**）和右膈顶（**b**）水平显示斑片状 GGO 及其内的网格影。手术活检标本显示间质内淋巴细胞浸润，与伴干燥综合征的淋巴细胞性间质性肺炎相符

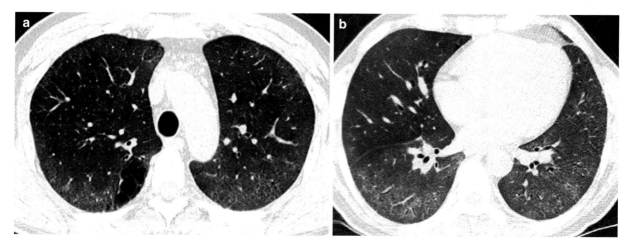

图 28.9　非特异性间质性肺炎型间质纤维化。男，49 岁，干燥综合征患者。（**a，b**）CT 扫描（层厚＝2.5 mm）肺窗分别在主动脉弓（**a**）和下肺静脉（**b**）水平显示双肺斑片状及广泛的 GGO 及纤细的网格影。手术活检标本显示一致的间质纤维化，与纤维化型非特异性间质性肺炎相符

瞻性研究中[29]，X 线胸片上有异常表现者仅 7 例（14%），但 CT 表现异常的有 17 例（34%）。最常见的表现为支气管扩张与边缘模糊的小叶中心结节或分枝样线状影（11 例）、GGO（7 例）和蜂窝征（4 例）。蜂窝征或蜂窝征合并 GGO（代表肺纤维化），呈双侧、不对称分布，几乎仅出现在肺下叶的外带[30]。约 50% 淋巴细胞性间质性肺炎的患者特征性地表现为广泛的 GGO，伴散在的薄壁囊肿[28,31]。之前有报道，不伴干燥综合征的淋巴细胞性间质性肺炎的患者可有类似的表现[28]。组织学上，可见支气管周围间质内淋巴浆细胞浸润伴肺小叶的过度膨胀，这说明其中至少有一些囊肿与继发于细支气管狭窄的空气潴留有关[32]。边界模糊的小叶中心性结节影与支气管血管束增厚，为淋巴浆细胞浸润导致间质组织增厚的结果[28]。

混合性结缔组织病

混合性结缔组织病是指病变同时具有系统性红斑狼疮、进行性系统性硬化症和多发性肌炎的特点。20%～80% 的患者有呼吸系统受累。常见的肺部异常包括间质性肺炎与纤维化、肺动脉高压和胸腔积液。

混合性结缔组织病肺部受累的病理学表现可分为间质性纤维化和血管改变。间质性纤维化表现为普通型间质性肺炎或非特异性间质性肺炎。典型的血管改变包括轻微的肺小动脉内膜增生、丛源性血

管病和慢性肺栓塞[33]。

薄层 CT 扫描显示主要分布于胸膜下的纤维化。其他影像学异常包括肺实变，这可能与隐源性机化性型肺部异常有关[34]。

强直性脊柱炎

强直性脊柱炎是一种慢性炎症性疾病，主要累及中轴骨的关节（骶髂关节、肋椎关节和脊柱小关节）。主要见于男性（男女比例为 10∶1）。1%～2% 的患者有胸膜、肺的并发症[35]。

强直性脊柱炎患者间质性肺疾病的病理表现包括显著间质性纤维化，伴有胶原蛋白透明变和弹性减退，尤其是在肺尖部。慢性炎症细胞浸润也有报道[36]。

薄层 CT 可见多种异常，包括肺尖纤维化、间隔旁肺气肿、支气管扩张、间质纤维化、纵隔淋巴结肿大和气管扩张[37]。

参考文献

1. Kim EA, Lee KS, Johkoh T, et al. Interstitial lung diseases associated with collagen vascular diseases: radiologic and histopathologic findings. Radiographics. 2002;22(Spec No):S151–65.
2. Cervera R, Khamashta MA, Font J, et al. Systemic lupus erythematosus: clinical and immunologic patterns of disease expression in a cohort of 1,000 patients. The European Working Party on Systemic Lupus Erythematosus. Medicine (Baltimore). 1993;72:113–24.
3. Mayberry JP, Primack SL, Muller NL. Thoracic manifestations of systemic autoimmune diseases: radiographic and high-resolution

CT findings. Radiographics. 2000;20:1623–35.

4. Haupt HM, Moore GW, Hutchins GM. The lung in systemic lupus erythematosus. Analysis of the pathologic changes in 120 patients. Am J Med. 1981;71:791–8.

5. Bankier AA, Kiener HP, Wiesmayr MN, et al. Discrete lung involvement in systemic lupus erythematosus: CT assessment. Radiology. 1995;196:835–40.

6. Fenlon HM, Doran M, Sant SM, Breatnach E. High-resolution chest CT in systemic lupus erythematosus. AJR Am J Roentgenol. 1996;166:301–7.

7. Jurik AG, Davidsen D, Graudal H. Prevalence of pulmonary involvement in rheumatoid arthritis and its relationship to some characteristics of the patients. A radiological and clinical study. Scand J Rheumatol. 1982;11:217–24.

8. Gabbay E, Tarala R, Will R, et al. Interstitial lung disease in recent onset rheumatoid arthritis. Am J Respir Crit Care Med. 1997;156:528–35.

9. Anaya JM, Diethelm L, Ortiz LA, et al. Pulmonary involvement in rheumatoid arthritis. Semin Arthritis Rheum. 1995;24:242–54.

10. Yousem SA, Colby TV, Carrington CB. Lung biopsy in rheumatoid arthritis. Am Rev Respir Dis. 1985;131:770–7.

11. Aratake K, Eguchi K, Migita K, et al. An autopsy case of rheumatoid arthritis accompanied with acute exacerbation of interstitial pneumonia. Nihon Rinsho Meneki Gakkai Kaishi. 1998;21:129–36.

12. Remy-Jardin M, Remy J, Cortet B, Mauri F, Delcambre B. Lung changes in rheumatoid arthritis: CT findings. Radiology. 1994; 193:375–82.

13. Akira M, Sakatani M, Hara H. Thin-section CT findings in rheumatoid arthritis-associated lung disease: CT patterns and their courses. J Comput Assist Tomogr. 1999;23:941–8.

14. Muller-Leisse C, Bussmann A, Meyer O, Vorbruggen W, Genth E, Gunther RW. Pulmonary manifestations in rheumatoid arthritis: high-resolution computed tomography in correlation with the skeletal changes and the laboratory chemical changes. Rofo. 1996;165:438–44.

15. Minai OA, Dweik RA, Arroliga AC. Manifestations of scleroderma pulmonary disease. Clin Chest Med. 1998;19:713–31; viii–ix.

16. Arroliga AC, Podell DN, Matthay RA. Pulmonary manifestations of scleroderma. J Thorac Imaging. 1992;7:30–45.

17. Muir TE, Tazelaar HD, Colby TV, Myers JL. Organizing diffuse alveolar damage associated with progressive systemic sclerosis. Mayo Clin Proc. 1997;72:639–42.

18. Warrick JH, Bhalla M, Schabel SI, Silver RM. High resolution computed tomography in early scleroderma lung disease. J Rheumatol. 1991;18:1520–8.

19. Remy-Jardin M, Remy J, Wallaert B, Bataille D, Hatron PY. Pulmonary involvement in progressive systemic sclerosis: sequential evaluation with CT, pulmonary function tests, and bronchoalveolar lavage. Radiology. 1993;188:499–506.

20. Kim EA, Johkoh T, Lee KS, et al. Interstitial pneumonia in progressive systemic sclerosis: serial high-resolution CT findings with functional correlation. J Comput Assist Tomogr. 2001;25:757–63.

21. Akira M, Sakatani M, Ueda E. Idiopathic pulmonary fibrosis: progression of honeycombing at thin-section CT. Radiology. 1993;189:687–91.

22. Tazelaar HD, Viggiano RW, Pickersgill J, Colby TV. Interstitial lung disease in polymyositis and dermatomyositis. Clinical features and prognosis as correlated with histologic findings. Am Rev Respir Dis. 1990;141:727–33.

23. Schwarz MI. The lung in polymyositis. Clin Chest Med. 1998;19:701–12; viii.

24. Ikezoe J, Johkoh T, Kohno N, Takeuchi N, Ichikado K, Nakamura H. High-resolution CT findings of lung disease in patients with polymyositis and dermatomyositis. J Thorac Imaging. 1996;11:250–9.

25. Mino M, Noma S, Taguchi Y, Tomii K, Kohri Y, Oida K. Pulmonary involvement in polymyositis and dermatomyositis: sequential evaluation with CT. AJR Am J Roentgenol. 1997;169:83–7.

26. Akira M, Hara H, Sakatani M. Interstitial lung disease in association with polymyositis-dermatomyositis: long-term follow-up CT evaluation in seven patients. Radiology. 1999;210:333–8.

27. Cain HC, Noble PW, Matthay RA. Pulmonary manifestations of Sjogren's syndrome. Clin Chest Med. 1998;19:687–99; viii.

28. Johkoh T, Muller NL, Pickford HA, et al. Lymphocytic interstitial pneumonia: thin-section CT findings in 22 patients. Radiology. 1999;212:567–72.

29. Franquet T, Gimenez A, Monill JM, Diaz C, Geli C. Primary Sjogren's syndrome and associated lung disease: CT findings in 50 patients. AJR Am J Roentgenol. 1997;169:655–8.

30. Koyama M, Johkoh T, Honda O, et al. Pulmonary involvement in primary Sjogren's syndrome: spectrum of pulmonary abnormalities and computed tomography findings in 60 patients. J Thorac Imaging. 2001;16:290–6.

31. Meyer CA, Pina JS, Taillon D, Godwin JD. Inspiratory and expiratory high-resolution CT findings in a patient with Sjogren's syndrome and cystic lung disease. AJR Am J Roentgenol. 1997;168:101–3.

32. Ichikawa Y, Kinoshita M, Koga T, Oizumi K, Fujimoto K, Hayabuchi N. Lung cyst formation in lymphocytic interstitial pneumonia: CT features. J Comput Assist Tomogr. 1994;18:745–8.

33. Prakash UB. Lungs in mixed connective tissue disease. J Thorac Imaging. 1992;7:55–61.

34. Prakash UB. Respiratory complications in mixed connective tissue disease. Clin Chest Med. 1998;19:733–46; ix.

35. Lee-Chiong Jr TL. Pulmonary manifestations of ankylosing spondylitis and relapsing polychondritis. Clin Chest Med. 1998;19:747–57; ix.

36. Casserly IP, Fenlon HM, Breatnach E, Sant SM. Lung findings on high-resolution computed tomography in idiopathic ankylosing spondylitis–correlation with clinical findings, pulmonary function testing and plain radiography. Br J Rheumatol. 1997;36:677–82.

37. Fenlon HM, Casserly I, Sant SM, Breatnach E. Plain radiographs and thoracic high-resolution CT in patients with ankylosing spondylitis. AJR Am J Roentgenol. 1997;168:1067–72.

索　引

Z